リカバリーストーリーとダイアログ

WRAP®を始める!

精神科看護師とのWRAP®入門
● WRAP（元気回復行動プラン）編 ●

編著
増川ねてる 藤田茂治

「この本」についてのダイアログ

3つの柱

　増川　さあ，始めましょう。
　前書『WRAPを始める！　リカバリーのキーコンセプトと元気に役立つ道具箱編』のあとがきで．コモン君が「感傷に浸っている暇はないよ」と書いてから1年半。ようやく『WRAP（元気回復行動プラン編）』ができましたね（笑）。
　藤田　……ここまで時間がかかったね。
　増川　かかったね。それで，このセッションはいわゆる「本書の構成」にあたる部分なのだけど，あらためてこの本がどのような構成をもっているのか，そこにどのような意味があるかを話していきたいと思います。
　藤田　そうだね。あらためて確認しておくと，前書も今回の本も「3つの柱」，つまり，雑誌で連載されたねてるさんの「ストーリーテリング」，WRAPユーザーである看護師との「ダイアログ」，そして（今回）看護師以外の職種の方による「コラム」で構成されています。
　増川　「ストーリーテリング」は，"僕個人の"リカバリーストーリー。後で詳しく話したいんだけど，WRAPって自分の体験を語ることしかできないと思っていて，『精神科看護』の連載時にも個人の体験を語りました。僕が語ったのは，要するに，僕から見た「1つの世界」のこと。
　でも現実には，〈世界〉はその人の見方によって無数にあるわけだよね？　そして〈世界〉は「個人の世界（観）」が互いに影響しあって成立している。そのことがいろいろな人とのダイアログを通して表現したかったこと。だから，ストーリーテリングだけではなくて，ダイアログも含めたかった。
　藤田　前書を読んでくれた方の中には，ねてるさんや僕の世界観を含めて，ダイアログに参加してくれた人たちの世界観を味わうことができてよかった，と言ってくれる人もいました。

①ストーリーテリング—僕は，自分の体験しか書けません

　藤田　時々，「この本はWRAPの教科書なのでしょうか？」と聞かれることがありますが，それは明確に違うと伝えている。
　増川　ありがとう。違うからね。もっといえば，テキストでもガイドラインでもないんだよね……。
　藤田　ただ，「答え」が知りたい，という「テキストがほしい」という声もあることも事

実。

　増川　なんだね。そしてそれならさ，メアリー・エレン・コープランドさんが書いた『WRAP：元気回復行動プラン』やホームページ (http://mentalhealthrecovery.com/) を参照してもらうのがいいと思う。それが唯一って，僕は思っていて……。僕たちが語れるのは，自分たちの体験を通じた言葉や世界だけだと思うんだ。そして，それを詰め込んだのが，前書や今回の本だって思ってる。

　藤田　WRAPが「療法」的に患者さんに「使える」と思い込んでいると，(個々の) 体験の重要性には気づかないかもしれない。

　増川　そんなものかな。そして「WRAP」を誰かに使う，というのはナンセンス……意味がない。「WRAP」って，他人に使うものではないしさ，そもそもそれは原理的に不可能だから……，意味を成さない。

　……「ストーリーテリング」，に関することで，自分の言葉で体験を語ることの意味のことについてちょっと話したいんだけど，いいかな？

　藤田　もちろん。

　増川　まあ，ぼくの好きな清志郎のことなんだけど (笑)。

　清志郎ってさ身近なこと，自分の生活のことを歌っているんだよね。日記のように，手紙のように，話言葉でさ。でね，清志郎の歌に触れる前と後では，「歌」を聴くことの意味がさ，僕にとって大きく違うんだよね。清志郎に出会う前は，僕は抒情的な物語や一般的な教訓というストーリーを期待して歌を聴いていた。「月の沙漠を〜」とかさ，好きだった。でも，RCを聴いて「体験談」に触れると，僕が「聴きたい！」のは，一般的なことではなくて，清志郎が『スローバラード』で歌ったこと，つまりは「実体験」！『Oh! Baby』にしてもそうだった。そして，『よォーこそ』も『ボスしけてるぜ』も「生の声」で，一般論ではないんだよね。個人の体験や感情がどかんとあって，そこが僕には響いたの。そして僕もさ，WRAPやリカバリーについて語る時には「自分の物語しか書けない」し，一般論ではウソになるって思っている。実際に連載の内容もそうした形式にさせてもらったんだ。

②ダイアログ―変化の世界

　増川　ダイアログは変化の世界観。人と人とが会話することで，互いに存在を承認しあうと，何かの枷 (かせ) が外れて，また別の世界が出現する。ダイアログは変化の世界。

　リカバリーストーリーを僕のソロパートだとすると，ダイアログはバンド演奏ってことになる。アドリブばかりのライブだね。テーマは決めているものの，話が一体どこに行く

かは，誰にもわからない。わからないからどこかに行ける。

藤田 すべてのダイアログに参加した立場として言えるのは，ダイアログを通して，自分の物語が変化していった印象がある。一読者として読み返してみると，やっぱりそれぞれの参加者の体験に共感したり，「そんな捉え方があるのか！」と驚かされたりして，自分のそれまでの考え方が変化していくのがわかるんだよね。それに，ダイアログに参加してくれた人は全員看護師であるというのも，僕にとって共感できる部分が大きかったのだろうと思う。このパートも「ストーリーテリング」同様，WRAPを知っている・知っていないにかかわらず，「自分事」として読むと，たくさんの発見があると思います。

増川 そうだね，他人事だと思うと，単なる雑談に見えちゃうかもね（笑）。

藤田 でも，雑談ほど意味のあるものはないよ。それは訪問看護に従事していて強く感じるもの。どうしても看護師は医療の観点から対象と会話しようとしてしまうでしょう。「眠れていますか？」「食べられていますか？」というような。それは大切なやり取りなのかもしれないけど，その会話からはこの人のリカバリーは見えてこないと思うな。

増川 それはよかった。意図がちゃんと通っている。ダイアログって「意味のある雑談」って言われているものだから……ね。

③コラムについて―システムの外へ

増川 そして「コラム」。このコラムを設定した理由なのだけど，これはストーリーテリングが「ねてるの世界」，「ダイアログ」が「僕，コモン君，参加者で形作った1つの系（システム）」だとすると，まったく別の世界をもち込むために設けています。だから，ここだけは，出版前に，僕は読まない！　読んだりは，しない。

感覚的な表現をするとしたら，この「コラム」は系（システム）の外へとつながっている"通気口"や"窓"のようなもの。そういった意味で，このコラムは，非常に重要。しかも今回は看護師以外が書いています！

藤田 系（システム）の内を僕なりの言い方でいえば，「内輪ネタ」。その内輪ネタっぽさを打ち消すのが，コラムのいいところだと思う。

「リアル」ということ

増川 話していて気づいてきたのだけど，この本の中心にあるのは「リアル」ということなんだと思う。僕の「ストーリーテリング」は僕個人「リアル」な話であるし，「ダイアログ」も台本なしのライブでの「リアル」。生身と生身がどこに行くのかわからない中で存在

している。この「リアル」であることが「価値」だと思う。リカバリーは空想や概念ではなくて，現実であり「リアル」なものなのだから。

　藤田　そうなんだよね。そのリアルなリカバリーに，本書を通じて多くは看護師である読者に触れてもらえることの意味は限りなく大きいと思う。そこにはいまの精神科医療にはない，重要性が含まれていると信じているんだけど，どうだろう？

　増川　お届けしたいのは，誰でも，手を伸ばせば，リカバリーとかに触れられる本。リカバリーは，理知や目標なんかじゃなく，現実なんです。ROCKが理念や目標なんかじゃなく（ま，それでもいいのだろうけれども），"現実"であるように，リカバリーは，現実です。その実感をこの本の中に見つけてくれたらうれしいです。

　前書きはそろそろやめにして，2年半を詰め込んだ……WRAPを始める，始めます。

　読者のみなさん，
　では，どうぞ！

　最後に，この本は『出現する未来（講談社，2006）』と，YMOの『増殖（アルファレコード，1980）』，そして，RCサクセションの『COVERS　カバーズ（キティレコード／現ユニバーサルミュージック，1988）に大きな影響を受けています。先行する作品に敬意を表したいと思います。

目次

「この本」についてのダイアログ　　　　　　　　　（増川ねてる×藤田茂治）　　*ii*

第1章　WRAPの概要

Recovery Story 1　WRAPの概要—WRAPがもたらすもの—体験談として
　　　　　　　　　　　　　　　　　　　　　　　　　（増川ねてる）　　*12*

Dialogue 1　WRAPの概要—About WRAP
　　　　　　　　　　　　　　（増川ねてる×藤田茂治×小成祐介）　　*27*

第2章　日常生活管理プラン

Recovery Story 2　日常生活管理プラン—いい感じの自分！！
　　　　　　　　　　　　　　　　　　　　　　　　　（増川ねてる）　　*38*

Dialogue 2　日常生活管理プラン—Daily Maintenance Plan
　　　　　　　　　　　　　　　（増川ねてる×藤田茂治×宮本有紀）　　*51*

Column 1　WRAPと私—自分自身の健康と元気について主導権をにぎること
　　　　　　　　　　　　　　　　　　　　　　　　　（笠井清登）　　*61*

第3章　引き金のプラン

Recovery Story 3　引き金のプラン—嫌なことや，苦手な状況
　　　　　　　　　　　　　　　　　　　　　　　　　（増川ねてる）　　*66*

Dialogue 3　引き金のプラン—Triggers
　　　　　　　　　　　　　　（増川ねてる×藤田茂治×木下将太郎）　　*80*

Column 2　WRAPと私—生き方に変化を生むには反応から行動へ
　　　　　　　　　　　　　　　　　　　　　　　　　（佐々木理恵）　　*89*

注意サインのプラン

Recovery Story 4 　注意サインのプラン
　　　　　　　　　──自分の内側（≠外側：引き金）の微かな変化の兆し
　　　　　　　　　　　　　　　　　　　　　　　（増川ねてる）　94

Dialogue 4 　注意サインのプラン──Early Warning Signs
　　　　　　　　　　　　　（増川ねてる×藤田茂治×菊池ゆかり）　108

Column 3 　WRAPと私──増川さんとWRAPへのエール
　　　　　　　　　　　　　　　　　　　　　　　（白石弘巳）　117

 調子が悪くなってきているとき

Recovery Story 5 　調子が悪くなってきているとき
　　　　　　　　　──イザというときに「自分で」「すぐに」やること
　　　　　　　　　　　　　　　　　　　　　　　（増川ねてる）　122

Dialogue 5 　調子が悪くなってきているとき
　　　　　　　　　──When Things are Breaking Down
　　　　　　　　　　　　　（増川ねてる×藤田茂治×村尾眞治）　136

Column 4 　WRAPと私──WRAPの世界へようこそ
　　　　　　　　　　　　　　　　　　　　　　　（大川浩子）　144

 クライシスプラン①

Recovery Story 6 　クライシスプラン①
　　　　　　　　　─いざというときに「他の人が」「自動的に」やってくれること
　　　　　　　　　　　　　　　　　　　　　　　（増川ねてる）　148

Dialogue 6 　クライシスプラン──Crisis Plan①
　　　　　　　　　　　　　（増川ねてる×藤田茂治×池田真砂子）　162

第7章 クライシスプラン②

Recovery Story 7 クライシスプラン②—主体的な事前のプラン
（増川ねてる） 172

Dialogue 7 クライシスプラン—Crisis Plan②
（増川ねてる×藤田茂治×鎗内希美子） 187

第8章 クライシスプラン③

Recovery Story 8 クライシスプラン③—"いい感じの自分"と"サポーター"
（増川ねてる） 198

Dialogue 8 クライシスプラン—Crisis Plan③
（増川ねてる×藤田茂治×安保寛明） 213

Column 5 WRAPと私—仲間がいるから私が変わる
（福井里江） 228

第9章 クライシスを脱したときのプラン

Recovery Story 9 クライシスを脱したときのプラン—移行期のプラン
（増川ねてる） 232

Dialogue 9 クライシスを脱したときのプラン—Post Crisis Plan
（増川ねてる×藤田茂治×松井洋子） 246

Column 6 WRAPと私—私がWRAPから教わったこと
（坂本明子） 256

第10章 WRAPを使う

Recovery Story 10 WRAPを使う—「私のWRAP」のある暮らし
（増川ねてる） 260

Dialogue 10　番外編－Extra Edition
　　　　　　　　　　　　　　　（増川ねてる×藤田茂治×霜田 薫）　279

あとがき　　　　　　　　　　　　　　　　　　　　（藤田茂治）　285
おしまいに～次への一歩～　　　　　　　　　　　（増川ねてる）　287

執筆者一覧

Written and Edited
- 増川ねてる　特定非営利活動法人東京ソテリア：ピアサポーター／WRAPファシリテーター（アドバンスレベル）
- 藤田　茂治　訪問看護ステーションりすたーと所長

Recovery Story
- 増川ねてる　前掲

Dialogue
- 小成　祐介　社団医療法人新和会宮古山口病院地域生活支援室室長／精神科認定看護師
- 宮本　有紀　東京大学大学院医学系研究科健康科学・看護学専攻精神看護学分野准教授
- 木下将太郎　訪問看護ステーションみのり／精神科認定看護師
- 菊池ゆかり　訪問看護ステーションりすたーと／精神科認定看護師
- 村尾　眞治　株式会社ラポート　訪問看護ステーションReafくるめ代表／精神科認定看護師
- 池田真砂子　特定非営利活動法人ゆるら社会生活サポートセンターこみっと就労支援員
- 鎗内希美子　訪問看護ステーションぶるーむ／精神科認定看護師
- 安保　寛明　山形県立保健医療大学看護学科准教授
- 松井　洋子　訪問看護ステーションみのり横浜所長／精神科認定看護師

Column
- 笠井　清登　東京大学大学院医学系研究科・精神医学分野教授
- 佐々木理恵　呼ばれたい名前：りえちん
- 白石　弘巳　社会福祉法人恩賜財団済生会支部埼玉県済生会鴻巣病院　なでしこメンタルクリニック院長
- 大川　浩子　北海道文教大学人間科学部作業療法学科教授／NPO法人コミュネット楽創
- 福井　里江　東京学芸大学教育心理学講座准教授
- 坂本　明子　久留米大学文学部社会福祉学科准教授

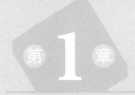

WRAPの概要

—About WRAP

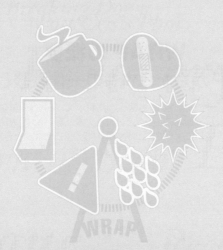

第1章　WRAPの概要―About WRAP

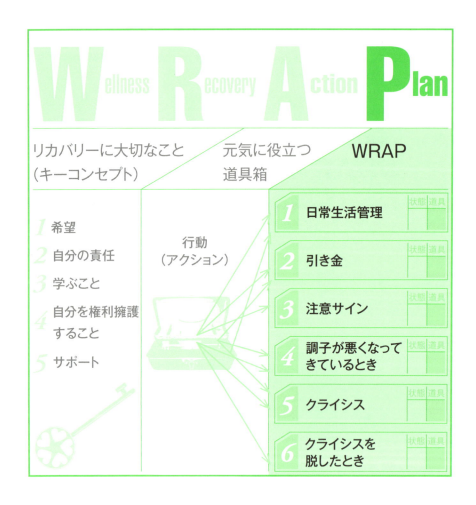

WRAPの概要
WRAPがもたらすもの―体験談として

誰もが「自分の人生を生きていきたい」と思っている……。それは，自分の「感性」や，自分の「得意」や「好き」を活かして生きるということだと，僕は思います。WRAPはそれを可能にするための仕組みです。WRAPによって，「自分を取り扱う」ことがより容易になっていくと思います。「自分」をうまく取り扱えるようになるのなら，あなたは，〈どんな人生〉を望みますか？

「WRAP」を使ってみて

　「WRAP」があって，よかった。

　それが，僕が「WRAP」を使うようになったこの約9年間を振り返ってみての感想です。「WRAP」があったから，自分を活かすことを学べたのだと思います。『自分はダメな人間だ。だからちゃんとした"よい方法"を身につけて，社会生活ができるようになっていかなきゃいけない』と思っていたころの僕にとって，

　「自分がもっているものを使うことこそが，リカバリーを起こしていく道なのだ！」

　という考え方は，異次元へのシフトを引き起こしました。そして，それは，僕がずっと探していたものでした。

　いよいよ「WRAP」の本体へと入っていきます。WRAPは全部で6つのパートによって成り立っているのですが，その1つ1つを詳細に観ていく前に，今回はWRAPの全体像について話をしたいと思います。全体のつながりのなかで，今後の見通しがよくなっていくと思うので。

WRAPを「つくる」ということ

　僕は，以前空手をやっていました。基礎稽古では，受け，突き，蹴りを体に覚えさせます。続いて移動稽古，約束組手，そして組手と進んでいきます。単独の受け，突き，蹴りを練習するだけでは，実践では使えません。それらを有機的に連動させ，使いこなせるようにしていく必要があります。もちろん，基本の動作ができていなければ，組手もやりようがないので，まずは基礎が大事になるのですが。スポーツの経験のある方でしたら，経験的にわかることではないかと思うのですが，〈元気

第1章 WRAPの概要—About WRAP

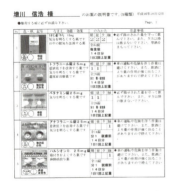

図1　かつて飲んでいた薬①

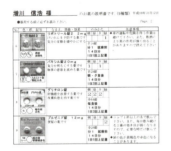

図2　かつて飲んでいた薬②

に役立つ道具箱〉〈キーコンセプト〉を通って，WRAPをつくるということはそれに近いものです。「基本動作」を「実践」につなげていく。つまり，「WRAPをつくる」ということは，自分の技や感覚（〈元気に役立つ道具箱〉と〈リカバリーのキーコンセプト〉）を有機的に連動させ，「どんなときにでも自分で使える」ようにしていくための仕組みをつくるということです。

〈元気に役立つ道具箱〉や，自分の〈キーコンセプト〉がわかっていても，それだけでは，なかなか現実に対応できない。現実には，いいときもあるし，悪いときもある。うれしいと思うこともあれば，悲しかったり，淋しかったり，時には自分1人ではどうにもならない，こんな人生もう投げ出してしまいたい，そんなふうに思ったことがみなさん，1度や2度あったでしょう。

自分の〈元気に役立つ道具箱〉があったとしても，希望の感覚を知っていたとしても，選択する力をもっていたとしても，学ぶことができて，自分で権利擁護ができていたとしても，サポートシステムをもっていたとしても……それらを「使える」ようにならなければ，現実には機能していきません。たまに使えることがあったとしても，それは偶然であり，みずから主導権をもって生きていくということにはならないので，持続しないと思うのです。結果，『やはり〈元気に役立つ道具〉は役に立たないのだな』と思ってしまう…それは「WRAPを使う」ようになる前の，かつての僕の姿でした。

WRAPを使う—WRAPがもたらしたもの

しかし，やがて「WRAP」をつくり，使うようになっていくと，自分の「技」を自分で，必要なときに使えるようになっていく……そんな変化が

起きました。

　やがて自分の人生の「観方」が変わりました。かつて，『自分は精神病だ。それにすごく苦しめられている。これをなんとかしない限り，生活がうまくできない。社会人としての生活なら，なおさらだ。仕事もできなくなった，結婚生活も終わった。まずは，病気を治すこと。そうしなければ，はじまらない。そのために，僕は"正しい方法"を身につけなければならない。多少大変で，苦しくても，とにかく正しい方法を知りたい。それがあれば，すべてがうまくいくはず。それまでは，準備をしていこう』と思っていました。

　しかしWRAPを実行し，修正しながら活用していくと，『自分は1人の人間だ。いろいろな感覚，いろいろな〈元気に役立つ道具〉をもっている。うまくいかないとしたら，それらをうまく活用できていないからだ。〈道具〉が自分に合っていないのかもしれないし，使うタイミングが適切でないからなのかもしれない。もっと成熟していこう』『新しい〈道具〉が見つかった』『いつものこれはやはりいい』『他の人の体験談にも心を寄せよう。経験から学んでみよう』『日々の生活を大事にしよう。成熟しよう』，こんなふうに変化をしていきました。

　また，変化したのは，人生への「観方」だけではありません。「現実」も変化しました。僕は，WRAPを通して『自分の人生，自分で自分を扱うことはできる』ということを知りました。いまでは，薬を使うことはほとんどなく（かつて飲んでいた薬は図1～2のようなものですが），WRAPを使って"自分を生きる"ことをしています（図3～4）。約7年間受けていた生活保護も抜け，自分の稼ぎで生活をしています。

　WRAPは，あなたが自分自身の健康と元気について主導権をにぎることができるように力を与えてくれます[1]。

では，WRAPって何？—前書を最初から読んでくださっている方へ

　WRAPとは何か。メアリーエレンさんの言葉を借りるならば，こうなる

第1章　WRAPの概要—About WRAP

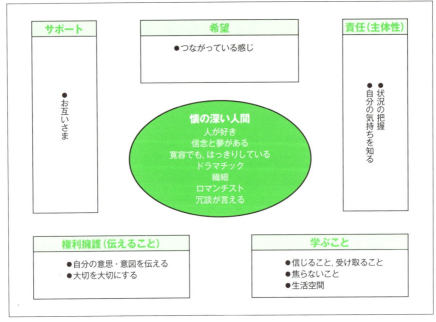

図3　いま使っているWRAP①（キーコンセプト）

でしょう。

　元気でいるために，そして気分がすぐれないときに元気になるために，また自分で責任をもって生活の主導権を握り，みずから望むような人生を送るために，あなた自身でデザインするプランがWRAPです[1]。

　前書を最初から読んでくださっている方，「WRAPで使われている用語を知っています」という方には，こう応えたいと思います。

　「〈WRAP〉は，自分の〈元気に役立つ道具箱〉と〈リカバリーのキーコンセプト〉をいつでも使えるようにしていくための仕組みです」

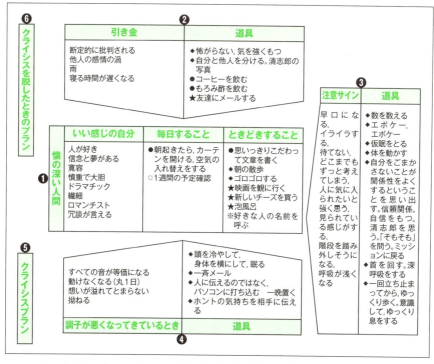

図4　いま使っているWRAP②（狭義の「WRAP」はここを指します）

では，WRAPって何？—今回から読みはじめた方へ

1）自分の好きなことを想像してみてください

　先ずは，自分の好きなことを想像してみてください。それは，毎日していることでもいいですし，時々していることでもいいです。「それをするとリラックスできます」というものでも，「それをすると元気になるのです」というものでもいいです。難しく考えることはありません。好きな音楽でもいいし，好きな本でもいい。好きな食べ物，好きな場所。ゲームでも，テレビ番組でも。なんでもいいです。大切なのは，「自分はこうです！」ということ。自分が，本当にそうだと「実感している」ことです。

　たとえば，僕なら，お風呂が好きですし，腕時計も好き。漫画の

『NARUTO』がとても好きですし，『ワンピース』も『黒子のバスケ』も好き。映画も好きです。また，人と話しをすることも好きですし，ワークショップのファシリテーションをすることも好きですし，これは得意だとも思っています。文章を書くのは好きですが，報告書を書くのは苦手，字も下手です。あと，セロリは食べられませんが，他に食べられないものはあまりなく，未知の味覚にはとても興味があります（かからん団子，逸口香の衝撃は忘れられません）。

大切な人との「おはよう」や「おやすみ」。好きな人の名前を呼ぶことは（名前を呼ばれることも），僕にとってとても力になります。それはおそらく，最強です。

また，木に触ったり，シャボン玉をしたり，眠れないときに『プリングルス（うす塩）』を食べるとなぜだか眠れます。好きな場所があり，本連載の原稿はいつも決まったお店の，決まった席で書いています（そしてそれが何処かは，秘密です）。

みなさんは，どうでしょうか？ WRAPでは，これらを〈元気に役立つ道具〉と呼んでいます。

2) 好きなことをしているときの"感じ"

次に，その好きなことをしているときの，自分のこころ，気持ち，感情，体の感じを思い浮かべてみてください。

たとえば，僕の場合，映画を観ると，自分の枠組みから出ることができます。僕の頭は放っておくと勝手にストーリーをつくってしまうくらいに，「物語」を生成するという特性をもっています。そして，それが行き過ぎると，それが現実であろうとなかろうと，その物語を強化します。そのため，とても疲れているときや，いわゆる妄想や幻覚にとりつかれているときには，「映画館に入り浸る」ことにしています。そこまで時間がないときには，録画し溜めたTV番組を延々観ます。自分以外の人がつくったストーリーに浸ることで，僕は勝手に自分の頭がつくっていく，物語から抜けることができます。そして，他者にふれて，自分の世界は拡大し，自由になっていく感じがします。

また，僕は眠れないときには頭の中で「言葉」が暴走している感じなのですが，「プリングルス」を食べると，あの「パリパリ感」が意識を舌先にもっていってくれます。そして，言葉の世界から出ることができ，結果眠れます。そして，そのためには，複雑な味ではなく「うす塩」がいいのです (笑)。

　また，僕は「人とのつながり」に「希望」を感じる人間なので，好きな人の名前を呼ぶ (名前を呼ばれる) ことは，とても大きな〈道具〉になっています。

　みなさんは，どうでしょうか？

　他の人と同じである必要はありません。大切なことは，自分が「実感している」ということ，「自分にとっては」ということです。ある大学の授業で「クローゼットの中に入る」「柔らかい布を被る」と言っていた学生さんがいて，それは子どものころからやっていたのだそうです。とても落ち着くそうで，なるほどなぁ，と思いました。人それぞれの「道具」とその「効果」があるはずです。

3)〈元気に役立つ道具箱〉とリカバリーの〈鍵〉

　WRAPは，こうした「自分の方法」「生活の工夫」，つまり〈元気に役立つ道具〉に着目します。

　ここで，あらためて想像してもらいたいと思います。この〈元気に役立つ道具〉を使っているときの，自分の状態を。自分の好きなこと，自分の得意なこと，自分の方法を使えているときの状態を。そこに〈リカバリーのキーコンセプト〉(詳しくは，前書：第3〜8章をご参照ください) があります。WRAPでは，このとき湧いてくるエネルギーを使っていきます。自分が実感していることが重要です。「他人の方法」では，このエネルギーは湧いてはこないでしょう。

　自分の〈元気に役立つ道具箱〉を使っているとき，その人には「リカバリー」が起きている。そして，その鍵は，①希望 (hope)，②自分で責任

をもつこと（personal responsibility），③学ぶこと（education），④自分をアドボケート（権利擁護）すること（self-advocacy），⑤サポート（support）でした。WRAPはそこからはじまりました。そしてWRAPとは，これらをどのようなときにでも使えるようにしていくために開発された，アクションプランです。

では，どんなタイミングがあるのか？

1) 6つのタイミング

では，「どんなときにも」とは，どんなときでしょうか？人生にはどのようなときがあるのでしょうか？（そこが，重要です！）

現在，WRAPは「6つ」のプランによって構成されています（図1をご参照ください。「6つのプラン」というところが「WRAP」（の本体）です）。

① Daily Maintenance Plan[2]（日常生活管理プラン[*1]），
② Triggers[2]（引き金[*1]），
③ Early Warning Signs[2]（注意サイン[*1]），
④ When Things Are Breaking Down[2]（調子が悪くなってきているとき[*1]），
⑤ Crisis Plan[2]（クライシスプラン[*1]），
⑥ Post Crisis Plan[2]（クライシスを脱したとき[*1]）

WRAPに出会って9年が経ちますが，人生で起こることは，大体がこの6つの状態・状況にあてはまる気がしています。つまり，この「6つの観点」で「生活」といいますか，「いま」を観ていく。そうすると……自分の〈元気に役立つ道具箱〉が適切なタイミングで使えるようになっていく……そんなイメージです……。

では，以下に少し細かく観ていきましょう。

2) Daily Maintenance Plan （日常生活管理プラン）

「いい感じの自分」を観ていきます。いい感じの自分は，「なりたい自分」

でもいいでしょうし,「本来の私」でも,「素の私」でもよいと思います。その自分をメンテナンスしていくためのプランがここです。いい感じの自分でいるために,「毎日するべき道具」と「時々するとよい道具」が,ここには入ってきます。

3) Triggers （引き金）

ここでは,「苦手な状況や出来事」を観ていきます。生きていれば誰でも経験するような苦手な事柄。たとえば,「突然の大雨」や「人に嫌なことを言われる」「乗った電車が満員電車だった」など,「苦手な状況や出来事」です。ポイントは,自分の力ではコントロールしようがない,「外部」で起きている事柄ということ。そして,この「引き金」となる出来事があったときに使える道具をここには入れておきます。

4) Early Warning Signs （注意サイン）

ここでは,調子を崩すかもしれない「微かな変化の兆し」を観ていきます。ポイントは,引き金が「外部」で起きる事柄であったのに対して,注意サインは自分の「内部」で起きるもの,ということ。たとえば,「なんだか知らないけれどもイライラする」や「早口になる」「階段でつまずくようになる」「気がつくと歯を食いしばっている」などです。微かな変化なので,自分で気づくことが難しいものかもしれません。僕は「自分で気づく」ことがとても難しく,人に言われてから「いつもと違うのか」と思ったことが沢山あります。いまは,それが「注意サイン」とわかっているので,気づいたときには自分で道具箱が使えている……という感じです。

5) When Things are Breaking Down （調子が悪くなってきているとき）

「ギリギリだ」というときを観ます。あたかも「崖っぷちに立たされているようなとき[1]」です。ここには,「いざ」というときの道具を入れておきます。いざというときの道具なので,それは普段は使わない道具かもしれません。

注意サインのときの道具には，さまざまな選択肢があるかもしれないのですが，ここでは，選択の余地を与えずに道具をサインに対応させておきます。そして，そのサインがあったときには，「これを使いなさい」と自分で自分に指示をしておく，あるいは「いまは，これをしてもいいよ」と自分で自分に許可を与えておく。そんなパートです。たとえば，僕は「丸2日布団から出られなくなったら，友人に一斉メールをする」と決めています。この道具は，このときにのみ使う〈元気に役立つ道具〉です。

6) Crisis Plan （クライシスプラン）
　ここでも，ギリギリのときを観ています。ですが，④との明確な違いは，プランを使う人が自分ではなくて，「サポーター」だということ。つまりこのプランは，自分で使うのではなく，他人に使ってもらうプランなのです。自分の道具箱をいつでも使えるように……と言っても自分で使えないときもあるでしょう。たとえば，「わかっているけどできないんだ」ということもあるでしょうし，「いまは自分が動かないほうがいい」ということも，「困難な渦中にあって，自分では自身の変化に気づけない」ということもあると思います。クライシスプランは，「ギリギリのときに，他人に自分の道具箱を使ってもらう」ためのプランです。サポーターに渡しておくプランです。

7) Post Crisis Plan （クライシスを脱したとき）
　クライシスプランを使ってもらった後を観ます。「病み上がり」のときを想像してもらうとわかりやすいでしょうか。誰かにサポートしてもらった後の状態・状況です。このとき，クライシスを抜けた後の不安定さがあるかもしれませんし，クライシス前とは状況が変化しているかもしれません。そのときに，たとえば「自分をどう労わっていくか」「助けてくれた人にどうお礼をしていくか」などを考えます。クライシスの後すぐに日常生活管理プランに戻るのではなく，この時期を考えることがポイントです。この時期をていねいに扱うことで，クライシスは単なる「危機」ではなく「学びと成長の機会」に変わるでしょうし，クライシスのときのかか

わりがサポーターとの絆を深める機会ともなるでしょう。次に進むための，「移行期」のプランです。

8）〈元気に役立つ道具箱〉を6つに振り分けて，使いこなす

このように，「6つ」のプランをレンズのようにして，「いまの状態・状況」を観ることによって，〈元気に役立つ道具箱〉のおおよその振り分けができ，使いこなすことができるようになります。言い方を変えれば，〈道具箱〉を過剰に一般化して，使わないほうがいいときに使ったり，逆に使うべきときなのに躊躇して使えないといったことがなくなります。本当に必要なときに使えるようになっていく……そんな変化が起こります。

「WRAPを使って」いくと……

WRAPを実際に使っていく（図3〜4）と……僕が自分の人生を生きていくことに失敗し，うまくいかなかったのは，自分の〈元気に役立つ道具箱〉を知らなかったから，〈キーコンセプト〉に合っていなかったからというよりは，その使い方を知らなかったから（＝WRAPをもっていなかったから）だと思うようになりました。人は，得意なことも，不得意なことも，苦手だったり，嫌だなと思うことも，好きなことでも，「過剰に一般化する」傾向にあると思います。僕はそうでした。そして，うまくいかなくなることをくり返していました。

かつて僕は，楽しくなりたいときにお酒を飲み，嫌なことがあったときにお酒を飲み，怒りがあふれて仕方がないときにもお酒を飲みました。人を喜ばせたいと思ったときにも。そして，お酒がないとダメになりました。「お酒が好き」という自己イメージもありましたし，実際好きでした。

また，人に相談をしたり，愚痴を言うことはありませんでした。それは弱い人間のすることだと思っていましたし，どこか卑怯なことだとも思っていました。そして，どんどん溜め込んでは，一気に爆発して，取り返しがつかなくなることも多かったのです。

それが，WRAPで，いまの自分の状態・状況を「観る」ことによって変

わりました。楽しくなりたいときにお酒を飲むことはあっても，怒りにあふれているときに飲むことは決してありませんし，嫌なことがあって飲むことがあったとしても1人では飲みません。また，人に相談することも，日常的にはしませんが，自分が抑えられなくなったり，ものすごい危機が頭に浮かんだときには，即人に相談するようになりました。愚痴を言うことも日常的にはしませんが，強烈に嫌なことがあったときには，信頼できる人に話を聞いてもらうようになりました。

　ここで何が言いたいのかというと，お酒の例でいえば，「お酒を飲む」こと自体が悪かったのではなく，「お酒を飲む」適切な「タイミング」を知らなかったことが問題だったということ。タイミングを知ってからは，うまく「お酒」（自分の道具）を「使える」ようになりました。

　それぞれの道具に適切な使用のタイミングがあり，適切な「場所」や「人」もあります。いまも完璧とはいえませんが，『違う』と思ったらWRAPを修正し，適切に使えるようにしています。そして，いまは，WRAPがあるから〈元気に役立つ道具箱〉が使える，使えるようになっていくという感覚をもっています。

WRAPがあってよかったです

　WRAPを使っていくようになって，僕は，物事を人のせいにすることが少なくなりました。何かを社会のせいにすることはほとんどなくなり，時代のせいにすることは，もうありません。「自分の人生を」，「自分を使って」生きている。そんなふうに思えるからです。

　そして，まわりにも「自分のWRAPを使って」生活している人が増えてきました。ともに「自分の人生を自分らしく生きていこう」としている人たちと，さまざまな会話を交わし，経験をともにする時間は，誰もが自分の人生を生きたいと思っているし，その想い，その人生を尊重してほしいと思っているのだということを，骨身にしみて教えてくれました。そして僕は，少し，優しくなれたと思っています。

　それぞれにそれぞれの人生，感じ方，考え方があり，それぞれだか

らこそ，お互いに学びあい，お互いに貴重な，かけがえのない存在になることができる。僕は僕だからこそ，誰かの役に立てるし，その人がその人だからこそ，世界は豊かになり，可能性は広がっていく。本当にWRAPがあってよかったなと思います。

　次章からは，WRAPを構成する6つのパートを，順に，ていねいに観ていくことになります。そこでは，みなさんとともに，『ああ，こんな場面では，自分はこんな〈元気に役立つ道具箱〉を使うなぁ』『自分のキーコンセプトはこんなふうに働くなぁ』というふうに，同じ時間を共有しながら，進んでいきたいと思います。

　僕は，自分の体験を通してお話をするつもりですし，みなさんも自分の体験に置き換えながら想像してみてください。WRAPは概念ではなく，実生活です。生身の生活のなかで働くシステムです。理解しようと思ったら，やってみるより方法がない……そんな類のものなのです。お互いの経験から「自分のWRAP」が見えていく，そんな時間を過ごしたいと思います。

　それではあらためて。

　もし自分の〈元気に役立つ道具箱〉が，自分の〈リカバリーのキーコンセプト〉が，いつでも作動するようになるのなら，あなたは，自分の人生に，何を望みますか？　そして，あなたは，どんなWRAP，なんのためのWRAPをつくろうと思いますか？

　また，お会いしましょう！？

＊1　（　）内は，日本で使われている言葉。いくつかの訳語がありますが，本書ではここに記す訳語で紹介していきます。

〈引用・参考文献〉
1）メアリー・エレン・コープランド：メンタルヘルスのリカバリーとWRAP（日

本語版ホームページ）．http://www.mentalhealthrecovery.com/jp/
2）メアリー・エレン・コープランド：メンタルヘルスのリカバリーとWRAP（英語版ホームページ）．http://www.mentalhealthrecovery.com/

＊used with permission of Advocates for Human Potential, Inc.

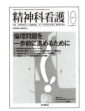

2015年10月号掲載
『WRAPを始める！』
WRAPの概要―WRAPがもたらすもの―体験談として

Dialogue 1
WRAPの概要
—About WRAP

増川ねてる×藤田茂治×小成祐介

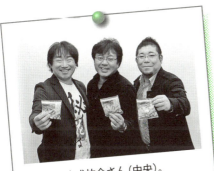

小成祐介さん(中央)。

袴にブーツから半年

増川 さあ，さあ，始めてまいりましょう。前のセッション（前書『WRAPを始める！【リカバリーのキーコンセプトと元気に役立つ道具箱編】』）から半年経ちました。

前書ではキーコンセプトと道具箱をまとめたもので，今回の本はWRAP本体についての本になるわけだけど，前回の本でGさんがしてくれた（小成さんのWRAPネーム）「袴にブーツ」の話，あれ，わかりやすかったですよね。

藤田 うん，抜群の表現だったよね。

小成 そうなんだよね。あれを読んで，「わかります！」「自分もそんな状態です」っていう人も多くて。

増川 僕自身，WRAPに出会ったころはそうだったんだと思ったし。「何やっているんだろう俺？」っていう感じがあって。結構バラバラな感じがしたんですよね。

最初は「リカバリーのための答え」が知りたかったの。それで，キーコンセプトに出会ったときに，「あ，そうだったんだ」と思った。

そもそもWRAP以前は，ですね……。たとえば，医療につながって，それこそ精神科医なのだからこの病気をよく知っているだろうし，治し方も知っているだろうから，いろいろと相談するわけですよ。でもどの医者に聞いても，リカバリーがどこで起きるかなんて教えてくれなかった。ドパミン，セロトニン，ノルアドレナリン……脳の話……。それに僕は遺伝子検査とかもやっているんだけれども，最終的にはわからない……と。で，自分でいろいろ探しはじめるんだけど，最終的には「脳の問題だから脳をなんとかしよう」と思って薬に

第1章　WRAPの概要―About WRAP

溺れていく。それが僕のWRAP以前。10数年の時間がそれ。

　で，WRAPに出会って，実際にリカバリーしていった人たちの話が聴けた。そしたら，そこにはキーコンセプトっていうのがあって，リカバリーしていた人たちの特徴として，「そこに意識を向けていた」ということがわかったの。これは，ほんと大きい。じゃあ自分もその希望の力とか，選択する力とか，学ぶこと，自己権利擁護，サポートっていうところに意識を向けてみようとなったんです。意識を向けていくと，なるほど，「わかった感じ」がしていく。そしてそれと並行して道具箱を探していく。探してみると，なるほど道具箱もたくさん見つかった。でも道具箱だけに着目していたときには，パーツがバラバラだった感じがしたんですよね。全然，コーディネートされていない（笑）。全身緑色みたいな（笑）。まさにそれはGさんの言っていた，袴にブーツの状態。

　藤田　僕にもそんな感じがあった。「半ズボンにジャケット」とかね。明らかなちぐはぐ感。最初にWRAPに出会った時はそんな感じだったな。1個1個はいいんだけど，どうもうまく機能しない。

　増川　そして次に起きた変化は，このWRAPを使うということ。そして，「道具箱」の用い方が次第にトレーニングされていった。たとえば，昨日僕たちはわが故郷新潟で，夜にラーメンまで行き（笑）。

　小成　あご出汁のね。

　藤田　お腹パンパンだね，今日（笑）。

　増川　で，ラーメンを食べてホテルに帰るわけじゃないですか。ホテル帰ったときに，自分が最初にやったのは，明日はセッションだから，ちゃんと『ウコンの力』飲もうって思えるし。で，朝起きたときに僕は体が冷えていると調子がよくないから，お風呂に入るのは明日の朝にして，今日は睡眠をとろう。睡眠をとるためには，朝にちゃんと起きられるために，陽の光が入るようにして，朝慌てちゃいけないから荷造りは終わらせよう。そんなふうにして，自分の道具箱をどのタイミングで使ったらいいかっていうのを考えることができるようになっていた。WRAPがないとしたら，いま自分が思っているようには，自分の道具の重要性はわかっていないかもしれない。

　藤田　道具箱を闇雲に使うということになるよね。

　増川　ね。だからたとえば，ラーメン屋に夜行くのも……もしかしたらラーメン屋が「引き金」かもしれないんだけど（笑），ラーメン屋も道具箱として，見ることができるのは，次の打ち手が見えているからで。WRAPというレンズというか，仕組みがあるおかげで，道具箱もキーコンセプトも，自分のなかでちゃんと動く感じがする。この「レンズ」がなかった頃はきつかった。

　藤田　たとえば僕の場合，『ワンダ モーニングショット』が道具で，朝飲むとすっきりする。でも飲むと副作用としてトイレにたくさんいきたくなる。だからいつでも飲めばいいわけではなくて，朝に飲む。自分にとっていいことだからといって，使いまくってしまうとたいへん。

　増川　そうだね。WRAPがあるっていうので助かってるね。

小成 ねてるさんの話を聞いていると，フロイトでいうところの前意識的に道具箱やキーコンセプトを意識してる印象だよね。朝起きてから寝るまでの間に，このときはアレを使おうとか，いまこういう状態だからコレというように。

増川 ですかね。僕としては，それが人として自然な気がするんですよね。たとえば，僕は空手をやってたんだけど，最初は突きは突き，蹴りは蹴り，受けは受けと，部分部分で稽古するんです。その後でそれを統合させていく。統合させていくときに，それでやっと自然に流れるっていうのがある。僕もキーコンセプトや道具箱を意識しているときにはまだぎこちなかったんですよね。

藤田 わかるなぁ。僕がやっていた野球で言えば，守備練習とか打撃練習は個別の練習として必要だけど，試合ではそれらを統合することで力を発揮できるわけです。

増川 そして薬を服薬するというのは空手の例でいえば稽古の1つ。野球だったら練習の1つで，それだけをやっていたのでは人生としてはおかしくなっちゃうよね。練習で終わる人生は，僕なら切ない。準備で終わっちゃうのは，空しいって思っちゃう。

小成 そうなんだね。そういう時期を経験していまがあるわけだ。

増川 はい，たぶんそんな気がします。そして，次第に自分のスタイルになっていく。つまり，自分の道具箱や，キーコンセプトを使って，実際に生活をしてみていく。と，そうすると，WRAPの6つの区切り（日常生活管理・引き金・注意サイン・調子が悪くなっているとき・クライシス・クライシスを脱したとき）がとても自然な感じがしてきたんです。「キーコンセプト」や「道具箱」を実際に使おうって思ったときに，WRAPがあるとほんと使いやすくなっていく……。

「WRAP」が
キーコンセプトと
道具箱が統合する

藤田 そうなんだよね。WRAPって，あたりまえのことなんだけど，いつの間にか忘れてるよね，っていうのを思い出させてくれるって思うんだ，僕はね。

増川 この間，日経新聞の記者からインタビューを受けてWRAPの話をしたんだけど，そこで僕はリカバリーしている人たちにはキーコンセプト（希望，責任，学ぶこと，権利擁護，サポート）が働いていて，それらを統合させるものとしてのWRAPがあるっていうように説明したんだけどね。その記者は，「キーコンセプトは自分なんかからするとあたりまえのことだと思うけど，WRAPの6つの区切りはものすごい斬新だと思います」って言うんだよね。僕はその感覚がすごい大事だと思ったの。つまりキーコンセプトって，普通に暮らしている人にとっては，「あたりまえなこと」だっていうこと。もちろん，普段暮らしてくとあたりまえすぎてわかんないということかもしれないんだけれども……。だから精神の病気になったときに，あたりまえすぎて意識していなかったから，すぐにそ

第1章 WRAPの概要—About WRAP

れを思い出せないってことにもなるわけなんだけれどさ。いずれにしても，なんの問題もなく暮らしているときには，「あたりまえのこと」なんだと思うんだよね。

藤田 そうなんだよ。そして，そのあたりまえを，医療者があたりまえじゃなくしてるような気がするんだよね。

増川 それってさ，たぶん医療者は生活者じゃなくて医療の観点で見ちゃうからじゃないかな？

藤田 本来，僕たち看護師は生活のスペシャリストであるべきだと思う。生活のスペシャリストとして，生活に密着した観点で，患者さんと向きあう。その観点がないと，患者さんの生活を見ることはできないよね。

増川 なるほどね。「生活の観点」って，大事だよね。そして，WRAPってさ，もともとキーコンセプトと道具箱があって，それはリカバリーしていた人たちの「生活の実態」っていうことだと思うんだけれども，その後，それだけではうまく使えないので，それを生活のなかに取り込みやすくするものとして「WRAP」が開発されていった。そして，そのWRAP開発の一連の過程がさ，僕の人生にも起きたなって思っているの。キーコンセプトに始まり，道具箱を集めてみたけれども，それをうまく使えない……そんなときにWRAPがやってきた。WRAPを使ってみたら，あら！ そういうことだったか……キーコンセプトと道具箱が統合されていく……それが，僕のなかでは無理なく自然な感じで……。で，この統合されていく感じが自然だとしたら，WRAPっていうのは，人として自然なもの……もともと備わっている「何か」なんだと思う。これが，実際にWRAPを使ってみた，僕の感想。実に，10年，使ってみたところでの。

藤田 うん，うん。僕たちは物事を複雑にしがちだけど，やっぱりシンプルに考えていくのがいいと思うな。

小成 自分もうまく使っている自信はないんだけど，よく身近で耳をするのは，「うまくWRAPをやれない」「WRAPを取り込んで何かをしようと思ってもうまくできない」「途中で止めてしまう」という声。そしてそれは，「意識してWRAPを使わなきゃいけない」と思っている人たちほど，そう話しているというような印象がある。

増川 なるほどね。それってさ，あるいは僕の邪推にすぎないとも思うんだけれども，いま，Gさんが言ったWRAPってさ，もしその人が患者さんだったとした場合，①それは「医療者に与えられた」WRAPって気がする。そもそもがWRAPは自分で自分を活かすための方法だから，他人から与えられたWRAPはギクシャクするんだよね。

小成 うーん。そうかもしれないんだけれども，僕たち医療者がWRAPを使おうと思ったときには，どうしても「患者さんのために何かできるプログラムの1つになるんじゃないか」という想いがあるんですよ。自分も最初は「患者さんに反映できる何かなのかな？」という意識が強かったのは事実。だけどWRAPに取り組むうちに，WRAPは自分のためなんだということがわかってきた。人をきちんとお世話するにあたっては，自分がちゃんとしないとよいケ

アを提供できない。これは昔から言われているけど，まさにそのことなんだな。

増川 そうなんだよね。いつも言っているんだけど，The WRAPはなくて，あるのはMy WRAPだって僕は思う。誰かがThe WRAPがあるように語っちゃうと，それを聴いた人はさ，自分のWRAPと比較して，どこか自分のWRAPは欠けているだろうかとかいう話になっちゃう可能性が出てきてしまう。だから，『WRAPを始める！』も，教科書でもなければ，WRAPのルールを話しているわけではなく，自分の体験を語ったものなんです。

小成 はい。そして，いまのねてるさんの言葉はナイチンゲールが言った言葉とリンクするんですよ。ナイチンゲールは有名な『看護覚え書―看護であること看護でないこと』という本で，「これは看護学校のための教科書でもないし，看護のためのテキストでもないですよ」と言っている。何かといえば，これは女性が人生の中で体験すること――出産をすること，誰かを看護すること――のために書いた覚え書きだというのです。

増川 へえ！ そうなんですか？ 教科書ではなく，覚え書き。しかも，体験すること，のための……って。それはとても，力になりますね。同じこと言っているっていうのは，勇気づけられる。

小成 160年近く前の著作で書かれていたことが，ねてるさんのいまの語りで蘇ってきたのはすごく衝撃的。

増川 そして，前書は複数の人たちで作ったことでいろいろな現実を集めることができた感じがあるんです。それはよかったことって思っています。いろんな人との体験談，覚え書き。

エネルギーを方向づけるWRAP

増川 WRAPがあってよかったのは，それがなければキーコンセプトや道具箱がバラバラに存在することになるからってこと。WRAPがあることによってちゃんと統合される。バラバラのままだと，キーコンセプトの，たとえばサポートばかり求めてしまうようになるんだよね。だからキーコンセプトだけだとうまく生活の中で活かせないから，WRAPが開発されたという事実にはとても意味があるって思う。

くり返しになっちゃうけど，WRAPって何を指すかといえば，この部分（p.12：網かけ部分）を指すと僕は思っていて，ではWRAPがあると何が起きるかっていうと，キーコンセプトをかなり《動的に》使えるんだよね。キーコンセプト単体だと，ちょっと《静的》で，振り返りには使えるけど，その瞬間瞬間で使いこなそうと思ったら，やっぱりWRAPが必要な気がする。なぜなら時間は流れているから。すべての物事は瞬間瞬間で流れている，動いているから。そのときにこの6つのプランのところ……これを僕は「1個のレンズ」ってとらえているんだけれども，この「レンズ」があるから，「いまこれが使えるよね」「これをいま使えばいいねって」というように道具箱やキーコンセプトが使いやすくなる感じがしている。逆に言えば，レンズがないとしっちゃかめっちゃかになってしま

う。瞬間瞬間で《動的に》動こうと思ったら、やっぱりこのWRAPがないと難しい気がする。

小成　そうだね。ある状況にキーコンセプトをあてはめて、「ここのサポートは薄くなっている。困ったな。ここのサポートは厚くしたほうがいいな」と振り返ることができる。だからこそ「手伝ってください」と表現することができるんだよね。

増川　そうそう。いまは、たとえば、強い引き金があった、じゃあサポートを頼もう、だったり、自分の心が揺れた、これは注意サインだと思ったら、ちょっと休もう、深呼吸しよう、というように使える。そして、自分の経験からいうと、次のステップとしては、日常生活管理プランからの、そのレンズ……この"6つのレンズを意識していくと、より《動的に》キーコンコンセプトや、道具箱が使える気がする。より、ダイナミックにね。

問いとして

増川　でさ、聞いてみたくなったんだけれども、これまで話してきたことと逆に考えてみるとして、自分のなかにキーコンセプトを確認した。そして自分の道具箱もわかった。でもWRAPがない。言い換えれば、希望があり、自分は主体的であり、学ぶこともできる、権利擁護もできるし、仲間もいっぱいいる。そして私はこぉーんなに豊かな資源をもっている。……でも使い方がわからないというときには、何が起こるんだろう？

藤田　なんだろう……。いちばん最初に浮かんだのは、暴走しそう。

増川　あ、僕も同じこと思った。暴走しそうって。「私」の豊かさを知っているぶんね。

藤田　昔、「(藤田さんは)能力も知識量もある、患者さんと対応する分析力もある。でも、普通にまっすぐ歩けばあたらないのに、なぜか壁にぶちあたるような人だね」と言われたことがあるんだよね。「だから自分のことが見えていないし、使えてないのよ」とも言われた。思い出すなぁ。

増川　見えなくて暴走する感じなの？

小成　好んでぶつかっていく感じ？

藤田　好んではないよ（笑）。だって痛いもん（笑）。

増川　（笑）。そりゃそーだ。……だけどさ、いま思ったんだけれどもさ、その経験をくり返すと、「本当は自分は壁が好きで、痛みが好きなんです」っていう変な学習しちゃわない？　そして、私はMなんですよ、なんていうようになっていくって、あるような気がする……

藤田　はは。それは、あると思う。

増川　Gさんは、どうですか？

小成　こもってしまうと思う。性格的なものもあると思うけど。このまま動けば何かを傷つけてしまうから、自分もどんどんよくない方向に行ってしまうんじゃないかなっていう不安が先に立ってしまって、だったら出ないでここにいようっていう閉じこもりが起きるような気がする。

増川　こもりつづけているとどうなるだろう？

小成　どっかで爆発すると思う。こもり切れない小さな空間に嫌気がさして……、

どこかで1回それが弾ける。で，またひきこもるというのをくり返すような気がする。

藤田 だって自分を取り扱えないんだから，くり返すよね。

増川 わぁ……，確かに。そうなると，しかもさ，それで，自分のなかのものは，また醸成されていくっていうかさ……。ほんと，そうだね。そうなると，いま思ったのは，キーコンセプトっていうのはさ，人のメンタル部分のエネルギーの源みたいなものだと思った。そうすると，そのエネルギーだけが自分のなかで，こういう言い方がいいかわからないけど，核融合なり，核分裂なりをくり返してたら，それはとてつもない"原発"ができるようなものっていうイメージが浮かんできた。コントロールの機能をもたない原子炉のみの原子力発電所……。

藤田 エネルギーはすさまじいけど……。

小成 下手したらメルトダウンするね。

増川 キーコンセプトは精神疾患をもった人がリカバリーしているときのポイントなので，かなりのエネルギーを生み出せるものっていうのは，間違いないわけで。それはやっぱり，すごいエネルギーだよね。

藤田 それで思い出したのは，小中高は野球部だったから，エネルギーをさんざん使っていた。けど引退したらそのエネルギーをどう取り扱っていいかわからなくなってしまって，授業は抜けるは，タバコは吸ってみるわで……。エネルギーの使い方がわからなくなったんだよね。エネルギーの取り扱い方がわからなくなるって，ほんとたいへん……。

増川 そんなこともあったんだ。そうなると，ほんと，この話はけっこう大事。だから，このWRAP本体がないと，おかしなことになっちゃう。いってみればさ，キーコンセプトと道具箱によってエネルギーをもっていながら，それが違った方向に動いちゃう……という。うまく取り扱えないでいるっていう……そんなことになるんじゃないかな？　と。

キーコンセプトと道具箱があることで私の人生は豊かです，リカバリーへのエネルギーをどう"作ったら"よいかもわかりました，しかしWRAPがない。やはりこれではコモンくんが言ったように暴走するだろうし，Gさんが言ったようにひきこもり……，爆発して，また閉じこもるということになるって感じがする。

ここで僕のことを言うと，WRAPがないとしたら分析したくなったり，研究したくなると思うんだ。主体とは何か，責任とは何かとかさ。それに加えて他人の道具に関して，こんなものを使っていいのか，この人の主体はどこに置かれているのかとかさ。分析や研究に入っちゃうと思うんだよね。エネルギーを，使うというより，研究したくなる僕がいる……。そして，現実とかい離していく。僕はそんな感じ。

じゃあ質問を変えるとして，WRAPがあったら2人はどうですか。自分のエネルギーの用い方が見えるとしたら。

小成 たぶん時間の経過とともに，成長とともに，さっき言ったような「ひきこもって，爆発する」というのは間違いなん

だっていうふうに気づいていくんじゃないかと思う。

増川 自分の行動が間違いとか，見えたり，自分が成長していく感じ……。

小成 はい。最初はね，自分がもやもやしたときには，引き金とか注意サインのときに何かを壊すとか，そういうプランを入れると思うんだけど。後々それは間違いだとわかるようになる。自分を守るためにやっていたことを，ちゃんと相手に伝えて，「これはいま自分が自分を守るためにやっているから，見守ってね」っていうちゃんとメッセージで伝えるとか，解放して爆発したときには，「誰かを傷つけるかもしれないし，何かを壊すかもしれないから，そのときは助けてくださいね」とか，「きちんと抑えてくださいね」っていうメッセージを伝えられるかな。

増川 なるほど。やはりキーコンセプトや道具箱は静的なもので，WRAPは動的なものっていう感じがしてくる……。これ（WRAP）があるから，成長していくというか。おもしろいですね。実際にリカバリーが起きているときの話なので，それを現実世界に適応させていくときには，やっぱり現実との境目や膜ができてくるという感じがしました。

小成 おそらくひきこもりからの爆発というのはクライシスにあたるところだと思うんですけど，「自分が○○となったときには，いまこういう状態なんだ。傷つけたくないから離れてください，あるいは誰かを応援によこしてください」というのはここ（WRAP）に入りますよね。

増川 コモンくんにも同じ問いをさせてもらってもいい？ キーコンセプトや道具箱だけだとエネルギーだけあって，それをどうやって使ったらいいかわからない。しかし僕たちはいまWRAPを知っている。これがやってくると，どうだろう？ ……暴走しちゃうコモンくん（笑）としては。

藤田 （笑）。2人の会話を聞きながら，ずっと考えてたんだけど……。過去のエネルギーを取り扱えていないときには，何が起きていたかっていうのを振り返ってみると，だいたい自己正当化してたなっていうふうに思うんだよね。それでWRAPがあって何がいちばん違うかというと，「自分を取り扱う」っていう視点に変わったので，その自己正当化することが少なくなったかな。自己正当化している自分もなんとなくわかっていて，嫌な感覚を覚えているんだけど，他に方法を知らなかったから，自分の正しさをずっと言い続けていて，取り扱えなくなって，そして，暴走していた。

増川 自己正当化は，自分の世界だけになっちゃう。

で，精神疾患をもった人のリカバリーが起きているっていう根拠をここ（キーコンセプトや道具箱）でもつとさ，すべてここに集約されちゃうからね。エネルギーが生まれるっていうことでは，これはもうまったく正しいわけでさ。次に来る，その「用い方」に進んでいかないと……。自分の中でグルグルしちゃう……というか。

藤田 うん，でもそれがWRAPがあることで，自分に意識が向くようになったので，自己正当化での処理することの頻度が圧倒的に減ったかな。でもまだ危ういときはあるんだけど。

小成　自分の場合，自己正当化の経験はそれほど多くはないんだけど，思い出せば断片的にはあるんですよね。その自己正当化の理由を探して「だから俺は正しいんだ」とする。それは誤った道具箱の使い方になっていたな。

藤田　キーコンセプトが動いている感覚があっても，そうした自己正当化は起こってしまう。むしろキーコンセプトを駆使して自己正当化してしまう。結局はWRAPが機能していないんだよね。僕はその世界にいたという感覚がある。

増川　さっき言った，原子炉だよね，まさに。ここって本当に難しいよね，キーコンセプトを根拠にしはじめるとさ，それが「私の行動指針です！」ってなっちゃうしさ。そして，それ自体はなーんの間違えもないって思うんだけれども……。でも，だからといって，なんか違う感じがしていて……。では，だからいかに……。あ，いま思ったのは，キーコンセプトとか道具箱は，とてもパワフルだし，自分のワクワクとか，何かを刺激してくれるから，かなり力は得るんだけれども，自分で扱えないエネルギーで終わっちゃっていて，それはとても危険というか。

小成　要はニトログリセリンね。ニトログリセリンは単体だと不安定なんですね。刺激に弱いですからね。でも珪藻土にしみこませると安定した物質になる。

増川　WRAPがあるおかげで不安定なものが安定になる，ニトログリセリンでいうと珪藻土みたいなもの……なるほど！

小成　さっき核分裂などの話が出たけど，人に上手に使える方法があれば，非常にいいものになる。いまの話でいえばキーコンセプトや道具箱を取り扱うための何か。それがWRAPなんですね。

増川　腑に落ちました。ありがとうございます！　単体だと不安定なんだね。だからWRAPがあってよかったなと。WRAPがないと，自分を……自分のキーコンセプトや，道具箱を扱えないんだ。そういうのは実感から思うね。そうなるとさ，「WRAPはすばらしいと思う。キーコンセプトと道具箱！　でもWRAP（プラン）は作っていません」というのって，それはもう，「原子炉作りました，でもそれをコントロールはしていませんけれどもね」「ニトロもってまーす。でも，不安定です！」というのと同じ……というような（笑）。

最近よく思うのは，これも自分の体験からだけど，WRAPのプランが6つあるというのは，かなりバランスがよいということ。もしかすると，どこかに7つ目があるかもしれないけど，それはまだわからなくて。でも6つのバランスがいいんですよね。僕は，いまのところ，過不足は感じてない。この6つがあることで安定してキーコンセプトが使えるようになる……って感じてる。これは，もう実感として。

WRAPは続く

小成　「クライシスを脱したときのプラン」なんだけど……。よく精神症状について，安定期―急性期―休息期―回復期という図式で捉えられるけど，「クライシスを脱したときのプラン」というのが回復期だとすると，その先には安定期・維持期と

第1章　WRAPの概要―About WRAP

いうことになるのかな。

　増川　その先は日常生活管理プランな感じがするね。

　小成　日常生活管理プランに戻るということ？

　増川　戻るっていうか，次の日常生活管理プランが現れる感じがしてるんですけど。

　小成　そうか。完結ということではなくて。WRAPは完結ではなくて……。

　藤田　続いてく感じだよね。

　増川　うん。そう思う。「クライシスを脱したとき」って，僕が訳すとしたら移行期と訳したくて，勝手に英語をつけていいなら，Transformationだと思うんだ。孵化，ということね。蝶の孵化の話なんだけど，青虫があって，1回蛹を作るじゃないですか。あのなかで，すべての物質はぐちゃぐちゃに混ざるらしいんですよ。どろどろになる。で，また蝶の形にTransformationする。

　アインシュタインはある問題を解決しようと思ったら，いまの次元での思考では追いつかなくて，1個次元をあげないと解決できないんだというようなことをいっているよね。それがクライシスを脱したときのプランだと思う。個人として学ぶ成長の機会って考えてもいいし，次に進むための契機になるんだよね。だからこのプランが発見されたのは大きいと思う。

　いずれにしても，大きなエネルギーのキーコンセプト，そして道具箱つまり自分のもつ豊かさが，WRAPが登場することによって，扱えるようになってくる。そこなんだろうね。

　そして，WRAPはきっかけだと思うの。それを触媒にして，僕たちがこうして語りあえて，それを自分自身の人生に戻していく。そこがWRAPのすばらしさ。少なくとも，その1つ。これが学説なんかだと，学説のために僕たちの存在がエビデンス化されちゃう。そっちじゃないのが大事だよね。大事なのは人だからね。人にちゃんとアクセスできるWRAPはかなり「余地」があるからさ，そこで自分たちがどう用いるかは，僕たちの責任。やっぱりそこが確保されているから会話ができる気がする。僕たちはWRAPの学説を作るんじゃない。WRAPがあるっていうことは，単なるエネルギー体ではなくて，「形あるものとして生きられる」っていうことだからさ。そこをちゃんと伝えたいなって思うんだ。僕たちホムンクルスではなく，形をもって生きている人間なわけでさ。

　そしてこのWRAPがさ，80年代から90年代にアメリカで生まれたっていうのが，かなり意味があるよね。いわば強い時代のアメリカの中で，いわばマイノリティの側の人たちが開発したという事実は大きいって思うの。そしてとっても価値あると思っている。だから僕にとって，WRAPは，Rockなんだよね。

　そして，形あるものとして，過酷な環境のなかにあってもきちんと生きていける，リカバリーができるっていうこと。

　それは，ほんと，Rockなんだよね。

Dialogue1　WRAPの概要―About WRAP　了

第2章 日常生活管理プラン
—Daily Maintenance Plan

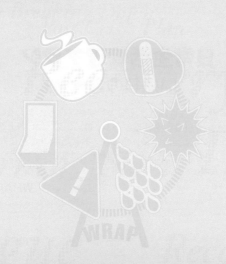

第2章　日常生活管理プラン—Daily Maintenance Plan

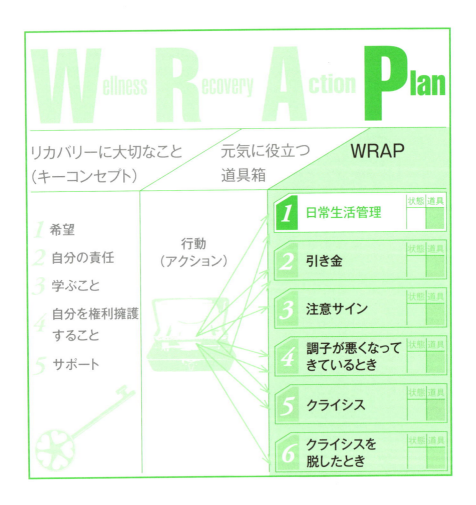

日常生活管理プラン
いい感じの自分！！

いきなり，大きな話ですが，みなさんはどんな人ですか？　どんな人として，自分の人生を送りたいと思っていますか？　「日常生活管理プラン」は，その「いい感じの自分」をメンテナンスしていくための「プラン」です。いい感じのとき，あなたは，「どんな人」ですか？　そして，その「いい感じの自分」のための〈元気に役立つ道具箱〉はなんですか？

もっとも書き換えたプラン

　　　　日常生活管理プラン。僕が，いちばん書き換えているプランです。
　「WRAP」をつくりはじめたとき，いちばん最初につくった「プラン」であり，「とてもつくりやすい」「これは，簡単！」と思ったプラン。しかし……実際に使っていくと，修正をくり返しながらつくり変え，これまでにいちばん書き換えているプランでもあります。
　本章から，いよいよ「WRAP」の本体を1つ1つ，順番にみていくことになります (図1)。前回お話したように，「WRAP」は全部で，① DailyMaintenancePlan（日常生活管理プラン），②Triggers（引き金），③ EarlyWarningSigns（注意サイン），④WhenThingsAreBreakingDown（調子が悪くなってきているとき），⑤CrisisPlan（クライシスプラン），⑥ PostCrisisPlan（クライシスを脱したとき）と，6つのパートに分かれています[1)2)]。そして，どのようなときにも，自分の〈元気に役立つ道具箱〉を使えるように整理していくのですが，今回はそのなかの「日常生活管理プラン」。「いい感じの自分」をメンテナンスしていくためのプランです。また「日常生活管理プラン」は，さらに，①いい感じの自分，②毎日するべきこと，③時々するといいこと，この3つのパートで構成されています。

日常生活管理プラン──つくり，使ってみた感想

　「日常生活管理プラン」の感想は，とてもシンプルです。初めてつくるときにも，自分の困難さを思い出す必要がないパートなので，それほどストレスなくつくることができました。ものの10分ほどで，「すぐにできた！」として，次のプランづくりに入っていったことを覚えています。しかし，実際に使っていくと，自分の現実に合ったものとして機能させることはなかなか難しく，何度も修正して，現在に至ります。
　他のプラン，たとえば「調子が悪くなってきているときのプラン」などはそれほど追加修正もなく，この10年間で〈道具〉が5個見つかっただけ (図1)。修正というよりは，新しく見つかったものを「追加」していった

第2章 日常生活管理プラン―Daily Maintenance Plan

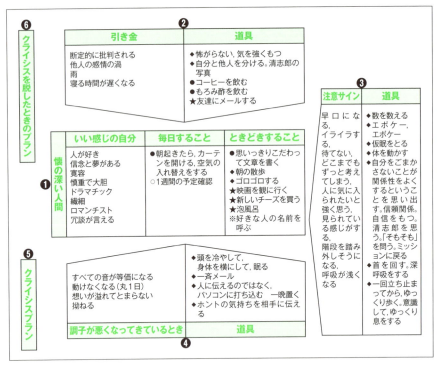

図1　いま使っているWRAP

という感じなのですが，この「日常生活管理プラン」には「修正」が必要で，大幅な書き換えをしています。それは，例えるなら，季節や自分の人生のステージに合わせて洋服を変えていくようなものであり，ある時期に「最適」だったものが別の時期にも「最適」であるとは限らないように，その時々に合わせて変化させていくようなものだと思っています。かつての洋服が合わなくなったとき，いまの自分に合った服に変更させていくようなもの。

また，「日常生活管理プラン」があるから，他のプランも，自分も，見失わずに機能させていくことができる……そんなふうに思っています。いろいろなことが人生のなかでは起きてきますが，このプランがあるから，大変なことがあっても，しっかりと自分に戻ってくることができる。そんな

自分の「ベース基地」となるような場所です。

　そのため，現在使っている「WRAP」では，この「日常生活管理プラン」を全体の真ん中に置いています（図1）。そして，自分にとって苦手なことがあったときには，「日常生活管理プラン」の上にある「引き金」をみてプランを実行し，さらに自分の内面が変化した場合には「日常生活管理プラン」の右隣にある「注意サイン」をみてプランを実行しています。そして，「日常生活管理プラン」にある「いい感じの自分」にいつでも戻ってこられるようにしています。「日常生活管理プラン」があるから，他のプランが活きてくるという感じがしています。この「いい感じの自分」としての人生を創っていくためにWRAPをつくっているので，僕のWRAPは図2のような形になっています（WRAPはいろいろな目的で使うことができるものなので，人によって，また用途によって，さまざまな形があると思います。そして，その人に合ったWRAPがあると思います。）。「日常生活管理プラン」を真ん中に置き，ベースにすることで，WRAP全体がぶれなくなり，力強くなっていく……そんなことを思っています。

　WRAPはどのプランからつくってもいいし，どれをつくり，どれをつくらなくてもいいものなのですが，僕は先に述べたような感想をもっているため，「まずはどこからつくったらよいですか」と聞かれたら，「日常生活管理プラン」からつくることをお勧めしたいと思います。このプランをつくるということは，「自分の取り扱い説明書」である「WRAP」をつくる際のとても重要なところだと思っています。では，「日常生活管理プラン」の全体像からみていきましょう。

日常生活管理プランの構成

　「日常生活管理プラン」は，3つのパートから成り立っています。①いい感じの自分，②毎日するべきこと，③時々するといいこと。まずは，「いい感じの自分」を明らかにして（①），そのために毎日するべき〈元気に役立つ道具箱〉（②）と，時々するといい〈元気に役立つ道具箱〉（③）を，ここに入れていきます。

日常生活管理プラン		
いい感じの自分	毎日するべきこと	時々するといいこと

図2　日常生活管理プランの構成

　使い方は（これは本当に人それぞれだと思うのですが，僕の場合は），①「いい感じの自分」を毎朝，そして時間があるたびにみて，自分を確認して，②「毎日するべきこと」をしっかりと自分に言い聞かせ，③その「毎日するべきこと」に「時々するといいこと」を足して，その日1日をつくっていく……。そんなふうにやってきました。そのことで，「いい感じの自分」が少しずつ，形づくられていったように思います。

　大体そらで言えるので毎朝みることはなくなりましたが，いまプランを書き換えようと思っているので，プランを新しくしたらまた毎朝見返していこうと思っています。

　それでは，それぞれのパートをみていきましょう（図2）。

いい感じの自分

1)「いい感じの自分」＝「自分らしい自分」

　みなさんは,「いい感じの自分とは？」と尋ねられたら, どのような自分を思い浮かべますか？

　「明るくて社交的」「おしゃべりで, 開放的で, 人付きあいがいい」, キラキラしたイメージを思い浮かべる人がいる一方で,「落ち着いていて, 冷静」「物静かで, 慎重」という人もいるでしょう。僕なら,「人が好き」「信念と夢がある」「寛容」「慎重で大胆」「優しいけれども芯がある」「ドラマチック」「繊細」「ロマンチスト」「冗談が言える」という言葉が入ってきます。

　WRAPクラスでいろいろな人に,「いい感じの自分ってどんな人ですか？」と尋ねていくなかで, そうだよなと思うのは,「いい感じ」は本当に人それぞれだということです。「いい感じの自分」は,「明るい人」「社交的な人」「おしゃべりな人」という人ももちろんいらっしゃるのですが,「実は『明るくて, おしゃべりなとき』って……本当は何かに『脅かされているとき』なんです。明るくしていないと他の人にどう思われるか不安なので明るくしているのですが, 本当の私は『のんびり屋さん』で,『1人でいることが好き』で……『落ち着いている人』なんです」という方も多々います。つまり,「いい感じの自分」とは, "明るくて元気モリモリ！"という状態（ある人にとってはそうでしょう！）をみていくことではなく,「自分らしい自分」（Wellness = good for your character = 自分らしさ）をみていくということになります。

　しかし, いきなり「自分らしい自分」と言われても, なんだそれは……と思う方もいると思います。そのため, このパートを扱うときには,「では, もし何かに怯えていたりしていないなら, もし不安なことや気がかりなことがなかったら, あなたはどんな人ですか？」と聞くことも多いです。あるいは,「本来のあなたは, どんな人ですか？」「素のあなたはどんな人ですか？」と。どのような言葉で, その人が, その人の「いい感じ」に行き

つくかがわからないので，いろいろな言葉で尋ねます。メアリーエレンさんは，すぐに見つからなかったら，「いい感じの自分」をまずは「でっち上げる」ことからはじめてもいいでしょうと言っていました。

2)「いい感じの自分」の落とし穴

　僕の経験から言っても，難しかったのは，この「いい感じの自分」でした。かつてはその中心に，「お調子者」を置いていました（いまは違います）。そして，WRAP仲間との集まりでも，「いい感じの私は『お調子者』のねてるです。どうぞ，よろしくお願いします」と言っていました。

　でも，それは，違っていました。「お調子者」として行動していくと，よくないこともたくさん起きたのです。「お調子者」でまわりを明るくすることが好きだと思っていたので，そのために「自虐的なネタでまわりを笑わせる」ことも多く，"お調子者のねてる"と思われることも悪くはなかったのですが，どんどん本当の自分から離れていくような感覚もありました。自分で自分を茶化すことは，まわりを明るくするのによいと思い，「みんなが笑う」ことは自分の喜びでもあったのですが，一方で他人から茶化されるのは嫌だな，と思うようにもなりました。また，僕が自虐的なことを言っていると，他人にも「ねてるは自分で自分をそう言っているのだから，自分たちもそう言ってもいい」と思われそうで，それは嫌だなと思うようになったのです。そして，僕は「なんだかんだ言っても，本当の僕を知っている人はいないんだ」「人はよく僕を誤解する。なんでそうなんだ」という気持ちになっていきました。結果，「お調子者」は，自分にとって「いい感じ」ではないと思い，リストから外しました。「お調子者」は現在，「いい感じの自分」ではなく，「注意サイン」（自分がいい感じから離れていることを示すサイン）に入れています。

　また，かつて（最初にWRAPをつくったとき）には，「戦略的」「攻撃力がある」というような言葉も入れていましたが，現在は入っていません。当時は，そうした姿に憧れていたため，こうした自分像を描いていたのですが，そのころとは違うステージに自分が入ったからなのか，そもそも僕はそんなキャラクターではなく，当時読んでいた本の影響から「借り物の

姿」を抱いていたのか，いまとなってはわかりませんが，「いい感じの自分」は，この10年でずいぶんと変化したなと思います。

毎日するべきこと

1）時々によって変化する

「いい感じの自分」はこの10年でずいぶんと変わりましたが，同時にそれに対応する〈元気に役立つ道具箱〉も，当然のことながら大きく化していきました。

さて，ここでのポイントは，毎日する「べき」こと，ということ。毎日すると「いい」ことではなく，する「べき」こと。僕は「べき」という言葉を使うと，なんだか重荷になってしまうので，このパートを「毎日必要なこと」と呼んでいますが，いずれにしても「これだけはするんだ」と決めておきます。逆にいうと，これらができていないときには，「いい感じの自分」から離れたなんからの状態にあるのかもしれないということです。ですので，これと決めたら「必ずすること」がここには入ります。必ずすることなので，2, 3個に絞っておくのがコツだと言われています。

みなさんは，「いい感じの自分」でいるために「毎日」することとして，何があるでしょうか？「これだけは外せない」ことは，なんでしょう？それは「朝起きたら，歯磨きをする」ということでもいいでしょうし，「お弁当をつくる」という方もいるでしょう。「とにかく，あいさつはする」ということかもしれませんし，「家計簿をつける」ということかもしれません。

そして，これら「毎日」することを，できるだけ詳細に書いておくことがポイントです。たとえば，「歯磨き」をするにしても，それは朝なのか，寝る前なのか，両方なのかを明確にしておくといいようです。明確になっているからこそ，実行されていることがしっかりとわかりますし，少しずれてきているときには，何かが起きているということがわかりやすくなるからです。

僕の場合，この部分が，その時々でもっとも変化してきたところです。かつて，布団から出ることも大変だったときには，「朝起きたら，着替え

る」だけが入っていました。そして,「朝起きたら,着替える」が普通になっていくと,次に「1日1回は外に出る」が入り,さらにそれが普通になっていくと,「1日1時間は机に向かう」が入ってきました。そしてさらに「朝起きたら,布団を押し入れにしまう」「洗い物をしてから,寝る」へと変化していきました。「やると決めたらやる」と決め,そのことが普通になったら,次に意識したいことを新たに入れていくようにしていたわけです。

2) いま,修正のとき

　2012年ぐらいから図2のような日常生活管理プランを使っていますが,2015年現在,そろそろそれらが自分に合わないようになってきています。現在のWRAP (図1) では,「朝起きたら,カーテンを開ける,空気の入れ替えをする」「1週間の予定確認」と,この2つだけを入れているのですが,これがうまくいっていません。なぜなら,ライフスタイルが大きく変わってきているからです。以前は「カーテンを閉めて寝て,朝起きたらカーテンを開ける」としていたのですが,次第に「カーテンを開けてから寝る」(家に帰ってきたときにカーテンを閉めて,夜電気を消す際にカーテンを開けて寝る) ようになり,ここのところは「基本的にカーテンは開けている」ようになったのです。それは,住んでいる家の向かいに他の家がないので中をみられる心配もなく,太陽の光で睡眠を調整することが僕にはよいことだとわかったのでしていることです。思いっきり眠りたいときには,カーテンは閉めっぱなしにしていますが。

　以前は仕事をしていなかったので,必ず朝の決まった時間に起きなくてもよいためこうしていましたが,2011年から仕事をするようになり,生活は変化していきました。2014年に修正した当時は,まだどうしていいのかわからず,このままの表記にしていましたが,しっくりこない感じが1年経って強まり,「いい感じの自分」でいるために何が必要なのか,もう1度考える時期がきていると思っています。

　というのは,この1年,「日常生活管理プラン」がうまく機能せず,約半年の休職……体調をずっと崩しているからです。いま現在,僕はサポーターにクライシスプランを使ってもらった後の「クライシスを脱したとき」

にあるのですが，あらためて日常生活管理プランをみてみると，「朝起きたら，カーテンを開ける，空気の入れ替えをする」「1週間の予定確認」とあります。いまは「カーテンを開ける」は外していいことだと思っていますので，「朝起きたら，空気の入れ替えをする」「1週間の予定確認」に修正し，やってみようかと思っています。

そして，あらためて考えると，「朝の空気の入れ替えをしていないな……」「予定の確認もしなくなっていたな……」と思います。そして，もしかすると，それらを実行できていなかったことが，調子を崩したことにつながっていたのかもしれないなとも思います。かつて調子がいいとき，この2つは自分にとって「毎日必要なこと」として設定しておいたことでした。だとすると，これらを実行することは，自分をメンテナンスするうえで大事なことなのかもしれません。もう1度，ここから試してみようと思います。

時々するといいこと

「毎日する〈べき〉こと」に対して，ここは「時々すると〈いい〉こと」です。1週間に1度することかもしれませんし，2か月に1回，3か月に1回かもしれません。もしかすると，1年に1回，5年に1回かもしれません。あるいは，まだしたことがないけれども，「これ，やってみたい！」ということかもしれません。いずれにしても，「毎日」ではないことです。

内容も，「自分へのご褒美的なもの」から「ちょっとがんばってやること」まで，あると思います。たとえば，僕なら，「ちょっとがんばること＝思いっきりこだわって文章を書く（たとえばそれは，いまです！）」「たまにするといいこと＝朝の散歩，ゴロゴロする」「気分転換＝映画を観に行く」「自分へのご褒美＝新しいチーズを買う，泡風呂」「強力な道具箱＝好きな人の名前を呼ぶ」「してみたいこと＝オーロラを見に行く，本を出す，映画をつくる」といったようなことが入っています。

そして，このパートに入っている〈元気に役立つ道具〉は増えていっているのですが，このパートをつくる・更新していく際のポイントは，「いい

感じの自分」でいるための〈道具箱〉として「忘れないように」書いておくということです。

　このパートのなかで，あってよかったなと思うことに，たとえば「映画を観に行く」があります。これは入れておいて，本当によかったです。というのは，以前から『気分を変えたいな』と思うと映画を観に行く僕がいました。しかし，映画を観に行くことは「贅沢なこと，特別なこと」だと思っていたのです。生活保護を受けるようになると，なおさらそれは「贅沢品」になり，自分にはしてはいけないことだと思うようになりました。しかし，WRAPをつくるようになって，「そういえば，映画好きだったな」と思い，プランに入れてみました。そして，たまにそれを実行してみると，何かあったときでも，気分が変わる自分がいました（本連載第10回をご参照ください）。時に忙しかったり，『自分なんて……』と思いはじめると，「映画を観に行く」は忘れてしまいがちです。ですが，本当はそれをやったほうが，結果的に仕事の能率が上がることがいまではわかっています。「いい感じの自分」をメンテナンスするために「時々するといいこと」として「映画を観に行く」を書き，そして書くことによって「忘れないように」して，実行することでそのことに気づくことができました。僕の場合，日常生活管理プランの「時々するといいこと」は次第に増えていき，たまに見返すと「こんなことがあったのか！」と思い出すことができ，そのことでとても力が湧いてくる，そんなパートになっています。

　みなさんにとって，時々するといいことは，なんですか？（ここは，思いつく限りたくさん書いておくといいと思います！！）

次章以降のお知らせも込めて，「WRAP」の構成について

　ここまでみてきたものが，日常生活管理プランです。WRAPはそれを使っている人のものであり，今回お話ししてきたことは，あくまでも僕の体験談です。他のつくり方もあるでしょうし，別のことを大切にしている人もいるかもしれません。何が適切か，また『これがよかったよ』というも

のは，WRAPを使っている人の数だけあるのだと思います。しかし，大枠として，共通の認識もあります。今回の振り返りと，次回以降の予告も兼ねて，もう1度大きな枠組みをここに記したいと思います。それは，すべてのプランが，基本的には，「○○○なときには（サインを明らかにして），□□□という道具を使う」という構造になっているということです。

①日常生活管理プランは3つのパートに分けられていましたが，次回以降紹介するプランの場合，②引き金は2つのパート，③注意サインは2つのパート，④調子が悪くなってきているときは2つのパート，⑤クライシスプランは9つのパート，⑥クライシスを脱しときは「？」*1，といった構成になっています。いずれにしても，自分の〈元気に役立つ道具箱〉をいつでも使うことができるように，プランを使って整理していくことになります。

WRAPの焦点は「元気／らしさ／Wellness」にあたっています

なめてかかったら……大切なことがみえていなかった。僕にとって，「日常生活管理プラン」はそういったプランでした。このパートをつくるよりも，苦手なことを克服したい，できないことをできるようになりたいと当初は思ったものでした。しかし，いまは，これがなければはじまらないと思っています。

このパートが抜けていたから，大切なことを見失っていた……そもそも何を大事にしたいのかがわからなくなっていた。そして現在，この部分がうまく機能していないことが，いまの困難さをもたらしていると思っています。

WRAPは，単純な「問題解決技法」ではありません。自分の感覚，〈リカバリーのキーコンセプト〉と自分の

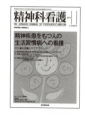

2015年11月号掲載
『WRAPを始める！』
日常生活管理プラン―いい感じの自分！！

〈元気に役立つ道具箱〉を使いこなしていくための仕組み,「自分取り扱い法」です。

でも……ではなんのために？その基礎となるのが，この「日常生活管理プラン」です。WRAPが焦点をあてているのは,「困りごと／Illness」ではなく,「元気／らしさ／Wellness」です。このプランをつくり，使うことによって，みなさんの人生が，みなさんのものになっていく……自分の人生を自分らしく生きやすくなっていく……そんなことが起こったらいいなと思います。

では，あらためて，いい感じのとき，あなたはどんな人ですか？

そして，毎日必要なことはなんで，時々するといいことはなんでしょう？

> ＊1 「クライシスを脱したときのプラン」は，何を含めるか，考えるかが多岐にわたる可能性があるため，いくつのパートがあると明確には言いづらいので「？」としました。しかし大きく分けると，「このようなときには，□□□をする」ということと，「少しずつ自分の責任を取り戻していくための予定表をつくる」ことがよいとされています。それをもって「2つのパート」という分け方もあるかと思いますが，他のパートとのレベル感が違うかと思います……。
> 詳細は，また「クライシスを脱したときのプラン」の章でお話しします。

〈引用・参考文献〉
1) メアリー・エレン・コープランド：メンタルヘルスのリカバリーとWRAP₃ (日本語版ホームページ). http://www.mentalhealthrecovery.com／jp／copelandcenter.php
2) メアリー・エレン・コープランド：メンタルヘルスのリカバリーとWRAP₃ (英語版ホームページ). http://www.mentalhealthrecovery.com／

＊ used with permission of Advocates for Human Potential, Inc.

Dialogue 2
日常生活管理プラン
—Daily Maintenance Plan

増川ねてる×藤田茂治×宮本有紀

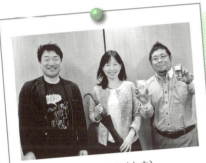

宮本有紀さん（中央）。

しばし昼食をとる時間

編集部　宮本先生がお昼を買ってきてくれました。
増川・藤田　ああすごい，ありがとう！
宮本　サンドイッチと，あとこれは何だろう……いろいろ買ってきました。
増川　食べていいの？
宮本　どうぞどうぞ，みなさんの分を買ってきたので。
増川　（藤田さんの食べているパンを見て）……あ，僕もそれ食べたいな。
藤田　あ，ほんと？　ちょっと食べる？

増川　ありがとう，ちょっとちょうだい。……これおいしいねぇ。
編集部　1つのパンを分け合う2人。
宮本　仲いいんですね。
増川　コモン君からはいつもサポート受けているからね。
藤田　うふふ，いろいろね。
増川　そう，いろいろあるからね（笑）。

いい感じに
着目できるということ

増川　ごちそうさまでした。そして……じゃん！（カバンからポータブルスピーカーを出しながら……）最近，これ買ったの！そして，いま，とっても気に入っている！
宮本・藤田　へー，いいねー。
増川　うん。いいでしょ。けっこう，いい音出るの。
藤田　コンパクトなのにね。
増川　うん。あとでまた，話させて。
宮本　うん！
増川　さて今回は，ゆっきぃとの，日常生活管理プラン（Daily Maintenance Plan）。ここは，ゆっきぃと話をしたかった。

第2章　日常生活管理プラン—Daily Maintenance Plan

　藤田　はい。ねてるさんと，ここは宮本先生とだねって。

　宮本　ありがとうございます。

　増川　えっと……まず，僕から話していいですか。

　宮本　うん。

　増川　最近，本当に思うのは，日常生活管理プランっていうか，WRAPって，焦点がウェルネスwellnessにあたっていてさ，それって，かなりユニークというか，画期的だということ。ここんとこ，あらためて，それを思うの。

　僕がどうして精神科病院に行きはじめたかっていうと，自分の人生をよりよく生きていきたいと思ったからなんだよね。だって病気の症状は苦しいし，「自分をコントロールできなくなった」というのは嫌だったから。それに学校でカウンセリングを受けるようになったの……。でも，カウンセリングだけではなかなか治んなくて。それで，クリニックを紹介されたんだ。新宿のね。それで，予約して，授業のないときにかな，行ったんだ。そしたら，「病気かもしれませんね。そういう"病気"があるんですよ」って言われて。僕はとても，ほっとしたんです。この何年も続いている"わけのわからないこと"は，"病気"だったんだ。よかった。僕1人だけがこうなった訳じゃないんだ。他にもこうなった人がいるんだ……。しかも，このわけのわからないことを，ちゃんと「説明してくれる人」が目の前にいる！　地に足がついていく感じになっていくのを感じたよ。「そういう病気もあるんですよ」って，本当にうれしかった。それまでは他人に話してもまともに取り合ってもらえなかったからさ。だから，「これは自分だけに起きたことだ」と思っていて。でも，どんどん症状はひどくなっていく……。「頭が壊れる，頭が壊れる」と言ってたの，1人で。だから，それをちゃんと説明してくれる人の登場はさ，とってもほっとするものだった。うれしかったよ。「治療，本当によろしくお願いします」って思ったもん。

　宮本・藤田　うん，うん。

　増川　でもね，しばらく病院に通っていると，「この病気は現代医学では治らないかもしれない」というようなことを言われたんだよね。現代医学では限界があるからって。

　どうしようって思ったよ。「病気だとわかっているのに，治せないの？」って。しばらくは，「不治の病」という言葉が頭に張りついていた。ただ「症状をやわらげる」薬があるって聞いて，少しは安心したんだけど，それは「病気を治すための薬じゃない」っていうのが，またまたショックだった。症状を和らげることはできるんだけれども，だからといって，傷がふさがるように治るわけではないっていうのがけっこう僕にとっては苦しかった。

　宮本　そうだったんだね。

　増川　うん。

　それからいろんなことをやってみたのだけど，いずれにしても僕の中には「よく生きたい」っていうのが根本にあった気がする。自分を取り戻したい。自分の感覚で人生を生きていきたい。でも，いつのまにか，「自分は病気を治さない限り，社会に出られない」「他の人から一人前に見ても

らえない」「仕事をもたなかったら，ちゃんと人づきあいできない」とか思っていたんだよね。

　そんな中で出会ったゆっきぃはとてもナチュラルっていうかさ，普通の接し方をしてくれたんだよね。だから「いまの自分でもこんなふうに接してくれる人がいるんだ！」っていうのがすごくうれしかったんだよね。今回の日常生活管理プランについてゆっきぃと話せたらいいなって思うのはそういうこともあるんだ。

宮本　そうだったんだね。

増川　うん。ゆっきぃは，いつでもナチュラルな感じで，接してくれたの。ほんと，最初っからね。もうちょっと続けていい？

宮本　どうぞどうぞ。

増川　俺，15歳くらいでいまの症状が出てきて，「頭が壊れる，頭が壊れる」って言っていて……それが「病気」だとわかったから，それを「何とかしよう，何とかしよう」となっていって……。最終的には（処方された）薬の中毒になっていって……生活保護を30歳くらいから受けるようになっていくんだけれども……。そして，ゆっきぃと出会ったのは，生活保護を受けながら施設に通っていた頃……。どうやったら，社会に戻れるのだろうかって思っていた。そして，そのためには，病気を克服しなきゃって，思っていた。やりたいことがあるのに，いつも病気が足を引っ張ってきていたからさ。

宮本　うん。

増川　だからさ，日常生活管理プランで「いい感じの自分」をメンテナンスしていくという感覚ってさ，すごく画期的だったんだ。それまでは，本当に最悪の想定ばかりしていて，その対策ばかり考えていた。人間関係についても同じように考えていて，「いい感じ」じゃない部分で人とつながるというようなこともあった。お互い不幸自慢をして「どうせ俺たちなんて……」みたいな部分でつながっていて，いまよりもよくなることが「裏切り」のように考えてもいた。たとえば，薬を飲まなくなった，とかもね。いい感じでのつながりももちろんあるの，仲間たちと。でも，一方で，「治らない病気」っていうのがあるからさ，とっても不安だった。そして，いつしか，病気が治っちゃうとそこでつながった仲間とのつながりが切れそうで，「治らなくてもいいかな」みたいにもなっていくの。健常者の人たちはさ，キラキラしているからそもそもつながることは無理だって思っていたし……。そうした状態から，ここにいるゆっきぃやコモン君，その他のたくさんの人たちと「いい感じ」でつながれるんだという発見は，僕には非常に大きかった。いい感じでつながっているのはさ，僕にとってかなり重要な安全弁であったり，命綱である感じがするんだ。もちろんいまも「いい感じ」じゃない部分もあったりするよ。でも，僕の意識の「焦点」は，"いい感じ"にあてられているのね。これはもう，日常生活管理プランから始まっているWRAPのさ，最大の効果なんだ，僕にとってはね。

藤田　この本の読者の大半は看護師さんだと思うけど，看護師さんは（少なくとも臨床では）はこの日常生活管理プランで注目されている対象者の「いい感じ」に着目するということは，もしかすると苦手にし

第2章 日常生活管理プラン―Daily Maintenance Plan

ているのかもしれない。（対象者の）悪い状態を察知して改善するために働きかけるというのは得意としているのだろうけど。

増川 もちろん僕は看護の教育を受けてないから、いまコモン君が言っていることがよくわからないんだけど、じゃあ、「いい感じ」に着目しないとしたらどうやって看護を行っていく計画を立てるんだろうか。何を目的にしているっていうんだろう…んだろうか？

宮本 私自身はいままでWRAPを看護とリンクさせたことがなくて、「自分のためのWRAP」ということしか考えたことがないんだけど……。いま聞いていて「あ、なるほど」と思ったのは、普段看護師が何しているかっていうと（全部が全部そうだっていうつもりはないですが）、医学モデル的というか、たとえば、穴が開いていたらその穴を埋めるために、どのくらいのサイズの穴か、どんな材質で埋めればいいか、っていうことをしている感じなのかな。イメージとして、私にとってのWRAPは、「私の中から私を見ている」という感じで、医療や看護は外から人を見ているという感じかな。

増川 あー、おもしろいね。

宮本 私はWRAPは、「自分の感覚ってこんな感じ」っていうものだと思っているから、私にとって「外から見る」ということではないんだよね。

藤田 そうなんだよね。

増川 それで言えば、誰かがリハビリとリカバリーの違いを述べていて、リハビリは、社会の側、世界の側から見ていて、個人の側から見ているのがリカバリーと表現していてね。

宮本 うん、やっぱりそういう感じがする。WRAPも主語は「私」だからね。

「いい感じ」をメンテナンスするために

増川 あらためてだけど、……ここまでが、まぁ長い長い前置きで（笑）。

日常生活管理プランをゆっきぃと話したいと思ったのはさ、僕がね「僕は障がい者運動！　当事者活動をやっていくんだ！　どうせ健常者にはわからないからさ」ってやっていたときに、ほんと自然体で接してくれたゆっきぃから、どんなふうにして自分自身の「いい感じ」をメンテナンスしているのかを学びたい、というのが理由だった……んだけれども……。

藤田 そう、学びたいね。ゆっきぃはいつも一定の感じがするからね。

増川 そう。上から目線でもなく、下から目線でもなくて、ニュートラル。どうしたらそうなれるか教えてください！　って感じなんだよ、僕からしたら（笑）。

宮本 ありがとうございます（笑）。とはいえ自分でそういうふうに思ったことはなかったけどね。私、WRAPに出会った当初、いい感じの自分って、なりたい自分のことかなって思っていたのね。「理想の自分」みたいなもの。でもそうじゃないんだなっていうか、なんて言ったらいいんだろうな、なりたいんじゃなくて、ありたい自分なんだなって気づいたの。要するに「みんなから好かれる自分」じゃなくて、私にとってのいい感じの自分って、「自分が自分で決

めたもの」なの。そして，これはほとんど体感，感覚的な話なんだけど，自分にとってのいい感じは，「体の中に入っている」感じなのね。うまくいっていないときは，体の外に飛び出しちゃっていて，違うところに行っちゃってたり，あるいは自分がどこにいるのかもわからなくなっちゃっていたりする。それがちゃんと入ってる感じが，自分にとってのいい感じなんだなっていうのをなんとなく感じるようになってね。

増川　なるほどね。自分の中にいる感じだ。

宮本　そうそう。だからそこに「ふぅ……」って戻ってくる自分をイメージできると，いい感じに戻ってこられるみたいね。そして戻ってきやすい状態に自分をしておくためには，たとえば，自分だったら，「お日様や外気に触れる」だったりね。

増川　ずっと以前からそんなふうにしてたの。

宮本　ううん。そういうのがうまくできてなかったけど，WRAPやマインドフルネス，IPS（意図的なピアサポート）とかを試して少しずつ見つけていった感じかな。でも，それはいわゆる「自分探し」だったり「いいこと探し」とは違うっていうか……。

増川　そう，違うんだよね。探さない。

宮本　そう，そうなの。

増川　僕もWRAPを使いはじめて，その後，一時期離れようと思ったのは，WRAPを作っているのが自分探しの旅みたいになったことがあって，それがしんどくなったから。でも，WRAPがあって，ちゃんと書くこと・明記できることって，ほんとよかったなって思うね。加えて，日常生活管理プランの話でいえば，「いい感じ」を自分でセットして，それをメンテナンスする道具も自分でチョイスできる感じってさ，かなりいいよね。

あと，「いい感じの自分」について僕はすごい勘違いしてたことがあって，ある時期まで僕は自分のことを「お調子者」だって思っていて，自己紹介でも「お調子者のねてるです」ってあいさつしていたくらいなんだけど。いまから思うとお調子者だって思うのは注意サインなんだよね。やっぱり日常生活管理プランでの「いい感じの自分」という柱ができて，毎日することはコレ，時々するのはコレっていうように道具箱を集めてみると，お調子者は注意サインなんだと区別ができるようになっていった。自分でそれが検証できていくのがね，すごくよかった。

宮本　そう，自分で，っていうところが大きいよね。

いい感じでつながる
ということ

増川　さっきコモン君が言っていた，看護師さんは患者に対して「いい感じ」に着目するのは難しいということが気になるんだけど，なぜ難しいのだろうか？　なぜいい感じでつながるのは難しいのかな？

宮本　いや，難しいかな？

増川　あれ？　難しくないはずだね（笑）。

藤田　医療の現場だと，難しいかもしれない，ということだと思うよ。病院にはそもそも何か問題が発生しないと行かない

第2章　日常生活管理プラン—Daily Maintenance Plan

から。いい状態のときに医者の診察を受けて「先生，助けて！」とはならないからね。どうしても悪いことが起きて受診するので，そこがスタート地点・着目点になるから，「いい感じ」に着目するのは難しくなるんじゃないかな？　その視点がWRAPを知ることで変わってほしいと思うけどね。

宮本　医療に関していえばさ，すごく苦しくて具合が悪いときには，その苦しみを和らげることが医療の優先的な目的になるんだろうけど，その中でも「その人にとっての『いい感じ』がある」というのを確信しながら接するのはすごく大事な気がする。もちろん相手を「ダメな人」と思って接している人はいないと思うけど，相手が尊重されていると思えるかどうかは大きい。

藤田　尊重だよね。その着目点があると，接し方も変わるし，本当に着目しなければならないところも見えてくるような気がするな。

宮本　そうそう。やっぱり大事にされている感じがないと，いい感じを自分でイメージするのも難しい気がするしね。

藤田　病気がある程度安定した後に看護師は次に何をするかっていうと，日常生活を改善させようとするわけですよね。タバコをやめなさいとか，睡眠ちゃんととりなさいとか。あるいは，「いまの仕事を変えたほうがいいんじゃないの」などもアドバイスするかもしれない。でもそれって，サポートであると同時に，その個人を尊重するという観点が抜けちゃっていないかとも思うんだ。

増川　うん，うん。身体の機能だけでなくて，精神の機能も標準モデルは作れるかもしれない。でも，「その個々人の用い方」は違ってくるはずだよね。だとしたらさ，「その人がどのような人生を歩んでいきたいか？」っていうのを聞かないといけないと思うんだよね。だって身体にしたって「なりたい自分（たとえば野球選手やサッカー選手，画家，サラリーマン）」によってチューニングの仕方は異なってくるよね。精神だってそうであるはずで，華やかに生きたいのと堅実に生きたいのでは，チューニングの仕方は変わってくるだろうし。こうした観点がないと，精神面へのサポートができない気がするな。

その点，WRAPは「いい感じ」を自分で設定できて，しかも毎日だったり，時々するとよいことも自分で決められる。やっぱりいいよね。

宮本　本当！　本当にそれは思う。だから日常生活管理プランがなかったら，一体どこに向かって行くのか？　っていう話だよね。でもいまはそう思うけど，最初はちょっとよくわからなかったけどね。

増川　そう！　全然わかんなかった。つまらんプランだなってすら思った。

藤田　（笑）。

増川　思ったよ。だってさ，調子が悪くなってきているときのプランとか，引き金のプランの道具箱がほしかったもん。「いまつらいのを消したいんだ！」って。

藤田　そうそう。そっちのほうが充実しがちだよね。問題解決したいんだもんね。

宮本　無駄だと思っていたわけじゃないけど，これはどういうことなのかなって。

ほら，よく「ジグソーパズル完成図」というような説明もあったから。私からすると，ジグソーパズルって美しい風景だったりするじゃない。だからすごい「理想像」みたいなイメージがあって，ピースをはめるみたいにそこに向かっていくって勝手に思ってて（笑），そうじゃなくてもよかったなって。

増川　そうなんだよね。さっき，ゆっきぃも言っていたように，自分の中にあるものだからね。

もし日常生活管理プランがなかったら

増川　WRAPには6つプランがあります。でももし，生活管理プランがなかったら，ゆっきぃはどう？　さっきちらっと「一体どこに向かって行くのか？」って話していたけど。

宮本　何となく，なければないでそれもありだとは思うけど……。何て言ったらいいんだろう，すごく整理整頓された，やや寒い台所みたいな感じかな（笑）。何でも作れるけどハートがない，みたいな。

それに，何だろう，私，「日常生活管理プラン」っていう名前がちょっと残念（笑）。なんか日常生活管理プランってしちゃうと……。管理っていうところにひっかかるのかな……。

増川　ああ，それで言えば，僕はこのところ「Daily Maintenance Plan（デイリーメンテナンスプラン）」っていう言葉で想起しているんだ。ここは「マネジメントプラン」じゃないもんね。「メンテナンスプラン」だもんね。

宮本　それに私にとっては，日常生活管理プランは他の5つのプランとは別にあるというか，6つのプランの内の1つにされるのもちょっと残念かな。私としては道具箱は道具箱であって，いい感じの自分があって，プランがありますというイメージなのね。なのに，日常生活管理プランって名前なので，6つあるプランのうちの1つとなっちゃうと，いい感じの自分があんまり響いてこないので残念な感じがする。あ，残念っていうのは，私にとってイメージがしにくいっていうことね。……別にほかのプランに何の恨みもないけど（笑）。

増川　うん大丈夫，それはわかるよ（笑）。

藤田　日常生活管理プランっていうと確かに日常生活を「管理」するプランっていうイメージがあるよね。

宮本　なんか無機質な感じがしちゃうっていうか。

増川　うんうん。このプランがあるからこそ自分らしく機能していくっていうような効果，あるよね。だから逆に言うと，ここが抜けちゃうとほかが無機質になるっていう感覚，なるほどそうだなって思った。ほんとそうだね。すごくよくわかる。それは僕がかつてのいい感じの自分を知らない中で医療や福祉に治療され，サポートしてもらったときは，どんどん自分が機械になっていって無機質になっていくような気がしたもの。「あれ，本当の僕ってなんだっけ」「これは本当に僕が望んでいたんだっけ」みたいに（笑）。治療やサポート自体はありがたかった。でもそこで動い

ていたプランは僕自身の物語じゃなかったんだよね。

　逆に、「いい感じ」を自分の手で記述することができるっていうのが、このプランのすごいところで、そうすることで社会に戻れそうな気もする。くり返すけど、本当にしんどかったときはさ、そういう治療やサポートはありがたかったんだよ。本当にありがたかった。だけど少しずつ自分を取り戻してくると、自分で自分のことを記述したくなるしさ。

　で、僕の場合はどうなのかな……って、自分に聴いてみるとさ……。「日常生活管理プランがないとしたら……」、ここがないとすると……人生を「苦労」で定義しそうな気がするな。あるいは人生を「格闘」として定義しちゃうかな。

宮本　「こういうことが起きたら、こう対処しよう」みたいな感じだもんね。それって、リスク管理な感じがするな。もちろんリスク管理ということが悪いというわけじゃないけど、「こういうことが起こり得るから、この準備をして動こう」という発想は、私にとってWRAPじゃないっていうか……。

増川　リスク管理を軽視しているわけでは決してなくて、何のためのリスク管理ですかっていう問いを立ててみるとさ、何に焦点をあてているかというと……。

宮本　ウェルネスwellness。

増川　そう、ウェルネスwellnessだね。

宮本　だから日常生活管理プランをおろそかにして、他のプランばかり完璧にしようとすると、さっき言ったように、「こういうことが起こり得るから、この準備をして動こう」ということになってしまうし……。

増川　素振りばかりで本番がない人生だよね（笑）。

宮本　そうそう！　トレーニングだけで本番を迎えない。人は訓練だけするために生きているわけじゃない。

増川　それが、日常生活管理プランがあることによって、本当に自分の人生を生きている感覚が得られるんだよね。「帰る家がある」って感じで。

宮本　そうだね。それに「帰る家」っていうのが、「昔と同じその家」じゃなくて、そのときの自分にとって居心地のいい家でいいんだよね、私にとって。

増川　そう、それがいいよね。

　コモン君にも聞いてみたいな、もし日常生活管理プランDaily Maintenance Planがなかったとしたら……。

藤田　想像してみたんだけど、日常生活管理プランがなければ「あえて自分じゃなくてもいい」って感じがするんだよね。個人じゃなくてもいいような感じ。ちょうど、ゆっきいが言ってくれた「すごく整理整頓された、やや寒い台所」がぴったりで、そこではレシピ通りの料理は作れるのだけど、そこにはハートがこもっていない。

増川　そうだね、「自分じゃなくてもいい」というのはあるよね。

編集部　藤田さん、「いい感じの自分」というのにすぐピンきたんですか？　WRAPを始めた当初は？

藤田　全然ピンとこなくて、この日常生活管理プランはいちばん書き直したプランだった。集中クラスにはじめて出たとき

に，白紙で出したりしていたから。それに，ねてるさんが「お調子者の自分がいい感じの自分だと勘違いしていた」って言っていたけど，僕も同じような勘違いがあって，「自分からちょっかいを出す」というのが「いい感じ」に入っていた時期があったのね。でもそれは実は注意サインで，人に気に入られたい，1人で寂しいのは嫌なので輪の中にいたい，ということに気づいた。

増川　このプランがあると？
藤田　good for your characterになる。
宮本　何ですかそれ？
藤田　ウェルネスwellnessという単語を英英辞典で調べると，good for your characterという意味があることを教えてもらったのね。つまり「あなたのキャラクターにとってよいということ」。この意味を知ってから「いい感じの自分」がすっと納得できた。
宮本　なるほどね。
藤田　だから僕は日常生活管理プランというと，good for your characterなんだよね。

いい感じでつながりたい

増川　でね，このスピーカー！！
宮本・藤田　……。
増川　えっと，このスピーカーをもってきたのはね，ちょっと，聴いてみて！　すごくいま気に入っているの。けっこういい音がするんですよ（音楽流す）。
これはSONYなんだけど，本当はBOSEがほしくて買いに行ったんだけど，音を聞き比べたら，僕の好みはこっちのSONYだったの。昔はこれができなくなっていた時期があって，ね。だって，自分がいいと思っていたものをもっていることでいじめられたりってさ，あるでしょ。僕は，それがすごい怖くてさ。小学校のときにさ，親にさ，新しいスキー板を買ってあげると言われたんだけど，僕は本当に欲しい板の，少しランクの下のスキー板を買ってもらうんだよね。いじめられたくないから。同じ理由で，テストでいい点とったときも，まわりに見せたくなかった……。
宮本　わかる。それ，すごくよくわかる。
増川　「絶対にいじめられる」と思っていたから。でもいちばんいいスキー板じゃないから，思うような記録が出ないんだよね。滑りが違うの。
宮本　私にはすごくわかる気がする。でも，まわりからはなかなかわかってもらえないとも思うな。そういうふうに言ってくれたらわかるんだけど，言われなかったら「きっとあれがほしかったんだ」って思われるよね（笑）。
増川　本当だねー。まわりからはわかんないんだよね。それで，こんなふうにセカンドベストを求めることをくり返していくと，いくら自分の好きな，いい物を買ってもさ，それを粗末にする自分が出てきちゃったんだよ。ぜんぶ「しょせん俺なんて……」ってなって，どんなにいい友だちができても，しょせん俺なのに……となっちゃう。
宮本　素直に受け取れなくなるよね。こんな自分なのに……申し訳ない……っ

第2章 日常生活管理プラン—Daily Maintenance Plan

て。

増川 そうなっちゃうよね。だけどいまはそういうモードじゃないから，自分の好きな物に対して「これすっごくいいんだよ！」とか言える。これってやっぱり，「いい感じ」の世界が見えているから，言えてるんだよね。

宮本 たしかにね。

増川 だからいまは楽だよ。このスピーカーだって「これ，すごくいい音がするから，ちょっと聞いてみて」って言える。

宮本 私も昔はね，これはいじめられるからというのとはちょっと違うけど，「いい成績をとったけど，これを人に知られちゃいけない」「青山なんておしゃれな街は，私は歩いちゃいけない」とかね（笑）。でもそういう感覚は薄れてきて，自分がそれを好きだと思ったらそれでいいんだなって。最近はそう思えるようになっている。

増川 そうした「いい感じ」の中で人とつながることができたり，会話ができるというのは，本当に，シンプルにありがたいことだよね。

宮本 今回，いろいろな角度から日常生活管理プランの話をしてきましたが，やっぱり私にとって「いい感じの自分」というのが，とても大きなことだってあらためて思いました。

編集部 少しネタバラシをすると，6つのプランのうち，すでに5つのプランのセッションは収録済で，いちばん最初に掲げられているこの日常生活管理プランが，スケジュール的には最後のセッションなのです。各プランはそれぞれ重要なテーマなのですが，このセッションを通じて，それらを背後で支える芯のようなものとして「いい感じの自分」があるのではないか，と振り返ることができました。そういった意味で，最後にこのセッションができて非常によかったです。「いい感じの自分」のないWRAPは，コレ，たいへんそうですよね（笑）。

藤田 なかったら予期不安の塊だよ（笑）。よかったね。ゆっきぃと最後にこの話ができて。本当にありがとうございました。

宮本・増川 ありがとうございました！

Dialogue2　日常生活管理プラン—Daily Maintenance Plan　了

WRAPと私 column 1

自分自身の健康と元気について主導権をにぎること

笠井清登（東京大学医学部附属病院精神神経科）

WRAPとの出会いの経緯

　私が「リカバリー」という言葉やそれを促進しようとするWRAPのような活動に関心をもつようになったのは，2011年の東日本大震災後の支援活動への参加がきっかけです。なぜ震災診療支援とリカバリーが関係するのか，不思議に思われるかもしれません。私はこの活動を通じて，平時でも災害時でも，精神保健の本質は変わらない，当事者中心とコミュニティに根差す理念だということを体験から学びました。また，フランクルの『夜と霧』を読んでおぼろげに感じていた，心的外傷後成長（post-traumatic growth）というものの実体にも触れました。さらに翌年，夏苅郁子さんの著作で，その「回復」のプロセスに衝撃を受けました。

　2013年，私は精神科救急に関する学会を主催することとなりました。精神科救急といえば，精神運動興奮を呈する急性期の患者さんを薬物で鎮静したり身体拘束したりするという，医療従事者側にあるステレオタイプを変えたい。精神科救急に，当事者中心の意思決定の尊重と，人としての回復（パーソナルリカバリー）への長期的視座をもたらしたい。海外の有識者からその発想を学ぼうと考え，Gina Calhounさんを招へいしました。この方は，WRAPの創始者Mary Copelandさんのもとで WRAPの普及活動に取り組むピアの方でした。

　同年，私はもう1つ精神保健・予防に関する学会を主催しました。私は迷わずパーソナルリカバリーの研究で第一人者のMike Sladeさんを招きました。こうして，私はリカバリー概念やWRAPを知るに至りました。ここまでくると，増川ねてるさんとの出会いや，同じ医学部で働いていらっしゃる宮本有紀（ゆっきぃ）さんに教え

を乞うようになったのも自然の流れでした。

アイディアマンのねてるさんには、「東大でWRAPやろう！」と言い出され、何度も企画を練り、当日を迎えました。

WRAP初体験

ねてるさんが、WRAP素人の私でもアウェー感がないように、と配慮してくださり、事前にWRAPネームを命名してくださいました。「メメント」です。ネームの由来はというと……上述のように企画会議、というと聞こえがいいのですが、ほとんどはおしゃべりで、その時にねてるさんと「藤原新也の写真いいよねー」と意気投合し、その写真集のタイトルをもってきたものです。メメント。一見何を意味するかわからないところがお洒落で気に入っています。

WRAP初体験の私は、どんなことをやるのかドキドキしていましたが、おだやかでゆっくりとした雰囲気のなか、「いい感じの自分」（専門用語でいえば、ウェルビーイング[well-being]でしょうか）を見つけるワークをやり、どういうときにそう感じるかをみんなで付箋に書いていきました。自分自身の日頃の陥りやすい思考や行動を見つめ直すことに大変役立ちました。また、他の方々の苦労話や工夫を聞かせてもらうことも自分のリカバリーへのヒントとなりましたし、そうやって話し合い、認め合うことで、「あー、つながるってこういうことなんだなあ」と思いました。

WRAPのもつ可能性

パーソナルリカバリーとは、自分自身が歩む人生の「主体性」の取り戻しだと思います。現在、当事者と支援者のコミュニケーションのあり方として、「共同意思決定」、すなわち当事者の主体性にもとづく意思決定の尊重や支援が注目されています。WRAPは、当事者の主体性の回復を促進するうえで欠かせないものとなっていくでしょう。

障害をもち、回復・パーソナルリカバリーしていく旅路と、自覚の有無はさておき、すべての人の人生、つまり思春期までに親や社会から与えられた価値や何らかのこころの傷や苦悩、葛藤を乗り越え、自分自身の価値を再編しながら歩む旅路の間に、境界線はありません。障害をもつ、もたないによらず、すべての人が、「自分自身の健康と元気について主導権をにぎる」ことをめざせる社会となるとよいですね。これが本当の意味での民主主義ということなのかな、とも思います。こうしてコミュニティでお互いがお互いを認め合い、支えあう社会の土台ができれば、精神科医療はおのずとあるべき方向に変わっていくでしょう。

今後の課題として，精神と身体のウェルビーイング・リカバリーを切り離さず，統合していくことが大事かと思っています。精神疾患をもつ人の寿命が一般人口より10〜20年短いこと，その要因として身体疾患の合併が無視できないことが世界中の研究から知られるようになってきています。こころとからだのWRAP，といった方向に発展することを期待しています。

これからWRAPを体験する人に向けて

　「リカバリーって何？」とか，「自分のこと人前で話すの不安だなあ」とか，「俺は俺だ！」などと難しく考えず，まずは身近な人にWRAPネームつけてもらって，参加してみてください。「いい感じの自分」や，ゆるやかに人とつながっている感覚が生まれ，明日からの行動を主体的に進めようとする自分がいることに気づかれることでしょう。私のような医療従事者の立場の方も，自分で作ってしまっているこころの垣根をぜひ取り払って参加してみてください。「自分のトリセツ」って生きていくうえで大事ですよね。

第3章
引き金のプラン―Triggers

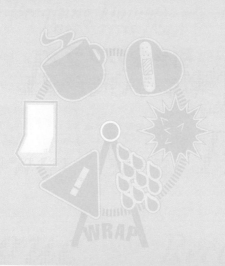

第3章　引き金のプラン—Triggers

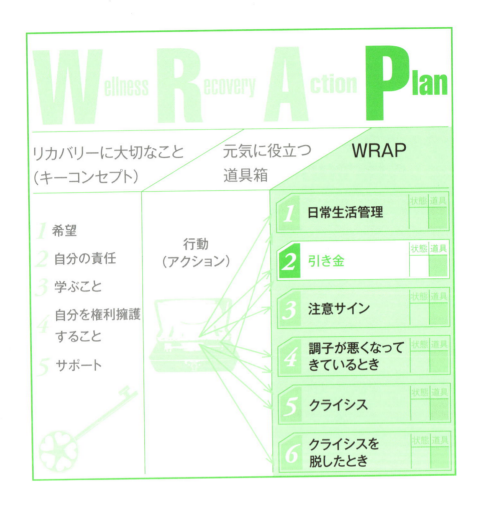

引き金のプラン
嫌なことや，苦手な状況

生きていると，嫌なこと，苦手な状況も起きてきます。たとえば「他人に嫌なことを言われる」とか，「突然雨に降られる」とか，「乗った電車が満員電車だった」とか。生活していると避けようがないことが起きてきます。あなたにとって「苦手な事柄，状況」とはなんですか？　そして，そのときに使えるあなたの〈元気に役立つ道具箱〉はなんですか？

自分の生活を主体的に生きるためのプラン

　自分の〈元気に役立つ道具箱〉を，どんなときにでも「使える」ようにしていくための仕組みである「WRAP」。2つ目のプランは「引き金に対応するためのプラン」(以下，「引き金のプラン」)です。

　2006年，僕が初めてWRAPをつくったときに思ったのは，『きたきたきた！ついに，困ったときのプランをつくりはじめるんだなぁ……』『そうそうそう，ここをなんとかしたいと思っているんだよ』ということでした。

　そして現在，WRAPクラスに(参加者として)参加するときには，いつも「うっ，やっぱり僕は苦手だなぁ……」「きついなぁ……なかなか"解決法"が見つからない……苦しいよ」という気持ちになる，そんなプランが，この「引き金のプラン」です。

　「引き金」は，以下のように言われています。

　Triggers External events or circumstances that, if they happen, may make you feel uncomfortable. These are normal reactions, but if we don't deal with them in some way, they may actually cause us to feel worse[1].

　(筆者訳：外側で起きる事柄や，環境で，それが起こったときには，嫌な感じがすること。そのこと自体は普通の反応なのだけれども，そのまま何もしないで放っておくと，実際に気分を悪くするような事柄)。

　これは自分の外側で起きてくる苦手な事柄や，状況のことです。そして，放っておくと，調子を崩すことになるかもしれない事柄……。

　「引き金」は，生きていれば避けられないことです。しかし，この「引き金のプラン」は，その「引き金(外部からの刺激)」に自分のコントロールを奪われずにすむようにしてくれます。そしてそれは，自分の人生を主体的に生きることにつながると思います。

　WRAPをつくりはじめた当時，この点が本当に問題だと思っていました。そのため，この「引き金のプラン」まで進んできたときには，『ここが

第3章　引き金のプラン—Triggers

"解決"すれば，人生が楽になるはずだ』『ここをなんとかしたいんだ』と思いました。そして，『そう，ここからが，いよいよWRAPづくりなんだなぁ』と思ったものでした。

　この「引き金のプラン」は，①「自分の引き金」を明らかにしておくパート（状態），②（その「引き金」に対応する）自分の〈道具箱〉を示しておくパート（道具）に分かれています。

　引き金のプランをつくってみての，感想WRAPをつくる際，多くの方が2番目につくるプランが，この「引き金のプラン」だと思います。

　最初にWRAPをつくったとき，僕は〈リカバリーのキーコンセプト：①希望，②自分の責任，③学ぶこと，④自分の権利擁護，⑤サポート〉について，ほとんど知らない状態でした。
　〈キーコンセプト〉を反映させたプランをつくるということの意味がまったくわかっていませんでしたし，自分の〈元気に役立つ道具箱〉をプランごとに「振り分けていく」というイメージももっていませんでした。そのため，〈道具箱〉をつくっているときには，「ああ，自分，こんなものをもっているんだ」「こういうことが好きだったなぁ」と思っていた反面，ちょっと退屈に感じていました。「好きなことをあげていく」「できることをあげていく」だけでは，何も「解決」しないと思っていたからです。そんなことより，手に入れたいのは，「悪口」や「批判」，気分がよどんでくる「雨の日」「変な夢」「起きていられないこと」「思考がバラバラになっていく感じ」があった際の「解決法」だと思っていました。
　そのため，「引き金のプラン」へと進んだときには，『そうそうそう，この部分のプランなんだよ，僕がつくりたいのは』と感じました。そこで，自分が調子を崩しそうになるきっかけについて，「他人の悪口」「雨」「約束が破られる」「ニキビ」「歯が痛くなる」と書き進めたのですが，ではそれが起きたときにすることといえば……なかなか見つからない。それでもなんとか書き進めたのですが，このときできあがった
　「引き金のプラン」は，なかなか使えないものでした。「自分の力を使う」

といわれても，そもそもその「力」が僕にはないのだから……まいりました。

当時は「引き金」はたくさん見つけられるけれども，その「引き金」に対応するプランが見つからなかったのです。それが，最初に「引き金のプラン」をつくったときに，僕に起きたことでした。加えて，「引き金」は生きていれば誰にも起こり得ることなので，それを自分の力で解決することなんてできないのでは……と，大きな壁に行く手を塞がれている，そんな感覚があったことを覚えています。

あ，見つかった！

1) 苦手な「雨」

苦手なことを列挙して，その「解決」方法を探してみても，煮詰まってしまう……。そして，煮詰まりながらもいろいろと考え，「対処法」として，〈道具箱〉を自分の「引き金」に対応させてみたもののしっくりいかない……。『やはり，僕には力がない』，そんなふうに思うようになっていったので，(この後の「注意サイン」も「調子が悪くなってきているとき」も，すぐには対応する〈道具箱〉を見つけられず) 一旦WRAPを手放したこともありました。そして，「自分にはWRAPは合っていないのかな……」と思っていました。

そのころの僕は，生活保護を受けながら，福祉施設に通う生活をしていました。僕の通っていた施設は，毎日決まった時間に行って何かをするというところではなく，行きたいときに行き，そして自分のペースで時間を過ごすことができる，そんな場所でした。

そこに通うようになってから数年が経ち，僕はだいぶ外にも出られるようになりました。たまに「体験発表」という形で自分のリカバリーについて話をしたり，WRAPクラスに月1回程度呼ばれてファシリテーションをすることもあったりしました (自分には合わないのかもしれないけれど，合う人には合うのだろうと思っていました) が，普段は福祉施設に通って同じ病をもつ人と話をする，そんな時期でした。健康面では一時期よりもだい

ぶ回復していましたが、どうしても避けられない、苦手なものがありました。それは「雨」。

「きあつのへんか」と、当時の手帳（WRAP）には書いてありましたが、そのことへの対処法は書いてありません。本当に苦手だったのです。雨が降るとどうなるのかというと、体がだるいのです。そして、いろいろインターネットで調べたり、当事者仲間と話をしたりするなかで、「やっぱり雨はきついよね」「鬱になる」という声が聞かれました。僕もそうです。科学的にも根拠があるらしいし、当事者の実感としてそうなら、これはもう仕方がない。朝、目覚めたとき、『なんだかぐったりとしていて思考がまとまらないな』『気持ちも上がらない……変だな』と思い、布団脇のカーテンを開けてみると……雨。それならば仕方がないと思い、その日は布団の中で過ごすことにする……そんなふうにしていました。

2）突然の発見

しかし、ある日。雨が降っているのに、その影響を受けていない状態が突然やってきました。体がぐったり、思考もどんよりしておらず、「普段の自分」だったのです。

では、何が違っていたのかを考えると、その日の2〜3か月前からでしょうか、僕は「朝にコーヒーを飲む」ようにしていたのです。きっかけは忘れましたが、朝起きたら1杯のコーヒーを飲むようになったのです。そしてその日も、いつものようにコーヒーを飲んでいると、

「雨→鬱」という状態がなくなっていました。こうして「引き金：雨」に対応する〈道具〉として、「雨：コーヒーを飲む（引き金に対応する道具）」が見つかったのです。さらに、その後にいろいろ試してみると、コーヒーでなくてもよいことがわかりました。たとえば、「シャワーを浴びる」、時間がないときには「足をシャワーで温める」でも大丈夫なようです。

また、こんなこともありました。数か月間、「イライラ」がとれない状態が続いたことがあります。そして、そのイライラに対して、いろいろな〈道具〉を使ってみました。しかし、イライラはとれずに、数か月続きました。

それがある日，友だちが家に来ることになったので，普段はしない掃除をしました。そして，楽しい時間を過ごし，友だちが帰ると……数か月間続いていたイライラが治まっていたのです。一体何が起きたのでしょうか。そう，このときの僕の不調は「部屋が散らかっている」ことからきているものだったのです。いまでは，「部屋が散らかっている」ことが自分の「引き金」だとわかっているので，「部屋が散らかっている」という「引き金」に，「部屋そうじをする」という〈道具〉を対応させています。

「引き金のプラン」をつくるということ

1）まずは「引き金」をリストアップすることから

こうした経験から，僕は「引き金のプラン」をつくる場合には，まず「引き金をリストアップする」ことからはじめることをお勧めします。自分にとっての「引き金」がなんであるのかがわからないことで起きている不調は，多々あると思います。たとえば，「部屋が散らかっている」ことが「引き金」であることを，以前の僕はわかっていませんでした。ですが，いまはそれが「引き金」であることがわかっていますので，それに対応するものとして「部屋をきれいにしておく」が〈道具箱〉のなかに入れられています。

もちろん，対応する〈道具〉がすぐに見つからないこともあると思います。ですが，それでいいのではないかと思っています。すぐに見つかるものであれば，それはすでに解決していることなので，そもそも「引き金」のリストに入ってこないのではないかとも思います。

もちろん，「引き金」をあげ，それに対応する〈道具〉がすぐに見つかったのであれば，それはもう素晴らしいこと。僕なら，忘れないように，すぐにその〈道具〉をプランに入れると思います。というのは，次にその「引き金」がやってきたとき，もしかすると慌ててしまって（何しろ「引き金」とは，自分の力ではどうしようもできない「外からの刺激」なのですから），自分の〈道具〉を忘れてしまっているかもしれないからです。

2) 書き出すことが大切

　いずれにしても、「引き金」を見つけたら、僕はそれを書き出すようにしています。ただ、それは自分の「苦手」に触れることですので、書き出す際にはドキドキします。そのため、「あ、これは大事なものだからきちんと残しておこう、今後の自分のために！」という気持ちで書くことにしています。自分の「苦手」を見つけた、それを今後の「課題」としてリストに入れておくということではなく、「このとき使える〈道具〉を見つけるために、『引き金』としてここに書き残しておこう」という気持ちで書くようにしています。「引き金」は「解決すべき課題」というよりは、それを明らかにしておくことで、そのときに使う自分の〈道具〉がわかる、そのための「サイン」なのですから。

　ですから、①「引き金」が見つかったら、まずはそれを書き出してみる。②すぐに対応する〈道具〉は見つからないかもしれないけれど、何が自分にとっての「引き金」なのかはわかっている。③同時に、〈道具箱〉を日々更新し、〈道具〉を増やしたり、〈キーコンセプト〉によって精査したりして使っていく。④いずれ「引き金」に対応する〈道具〉が見つかるときがやってくると思うので、その際にはきちんとそれを書き残しておく。⑤「引き金」が起きたときには、対応する〈道具〉をすぐに使う。僕は、こうしたプロセスを経て、「引き金のプラン」をつくっています。

3) 解決すべき問題・課題としてとらえない

　「引き金」を解決すべき問題・課題としてとらえ、すぐに解決策、対処法をくっつけようとしないことが、僕にとって、このプランをつくるときのコツになっています。

　たとえば、「雨」を解決するべき課題としてとらえてしまうと、大変なことになってしまうと思います。雨を止める機械をつくることは困難でしょうし、あるいはかつての僕のように「その日は諦める」ことになってしまうと思うからです。そこで、「雨」は解決すべき「課題」ではなく、〈道具〉を使うタイミングを教えてくれる「サイン」としてとらえます。そして、対応する〈道具〉を見つけていくという感じ。

また，WRAPクラスで，他の人の「体験談」を聞くことも，とても役に立っています。「引き金」は自分の力ではどうにもならないことがほとんどなので，気持ちは重たくなりますが，『ああ，この人もこれを引き金としてとらえているんだ。そして，こんなことをしているんだ』と，リアルな実践であるだけに参考になることが多いのです。ちなみに，僕は「引き金」によってどんよりとした気分になるのですが，『よし来い！』という感じに，むしろやる気が出てくるという方もいらっしゃるようです。

では，あらためて「引き金」とはなんなのか？

1）"外側"で起きること

Triggers External events or circumstances that, if they happen, may make you feel uncomfortable. These are normal reactions, but if we don't deal with them in some way, they may actually cause us to feel worse[1]．

　「引き金」とはなんなのかを考えるうえでポイントとなるのは，それがその人の"外側"で起きること，環境や状況であるということ。自分の"内面"で起きることや，自分の状態とは区別されています（自分の内側で起きることや状態は「注意サイン」のパートで取り扱います）。自分の外側で起きることですから，ほとんどの場合，自分の力ではコントロールすることができないと思います。たとえば，先ほど例としてあげた「雨」。これは，自分の力ではどうすることもできません。同様に，人生には，自分の力ではどうにもならないことが多々起こってきます。WRAPではそれらを「引き金」と呼んでいます。

　僕の「引き金」には，「断定的に批判される」「雨」「他人の感情の渦」といったものがあります（図1）。どんなによかれと思っていても「悪く言われること」はありますし，どんなにベストを尽くしても「批判」はやってくる。「雨」を止ますことはできませんし，人に「感情をもたないで」と言うのは横暴ですし，あり得ないことです。ですが，そのこと自体がいい／悪いではなく，「僕にとってはそれらが苦手なんだ」ということです。それ

第3章 引き金のプラン―Triggers

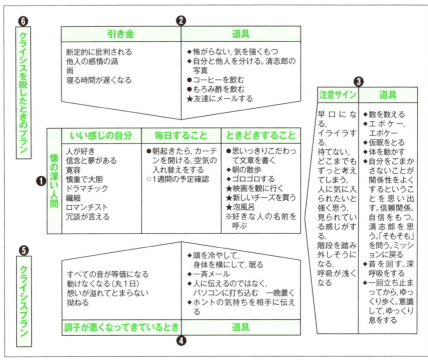

図1　いま使っているWRAP

らをそのまま放っておくと，調子が悪くなる……そんな物事を「引き金」と呼んでいます。

2）「引き金」と「注意サイン」

このように「引き金」について話をすると，「私は，頭痛が続くと，それがイライラを招いて，感情が爆発することがあるんですが，それは『引き金』でしょうか？」とか，「ついつい食べ過ぎちゃって，そうするとすごい自己嫌悪に陥って具合が悪くなるんですけど，それは『引き金』ですか？」と質問されることがあります。僕自身も，以前つくったWRAPには，「他人の悪口」「雨」「約束が破られる」「ニキビ」「歯が痛くなる」といったことを「引き金」に入れていました。しかし，いまは「ニキビ」「歯が痛くな

る」は「引き金」には入れていません。それは,「注意サイン」に入れるようにしています。なぜなら,「ニキビ」「歯が痛くなる」は,自分の"外側"ではなく,自分の"内側",あるいは「自分のこと」として起きているからです。

それに対して,「断定的に批判される」「雨」「約束が破られる」は,自分の"外側"で起きている出来事,状況なので,「引き金」としています。では,なぜ「引き金」と「注意サイン」,「外」と「内」で分けているのかというと,それは使える〈道具〉が異なるからです。

外側か？内側か？

さて,ここでみなさんに,質問です！「他人に悪口を言われる」ことは「引き金」でしょうか？「注意サイン」でしょうか？そして,それはなぜでしょうか？

次に「他人に悪口を言われているという気がする」は,「引き金」でしょうか？「注意サイン」でしょうか？それはなぜでしょうか？

僕ならば,「他人に悪口を言われる」は「引き金」,「他人に悪口を言われている気がする」は「注意サイン」であるとします。前者は,自分の"外側"で,後者は自分の"内側"で起きていることだと思うからです。

そして,これらを分けておくことで,使う〈道具〉も変わってきます。つまり,もし実際に「他人に悪口を言われる」ことが起きているならば「,思い切ってその人に"やめてください"と言う」こともできるでしょうし,「その人との関係を再考する」こともできるでしょう。しかし,実際には悪口を言われていないのだとしたら,いまあげた2つの方法（道具）は,適切なものではないと思います。

また,「他人に悪口を言われているという気がする」。あまりにもひどく悪口を言われている気がする,しかし実際にそれは起きておらず,日常生活に支障をきたしているとしたならば……。僕は「頓服を飲む」「いろいろな予定をキャンセルして,自分をリフレッシュさせる」「アイスノンで頭を冷やして,体を横にして仮眠をとる」などの〈道具〉を使うと思い

ます。これらの方法，とりわけ「頓服を飲む」は，実際に起きていること（引き金）には，有効ではないと思うのです[*1]。外側か，内側か，この2つに分けておくのは，それによって使える〈道具〉が違うから。「引き金」「注意サイン」と分けておくことで，自分の〈道具〉を適切に使えるようになっていきます。

よくある質問

また，こんな質問もよくされます。

「では，他人に悪口を言われていると，だんだん悲しくなってきて，もうやりきれないと思って，リストカットしちゃうんです。過食にもなるし。そして，そんなリストカットする自分なんて嫌だと思って，もうどん底に落ち込みます。『悪口』から，いろいろなものが連鎖していくの，ですが，『悪口』は『悲しくなる』の引き金で，『悲しくなって，やりきれないと思う』のは『リストカット』の引き金で，そして『リスカ』は『どん底に落ち込む』の引き金？それとも『リスカ』は『どん底に落ち込む』につながる注意サイン？」といった質問。そして，「あれ？　よくわかんなくなってしまいました……」と，言われることが多いです。このあたりのことは，僕もWRAPをつくりはじめてから2～3年の間はよくわかっていませんでした。WRAPは，結局のところ自分の〈道具箱〉を使いこなすための仕組みなので，現に自分の〈道具箱〉を使いこなせているのであれば，それが「引き金」なのか，「注意サイン」なのかと過度に分類することはあまり大きな意味をなさないのかもしれません。

ただ，「僕の場合は」ということで話をすると，単純に，外か，内かで分けておくようにしています。つまり，この場合でいえば，「悪口」は，自分の外側で起きていることなので「引き金」。一方で「悲しくなる」「やりきれないと思う」「リストカット」「どん底に落ち込む」は，内側で（自分のこととして）起きていることなので「注意サイン」。

これはもう，ほとんど機械的に分けるようにしています。「外側」で起きていることなら，それに合った〈道具〉が，「内側」で起きていることな

ら，それに合った〈道具〉が，それぞれあると思うからです。そして，「引き金」なのか「注意サイン」なのかを見分けるときには，「それは，現実に起きていることなのか，それとも自分の思い込みなのか？」と自分に問いかけたり，人に相談して確かめたりするというようなことも，行うようにしています。やはり……「引き金」なのか，「注意サイン」なのかによって，使える〈道具〉が異なるからです。

「引き金のプラン」を持っていると……

　今回は，自分の力ではどうにもできない，(自分の) 外側で起きること，自分にとって苦手な状況について見てきました。そして，これら「引き金」となる出来事をなんとかするというよりは，そのときに適切な〈道具〉を使うということ。そのことによって，その人の「Wellness (元気，自分らしさ)」が「Recover (回復)」するということが，今回みなさんにお伝えしたいことでした。メアリーエレンさんが調査をしてみたところ，リカバリーをしていた人たちは，自分の〈道具箱〉を使っている人たちであることがわかりました。言い方を変えれば，自分の方法 (道具箱) を使えているとき，その人にはリカバリーが起きているということ。そして，そうであるとしたら，いつでも自分の〈道具箱〉を使えるようにしてみよう。そこからWRAPははじまりました。

　実際に「引き金」のプランを使っていた経験からいえるのは，「引き金」自体が悪いものであるということではなく，その「引き金」に巻き込まれ，自分の〈道具箱〉が使えなくなることがマズイのだ，ということ。「引き金」は突然起こるかもしれないし，思いもかけないところからやってくるのかもしれない。そのことで慌ててしまうこともある。飲み込まれてしまうこともある。そのため，あらかじめ「引き金のプラン」をつくっておく。そのことで，外部刺激に翻弄されることが減っていくのです。

　くり返しになりますが，人は，自分の〈道具箱〉を使っているときには，「いい感じ」なのです。反対に〈道具箱〉を使えない，あるいはいま何を使ったらいいのかがわからなくなる，そこが問題であるということです。

第3章 引き金のプラン—Triggers

　自分の〈道具箱〉が使えていないとき，人は「いい感じ」ではなくなるのだとすれば，『このときにはこの〈道具〉，このときにはこの〈道具〉』とあらかじめ整理しておけば，「引き金」となる出来事が起きたときにも，自分の〈道具箱〉を使いやすくなるわけです。

　WRAPを通して，いろいろな人が，自分の〈道具箱〉を使いこなせるようになっていく……，そして「これが自分なんだ，自分の人生なんだ」と，その人がその人らしく，充実していく。そんなふうになっていったらいいな，と思っています。願っています。

◆

　今回は，自分の"外側"で起きてくる，自分にとって苦手な刺激である「引き金」を取り扱いました。「引き金」自体は，自分がコントロールできる範囲の"外"にありますが，そのときに使う自分の〈元気に役立つ道具箱〉は，自分のものなので，自分の範囲内にあります。自分の範囲内にあるものならば，自分で取り扱うことができますし，自分次第。
　さて，みなさん。みなさんにとっての「引き金」は，なんですか？
　そして，それが起きたときに，役立ちそうな，みなさんの〈元気に役立つ道具箱〉はなんですか？

　また，次回，お会いしましょう。

> ＊1　しかし現実には，「他人に悪口を言われている」に対して「頓服を飲む」，また「他人に悪口を言われている気がする」に対して「思い切ってその人に"やめてください"と言う」「その人との関係を再考する」を使うようなことが，たくさん起きていると思います。そして，それはあまりうまく機能していないと思います。

〈引用・参考文献〉
1) メアリー・エレン・コープランド：メンタルヘルスのリカバリーとWRAP®（英語版ホームページ）. http://www.mentalhealthrecovery.com/

＊ used with permission of Advocates for Human Potential, Inc.

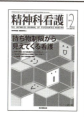

2015年12月号掲載
『WRAPを始める！』
引き金のプラン―嫌なことや，
苦手な状況

Dialogue 3
引き金のプラン
—Triggers

増川ねてる×藤田茂治×木下将太郎

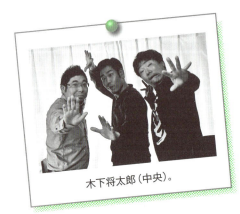

木下将太郎(中央)。

ざわめく者たち

増川　引き金屋！

木下　ヨ！　引き金屋！

藤田　木下（きのした）屋！

増川　猿屋！　豊臣屋！

編集部　なんですかそれ。今日この後に控えているもう1つダイアローグでは，そのテンション，許されないですからね。

増川　巻き込んでいくよ！

編集部　だめですよ。

木下　よっ，引き金屋！

増川　（笑）。そうです，私（わたくし）が，引き金屋・増川ねてるです！

藤田・木下　引き金屋―――！！

増川　（笑）

木下　鉄道屋！

編集部　木下さん，なんですかそれ？

木下　昨日，ここに来るために新大阪駅に行ったら，新幹線が止まっていて。

増川　鉄道屋！

編集部　だから鉄道屋……。

藤田　木下（きのした）屋！

編集部　また言ってる。しかも「きのした」じゃなくて「きした」ですよね。

藤田　笑太郎は，木下（きのした）と呼ばれるのは引き金？

木下　僕，苗字を間違えられるのは全然慣れましたね。もう小学校時代からだから。

増川　昔は嫌だったの？　引き金だった？　木下（きのした）って言われるのが？

木下　嫌というよりも，自分も読めてなかったので（笑）。それにある意味，木下（きのした）と呼ばれることで，「そうとも読めるんだ」と学んだ。木下藤吉郎と一緒だ，勉強になるなって。

増川　猿屋！　豊臣屋！

80

編集部　あぁ，木下藤吉郎だから，猿屋なのね……。

藤田　もちろん慣れない引き金もあるよね。それは自分の根っこに近いというか……。

木下　何か自分の譲れないものであったりとか……。

藤田　その人のもっている傷とかね。

増川　傷屋！

編集部　傷屋ってなんですか。

藤田　キレてなーい。

編集部　古ぅ！　満足しましたか？　じゃあハイ，もう掛け声はなしで。始めますよ。

増川　よっ，編集者！

木下　編集者！

藤田　編集者！

編集部　はいはい，私が編集の……。

増川・藤田・木下　中村屋（笑）。

編集部　もう全然，意味わかんないですよ。なんすかそれ？

一同　（笑）引き金屋！！

注意サインと引き金

増川　あー，おもしろかった。

木下　オモシロ屋！！

編集部　（時計を見る）

増川　あ，もうこんな時間だ（笑）。で，「引き金」！

藤田　そう，「引き金」。「引き金」は笑太郎だっていうのはすぐに決まったね。

増川　そう「笑太郎と話したいね」って。他の人は考えられなかったねー。

藤田　そんな笑太郎の引き金は何なんだろう。

木下　なんだろう……。「思い出」っていい意味での引き金で，それで「がんばろうかな」っていう気持ちが出てくる。

藤田　いい意味での引き金っていうのがあるの？

木下　引き金には，希望を感じるんですよね。

増川　すべからく？

木下　「これがあるからこれにつながった」とか。新しい出会いであったり，展開であったりとか。

増川　ああ，それはあるね。

木下　それに僕にとって引き金は「場面」なんですよね。そして特に「いい感じじゃない」わけでもない。それに不安とも違う。そのうえで言えば，僕の引き金は，拒否をされる，嘘をつかれる，否定的な言葉を聞く，というものかな。

藤田　不平不満を聞くのは，僕にとっても引き金だ。でも引き金だって考えれば，距離がとれるよね？

増川　うんうん。距離であったり，「間」がとれる。そこに注意サインがせり出してきてしまうと，それに飲み込まれてしまって，距離や「間」がなくなって，他者もすべて「私の世界」に入ってしまうからややこしくなる。

藤田　そう，引き金だって思えば，自分の中に入ってこないで，いったん外における感じがあるね。

編集部　注意サインと引き金って，どうやって区別するんですか？

増川　僕は，シンプルに内と外で区別しますね。コモンくんは？

第3章　引き金のプラン─Triggers

藤田　僕も「内と外」で区別している。

増川　笑太郎は？

木下　僕は「内と外」だとよくわからないから、自分の中で起こっているものは注意サインにしてる。たとえば、さっきも言ったけど、今回この場所に来るにあたって、新大阪駅に行ったら、新幹線が止まっているということがあって。小田原で起きた火災のせいで。

増川　もっているね（笑）。持ち屋！

木下　うん（笑）。そしてこれは僕にとって引き金。

藤田　自分ではどうしようもないものだからね。

木下　これがもし「今日、僕を遅らせるために小田原で誰かが何かをしたんだ！」となったら「内側」からのものなので、注意サインとして捉えられるかな。

増川・藤田　わかりやすい！

木下　そんなふうに変な方向に考えちゃうというのは、だいたい注意サインなのかなと。

増川　そうすると、「引き金のプランがある意味」っていうのは、笑太郎はどう思ってるの？

木下　ずっとそれは考えたけど、さっきも言ったけれど、引き金は外からパッと急に目の前に現れるもので……。「新幹線が止まる」というのも、一瞬ざわついて「注意サイン」かな？　と思ったんだけど、「いや、でもこれは、『引き金』だぞ」って思えれば、なんというんだろう、冷静になれるというか。やっぱり「間」かな。

増川　おもしろいね。最初はざわつく、つまり注意サインがやってきて、でもはたと気づいたらその前に引き金があったということで、注意サインを1回「保留」にできるんだね。「引き金」として見ると冷静になる。

木下　冷静になれるし、余裕ができる。

増川　なるほどね。僕は、自分としては、「考える余地というか、スペースが開く」って感じがしているから。ここでの言葉で言うと、やっぱり「間」がとれるというのがしっくりくるね。「注意サイン」は自分の内側の変化だから、「間」はとれないよね。

藤田　引き金のプランのキーワードは「間」なんだね。

増川　じゃあ「間」ができることでどうなるんだろうか？

僕としてはまず「他者」っていう認識が生まれる。それが、大きい。そして、引き金の「間」で生まれる「他者」は自己を投影した他者ではなくて、本当に「他者」。別の言い方をすれば「私」とはまったく違うシステムが存在するということなんだけど、そのおかげで外部とのコミュニケーションというか、交渉が始まる。そして「私」の世界から一歩踏み出すことができる。それが、このプランの効果って感じている。

木下　そうだね、「引き金」というと「悪いもの」というイメージがあるけど、新たな1歩や違う展開へと開いていくものなんだと、最近になってわかるようになった。

編集部　「他者」と出会うというのは新しい世界と出会える、引き金自体がネガティブなものじゃなくて、何か外の世界を見るためのきっかけということですね。

増川　「引き金」「注意サイン」で見てい

Dialogue 3

くと，道具は間違わないよね。「引き金」だって認識していれば，「現実で起きていること」に向かえるというか。

逆にさ，「引き金」と「注意サイン」の区別がついてないと，「すべてコントロールできるかもしれない」と思い込んで自己が変に拡大してしまうということが起きるからさ，危険。

木下 無理を言うかもしれないだろうし。

藤田 さっき笑太郎が言ったように「新幹線が止まった。この責任をどうとってくれるんだ」みたいなね。

増川 それだと「注意サイン」の世界だよね。この区別がとても大事！

木下 「引き金」というものだと知れば，準備もできるし，物事に対して慣れるというか「受け流し方」ができてきますよね。そうやってやり過ごした後には，またちょっとリラックスできる時間をもてたりとか。

藤田 だいぶ楽になるよね。やはり「注意サイン」と「引き金」を分離することは大事だよね。

自分を扱える感じがする

編集部 「引き金」は外の話ですよね。そういうのって自分とはかかわりない現実として，そこにあるということは変えようがないじゃないですか。変えようがないものって，自分でなんとかできるものじゃないから，無力感が出てくるような気がするんですよね。そんなことないですか？

増川 うーーーん。ちょっと待って。えっと，そこはね，「引き金」だったり「注意サイン」に焦点をあてちゃうとそんな感じになるんだけれども，焦点はさ，「私がもっている道具箱」にあたっているから，無力感にはならないんだと思う。WRAPは，道具箱を使うための仕組み……AP（アクションプラン）だからさ，行動に焦点があたってる。「引き金」だったり「注意サイン」は，道具を使うタイミングを知るための indicator（指標）。それがあるから道具を使いやすくなるんだけれども，それが主ではなく……，主はやっぱり「道具」「道具を使う」にあるって思うの。僕のWRAPの使い方は，そう。

それにさっき笑太郎が言ったみたいに，「注意サイン」と「引き金」を分離できれば，「間」がもてて，「さて何をしようか」というところから始められる気がするんだよね。少なくとも僕にとって「引き金」と「注意サイン」の区別というのは，とても役に立った。それまでは，ともすると，自分に起きた症状が他者との関係のなかで起きたと思ったし，社会のなかで起きたと思ったから，「自分がリカバリーするためには社会も変わらなきゃいけない」と思ったりしていた。そう考えをはじめるとき，「自分は社会の犠牲者だ」という思考になっちゃう。

もちろん，すべての事柄はいろいろな関係性の中で生じているという解釈も成り立つんだけども，それだけではないこともやっぱりあって，シンプルに自分というもののシステムの中で起きていることもあるはず。そんなときに，引き金なのか，注意サインなのかの区別をすることによって，適切な道具を選択できるって思うの。つ

第3章 引き金のプラン―Triggers

まり，自分が扱える感じがするんだよね。
　ニーバーの祈りっていうのがあって，「神よ，変えることのできるものについて，それを変えるだけの勇気をわれらに与えたまえ。変えることのできないものについては，それを受け入れるだけの冷静さを与えたまえ。そして，変えることのできるものと，変えることのできないものとを，識別する知恵を与えたまえ」。って，あるじゃん。そこで言っている「知恵」というのがさ，「引き金」なのか「注意サイン」なのか……もっというと，WRAPのどのプランのなのかを見極めるセンスだと思うんだよね。

　編集部　そう考えるとわかりやすい。

　藤田　WRAPを作って使っていると，諦められるようになるよね。だってどうしようもないからね。ジタバタしても。

　増川　どうしようもないものってさ，もしかしたらだけど，「どうしようもないこと」として扱ったほうがさ，うまくいくのかもね。

　藤田　それはあるよ，そういうことは……たくさん。

　木下　実感が込められているね（笑）。引き金屋！！

変えられるものか
変えられないものかを
区別できる知恵を

　増川　僕の初期の引き金には「雨」というのがあって，雨が降ると外に出たくなくなってしまうんだよね。以前に通っていた福祉施設にも，雨が降ったら「今日は雨が降るから行けません。なぜなら雨が降るとうつになるんです」っていうくらいだった。精神疾患に関する本を読むと，「雨になるとうつになりやすい」というのが出てくるものだから。「やっぱり雨だとうつになるな」って思っていたけど，……そんなことないね（笑）。

　っというのはさ，東日本大震災があったときに関東で電気が使えなくなったでしょう。そのときに，仲のいい友だちがティファールを買ってきてくれてね，その頃から朝起きたらコーヒーを飲むようになったの。そしたらさ，雨が降っても平気な僕がいて……「あれれ？」ってなったんだ。そして，そこからさ，僕が気分が落ち込むのは，雨そのものが原因なんじゃなくて，体が冷えてるからなんだってことがわかった。じゃあ，雨が降っているときは体を温めればいいんだってなったので，「体を温める」という道具がだんだん見えてきた。そうなると，「雨が降っていないとき」であっても，なんだか気分が持ち上がらないなぁってときには，「体を温める」が"使える"ってなってきて……。それは，本当によかったよ。そんなふうにして，「引き金」そのものに大きく焦点をあてるのではなくて，「どの道具を使うか」という観点から見ている感じ。その違いはすごい大きい。「引き金」探しとか，「引き金」探求とかしていくと，「何が自分を悪くさせるか」の研究に入っちゃう。もちろん，それを「道具」として使うのはほんと役に立つことだって思うけど，僕は研究者ではなく，「当事者」だから（笑），そこを研究するより自分の人生を生き切るってことをやりたいって思うの

かもね。つまり，道具箱を使いたい！

藤田 引き金探しは，問題点への着目ということだよね。

増川 そう，原因探しになってしまう。僕の経験ではさ，病気だと思っていないから，困り事を解決したいという思いで病院に行き始めたんだよね。そしてそこで精神疾患だと言われた。どうも困り事の原因は精神疾患にありそうだと。ではこの病気を治そうと思っても，現代医学では治せないかもしれない。だから僕は「科学よ，進歩してくれ。先生たちがんばってくれ」と考えた。僕の困り事の「原因」は「精神疾患」なんだ。だから，その原因が解決しなけりゃ，僕のこの困り事はなくならないんだって思ったからね。そして，そこに手が届くのは，医者や，看護師や，プロの人たちって思うようになっていったの……。

でもWRAPに出会って「道具箱」という見方がやってきたんだよね。「あなたはどうやって自分を労っていますか？ 何が好きですか？」という問いの中で，自分が好きだったものを思い出していった。清志郎が好きだったな，とかね。そして「それらのものが好きな僕」として，どうやって生きていこうかと考えられるようになった。でもまだやっぱり自分自身をうまく扱えない。そうしたときにキーコンセプトを紹介してもらって，方向性が見えたの。

「うまくいかない『原因』を医学的に知って，医療によってそれを解決する」ってパラダイムから，「うまくいっている人たちの『実践』に学んで，自分自身の取り組みによって，自分の人生を先に進めていく」っていうパラダイムへ。「精神病は現代医学ではその原因はわかりません，だから治せないかも知れません」から始めるのと，「リカバリーしている人はいるよ。ポイントは，どうやらここらしいよ」から始めるのとの違い。どっちに希望を感じるかって話でもあるし，後者の方が実は「現実」なんだと僕は思う。そんな感じだったからさ，「原因探し」は，もういいかなって思っている。それよりも，自分の道具が使いたい！ 自分をしっかり扱って，この人生を生きたいって思っている。

もちろん，自分でコントロールが及ばないものはあるよね。だからさ，まさに変えられるものか変えられないものかを区別できる知恵をくださいって，思うよ。支援者に，ではなくて，僕自身に，ね（笑）。

木下 僕の経験では，他人から「いや！変えられるはずだよ！」と言われると，「そうかな？」と思って，変えようとするほうに自分から動いて，結果的にしんどくなることがある。「変えられるよ」，「応援するよ」というのはサポートの一種なんだろうけども……。

たとえば僕の引き金には，「店で文句を言っている人」というのがあるんだけど，ここで「木下さんならやめさせることができるでしょう。ああいうのをやめさせてよ」と言われると，その言葉に乗っかって，「そうか。じゃあ……」と行動して，結果，誤ったことが起きるわけです。本当ならその場を離れればいいんだけど，その引き金が「貢献して評価されたい」という欲求のスイッチにもなってしまう。その場合，たいていうまくいかない。

増川 （笑）ほんと，そうだね。でさ，や

第3章 引き金のプラン―Triggers

っぱりそれも,「引き金と注意サインが重なって,区別しないまま起こした行動」はやっぱりうまくいかなくなるっていう話だって,思ったよ.

編集部 基本的には分離しているんだけれども,引き金が注意サインと一体になる可能性を含めつつあるっていうふうに考えるとすごくわかりやすいと思います.

もし引き金のプランがなかったら

増川 えっと,そしたら,そしたら…….WRAPは6つプランがあるじゃない.だけど,引き金のプランがWRAPにないとしたらならば,どんなものになっちゃうんだろうね? つまり,笑太郎は,いい感じの自分をメンテナンスをするための道具をもっています,毎日これしよう,時々これしようとか.そして自分が,イライラしたり,寂しくなったり,「タバコ……タバコ……」となった注意サインのときの道具箱をもっていますと.調子が悪くなったときの道具箱ももっているし,笑太郎が困っていたら,誰かが助ける「クライシスプラン」もある.その後の「自分で回復できるんだ」っていうポストクライシスプランもある.でも「引き金のプランがありません」ってなったらどんなことが起こるんだろうか?

木下 ふと,「疲れちゃうな」って思った.常にギリギリの場面で自分のメンテナンスが始まる気がする.

増川 日常生活管理プランで,いい感じの自分はあるんだよ?

木下 それはあるけど,突然,注意サインがくる.「なんか来た! これはわけがわからない!」って振りまわされる気がする.これって何に例えたらいいのかな.

藤田 はい(なぜか,挙手をして発言!).

増川 はい,じゃあコモンくん.

一同 (藤田さんに注目).

藤田 ちょっと想像してみたんだけど,自分に向かうものと,外に向かうものがある感じ.注意サインだけでは,外に責任や原因を求めそうな気がする.「○○のせいでイライラする」とか…….

木下 ああ,そんな感じです.引き金のプランがないと,さっきねてるさんが言ったように,すべて「私の問題」として取り扱うから疲れちゃうんだろうな.

増川 疲れちゃう? もう少し聴きたい.

木下 うん.自分ですべて対処しなければいけないから.疲れちゃう.

藤田 「新幹線が遅れたのは仕方ないな.だって自分ではどうしようもないもん」という,手放すって感覚がなくなっちゃう.だから常に「自分」なので,ちょっとしんどいよね.

木下 その結果,諦めが極端に早くなるかもしれない.「もういいや」って.

増川 なるほどなぁ.話をしていて感じたんだけど,僕は,精神科医療には……福祉もそうかもしれないけど,引き金という観点が欠落しているという感じがする.要するに,そこには今日,話をしたように引き金とそこから現れる他者がなくてさ,いろんなことがその個人の中で起きてくること――とされるよね.たとえば,「悪口を言われている」って,患者さんがなったと

き，医療者はさ「患者さんが不穏になった」と言うことがよくあるけれどもさ，なんのことはない，実際にステーションでその人の悪口，とまでは言わないまでもよくない評価の噂話をしていて，それがその人の耳に入っているってよくあることだと思う（笑）。で，自分が引き金になっているって自覚がないとさ，原因もないのに，患者さんが不穏になったと。なら原因は，その患者さんの脳の中にあるんだろうって，論理が飛躍して，不穏の原因は結局「脳への還元」っていうことって起きているよね。そして，その人の人生が，その人の脳の中で限定されちゃう。そうじゃなくて，その人には他者がいるし，その人にも注意サインはある，という認識は絶対大事だよね。そうしないと，「全部が患者の中で起こっていること」となってしまって，笑太郎が言ったけど，それは「常に『自分』なので，ちょっとしんどい」になる。それは疲れちゃう。

みんながWRAPを使ったら

増川 最後にちょっと違う話をします。

この間イタリア行って来て，学んだのは，これ，正確でないかもなので，あくまでも僕の解釈ではって注がつくんだけれども，イタリアで起こった精神医療の改革は，最初，病院を開放したことで，その次の改革は専門家がもっている知識を市民に開放したこと。そして第3の改革で市民の活動にお金をつけた。つまりメンタルヘルスは市民の問題であることを明確にしたことだって，聞いたの。かたや日本の場合はメンタルヘルスの問題は専門家に委ねようとしていった。そうなると専門家も，やる気スイッチが入っちゃって，「私たちは専門家です！」というようになっていき，市民のレベル……市民感覚というか，から離れていっちゃったんじゃないかって，なんか思ったんだよね。そして，精神科に通う人たちは，「意識の上で」になるかもなんだけれども，「隔離」されちゃった。そうじゃないんだよね。メンタルヘルスの問題ってさ，市民の問題だからさ，時代によっても変わるものだし，だからこれはやっぱりメンタルヘルスの問題を市民に開放しなければいけないと思うんだ。ちょっとロマンを語ればさ，普通に友だちが具合悪いってなったらさ，友だちが医師や看護の知識もっていて，「大丈夫だよ」ってサポートしてくれたらそれでよくてさ。「隔離されたところにいる専門家」って必要ないって思うんだよね。「知識」や，「スキル」をさ，ちゃんと市民に開放してほしいなって思うの。だって，僕たちが生きたいのは，「この社会」なんだから……。

木下 もちろん精神医療の知識は先人たちが努力によって培ってきたものだから，当然否定するわけではないんだけど，ねてるさんの思いはよくわかる。

藤田 うん，それでいいよね。

増川 うん，大きな流れの過程としてね。だからこれからはさ，WRAPがどんどんと大衆化すればいいと思うんだ。いろいろな人が自分のWRAP使っていけばいいと思う。WRAPは，1人に1人のものだからさ。

木下 うん。そうやってみんながWRAP

に触れることで，自分や他人を大事にできたり，知ることができたりするのが自分の理想でもあるから。ほら，「向こう三軒両隣」という関係性の世界がすごく好きだから。とにかく僕のなかでは引き金は本当にシンプルに，ただ「他者」へと開かれているものなんだろうと思う。これってつまり，僕自身が誰かの引き金になるってことでもあるのだろうと思う。これは冒頭で言ったように，悪い意味だけではなくて，新たな感覚や新たな場面，新たな出会いだったりするものなので，引き金に気づけるっていうのは素敵だとは思ってます。

増川　ほんと，そうだね。引き金そのものはやっぱり「いい・悪い」というものじゃないよね。むしろ，「いい・悪い」と思い始めると，注意サインがせり出してくる。評価・判断の世界観。で，笑太郎が言ってくれたように，引き金そのものはやっぱり，「他者に開けていて，だから素敵だ」，ということだね。なるほどね……。勉強になった。

　……そうだ，そして，他者が現れたときにも道具が使えるっていうのはかなり素敵なことだよね。だって引き金のプランが存在していなかったら……って考えてみると，他者が現れたときに使える道具が封じられているってことだから。そこにあるのは，「すべてが自分に還元される世界」。それでも，ストレスは感じるわけだからさ，それが高じれば，溜まって，溜まって，他者を責める方向に暴発するかもしれない。っていうか，それしかなくなるって思う。

藤田　そうだね，僕にとっても引き金のプランがあって，シンプルに，楽になった。諦められる，手放せられるようになった。それは大きいかな。

増川　ほんと，そだね。他者がいるってことはいいことだよ，ね，本当に。「違っていてくれてありがとう（島WRAP～Peace～の第2回目のワークショップの合言葉）」，そういうことだよね。

一同　引き金屋─────。

Dialogue3　引き金のプラン─Triggers　了

WRAPと私　column 2

生き方に変化を生むには
反応から行動へ

佐々木理恵（呼ばれたい名前：りえちん）

「WRAPはよくできている」

　私がWRAPの存在を知ったのは2009年2月のことで，デイケアに通っていた時でした。あれから時が経ち，WRAPに出会って10年目となりますが，飽きることなく学び，楽しみ，そして時に自分と向き合いながら，いまもWRAPの世界観や哲学に魅了されています。そしていま，つくづく思うことは「WRAPはよくできている」ということです。

自分の人生の主導権を握る

　WRAPに慣れ親しんでいる方ならよくご存知の言葉かと思いますが，「自分の人生の主導権を握る」という考え方にはじめて触れた時，「これまで自分の人生や意思を私自身が大事にしてきただろうか？」「誰かに対して大事にしてもらうことばかりを考えてはいなかっただろうか？」「『しょうがない』という諦めの言葉を吐くことで自分の人生の主導権を自ら明け渡してはいなかっただろうか？」と考えるようになりました。

　「しょうがない」という言葉は，自分の意思や本当の気持ちをなかったことにするには便利な言葉であり，短期的にはその時の状況をやりくりするには都合がいいものです。しかし，長期的な，それこそ"人生をどう生きるか"という視点で見た時には，自分にとって大切な場面ではあまり使いたくない言葉や思考だな，と思うようにもなりましたし，いまでは折に触れて"自分をちゃんと生きてる？"と自分自身へ問いかけ，自分の生きる道を確認するようにもなりました。そして自分の人生に真

摯に向き合うことを始めたのは，先述の「自分の人生の主導権を握る」という言葉に出会った時だったと，いま，振り返っています。

どう行動Actionを起こしていくか

　WRAPに触れる中でWRAPのトピックのどこにいま関心が高いか，というのも時とともに移り変わってきました。WRAPに出会ったばかりの頃は自分の"元気に役立つ道具箱"をいっぱいに満たすことに熱中しましたし，クライシスプランに入れ込んだ時もあります。またリカバリーに大切な5つの考え方さえ自分の軸としてしっかりあれば何とかなるからと，プランが手薄になった時期もありますし，ファシリテーターとしてファシリテーションの仕方やクラスや研修などの場作りや運営に熱心になったこともあります。時とともにさまざまなことに興味が移ってきました。そんな私がいま，関心があるのは"結局のところ，どう行動Actionを起こしていくか"ということです。

　リカバリーに大切な5つの考え方に入れ込んでいた時，頭の中で考えをこねくりまわすこと自体はとても楽しいものでしたし，知的欲求が満たされるような感覚もありました。他者の価値観で素敵だなと思ったものを取り入れながらの"私は何を感じて，何を大切にしたい人なのか"を知ることは自分の輪郭が浮き彫りにされるものであり，"なかったこと"にしていた自分の気持ちを見つける旅でもありました。

　一方でどんどん理屈っぽくなる自分を感じましたし，考え方だけでは現実は進まないし変わらないという思いと，「そもそも私自身が自分の大切にしていることにもとづいて行動しているだろうか？」という気持ちや，「頭の中では自分なりの哲学や言いたいことがたくさんあっても，それを行動化しなければ足踏みしているのと変わらないのではないだろうか？」と思うようにもなりました。行動に起こすことや言葉にすることは時に勇気もいりますし，時間が必要な時もあります。

　また，すぐに行動化できるほど，簡単ではないこともあるかもしれません。けれど，WRAPはやはり"Action Plan"なんだとも思います。自分の中に芽生えた新しい考え方や価値観，哲学をどう現実に表していくか。つまり"結局の所，どう行動Actionに起こしていくか"が大事だとWRAPに出会って10年目のいま，あらためて思っているところです。

　行動Actionが大事，とはいえ自分なりの考えや哲学・意思がない行動プラン（Action）だけだと，それもちょっと弱いと思っていて，それは出たとこ勝負のような，行きあたりばったりのような。弱々しくどこか頼りない感じがしますし，行動のない意思はエネルギーだけが空回りしている感じがします。ですので，リカバリ

一に大切な5つの考え方と行動プランの両方が揃ってはじめて動き出し進んでいく。私が「WRAPはよくできているな」と思うゆえんです。そして「自分の人生の主導権を握る」にはやはりActionが必要不可欠なものだとも思います。

反応ではなく行動Action

　いま，日々生活をする中で疲れている自分を感じます。街中に出れば音や文字が溢れていますし，パソコンやスマートフォンを開けば情報に溢れています。仕事の場面では他者の考えにたくさん触れますし，時には望んでいない声やメッセージが入ってくることもあります。目の前に広がるさまざまな状況に圧倒され，それに反応するばかりで，疲れて1日が終わる。しかしそんな日々の中で最近，気がついたことがあります。それは"反応するのではなくて行動（Action）すること"です。反応的な時，自分の人生の主導権は自分の手元にはなくて，行動するその時にはじめて自分の手元に人生の主導権を感じるのだと思いますし，実際そのように感じています。そして"私はこうします"という自分の中から湧き出る意思と，意思が宿った行動のみが現実に変化を生んでいくのではないかと思っています。

　このようなことを日々繰り返しながら，そして時に"自分をちゃんと生きてる？"と自分自身に確かめながらリカバリーの旅を続けたいま，10年前には想像していなかった日々を送っています。いまこの文章を読んでくださっているあなたは"自分をちゃんと生きていますか？"，いつかお目にかかる機会があれば，ぜひどんな自分を生きているか聞かせてください。楽しみにしていますね。

第4章 注意サインのプラン

—Early Warning Signs

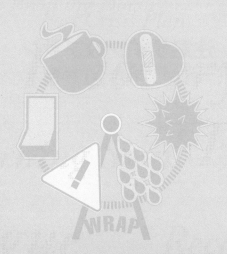

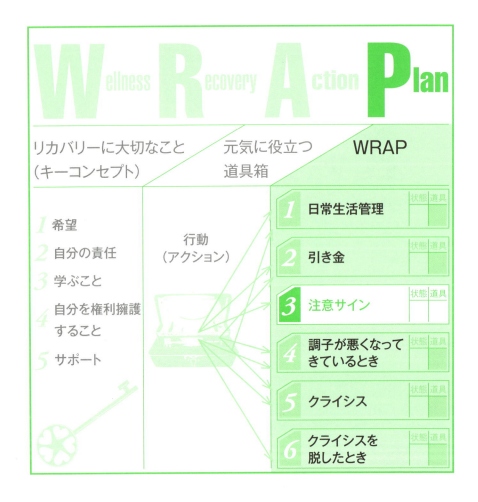

注意サインのプラン
自分の内側（≠外側：引き金）の微かな変化の兆し

生きていると，いろんなことが起きてきます。「外側」だけでなく，自分の「内側」でも。イライラしたり，訳もなくさびしくなったり。あるいは，早口になっている。お腹が張っている……。「いい感じの自分」からちょっと離れてしまったことを教えてくれるのが今回の〈注意サイン〉。あなたにとって，ちょっとした変化を教えてくれるサインはなんですか？　そして，そのとき使っている〈道具箱〉はなんですか？　いい感じのとき，あなたは，「どんな人」ですか？

Recovery Story 4 ●リカバリーストーリー

迷子にならないように,違うところに行かないように

　2016年,初めにお話をするのは,〈注意サインのプラン〉。僕にとっては,とても大きなプランです。

　そっと僕により添って,優しく声かけをしてくれる……。「いい感じの自分」から違うところに行かないように見守ってくれている。迷子にならないように,大切なことを教えてくれる……そんなプラン。

Early Warning Signs Internal, subtle signs that let you know you are beginning to feel worse. Reviewing Early Warning Signs regularly helps us to become more aware of them and allow us to take action before they worsen[1].

　(筆者訳:初期の警告サイン(注意サイン)——内側で起こる,微かなサイン。嫌な感じになっていく……ということを知らせてくれるもの。この〈注意サイン〉を普段から見返していくことは,〈注意サイン〉により気づきやすくなるし,嫌な感じがもっと悪くなる前に,なんらかの行動をとることを私たちに可能にさせてくれる。)

　年の初め,新鮮な,希望も不安も,ここにはある……。何かが起こりそうな,いずれにしても,とにかく1年がはじまるこのときに,このプランの話ができることには何か,不思議な意味を感じます。

　迷子にならないように,違うところに行かないように。もしそうなりそうなときには,そっと僕たちに囁きかけ,ちょっとした行動をとるように促してくれる……〈注意サイン〉はそんなプラン。今月の『WRAPをはじめる』,〈注意サインのプラン〉をはじめます。

初めはよくわからなかった

1)"重要性"がわからない

　いま(2015年12月現在)でこそ,「迷子にならないように,そっと見守ってくれていて,必要な声かけをしてくれているプラン」と思っていますが,

第4章　注意サインのプラン—Early Warning Signs

　WRAPを最初につくったとき（2006年の冬のころ）には，その重要性がさっぱり，わかりませんでした。
　〈注意サインのプラン〉……。『微かな変化？"調子が悪くなってきているとき"の前。なんだか，軽いなぁ……ここはあってもなくても，いいんじゃないの？』なんて思いながらつくりました。本当に調子が悪くなる前は……『イライラするかなぁ』『1人を感じるかな……』『そんなときには，何をやっているだろう…？』『本を読むかなぁ』『イライラしたら，RCの"コブラの悩み"を聴く……。いや，それはもっとイライラしたらで，そのちょっと前なら"PLEASE"か。ボ・ガンボスの"絶対絶命""トンネル抜けて"。ああ，どんとの"波"かもな』『本なら，やっぱ中也か。うーん，京極の京極堂シリーズかも』，そんなことを思っていました。でも，『とはいえ，悪いときといっても初期段階なんだよな』と，ちょっとなめた感じで取り組んでいました。ここは「簡単」「楽勝」だ，というくらいに思っていて，その重要性がわからないまま時間が過ぎていきました。

2) ある仲間の一言

　そんなある日，定例のWRAPの会議のとき。
　そのころ，WRAPの用語を学んだ僕たちは，それらを1つの「共通言語」として使っていました。「ああ，それ〈引き金〉なんだよね」「これも僕の〈元気に役立つ道具箱〉」，そんなことをよく話していました。
　その日，僕は会議のファシリテーターをやっていて，ホワイトボードの前に立ってファシグラしながら，進行をしていたのだと思います。その後，おそらく会議が平行線になり，僕にも熱が入ったそのとき……「あ，ねてる君，声が高くなっているよ。早口だし。ちょっと〈注意サイン〉じゃないの？」と，ともにWRAPを学んでいる仲間から言われました。
　僕は，その発言にイラつき，『そんなこと言わないでよ。そもそもWRAPって人に指摘されるものではないはずだし，いま僕は〈注意サイン〉ではなく，むしろ頭がいい感じに回っているのに，みんながちゃんと発言しないんじゃん。僕のせいにしないでほしい。WRAPを使って，批判しないでよ。水をささないで』，そんなふうに思いました。そして，おそ

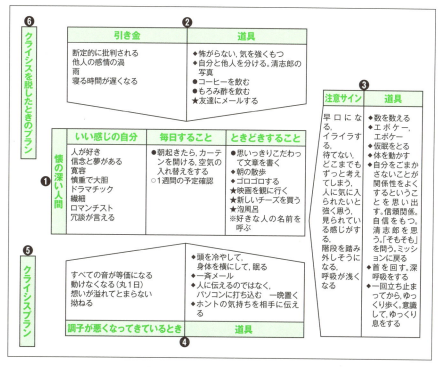

図1 いま使っているWRAP

らく,ため息をついて「そんなこと,言わないでよ」と一言くらい言ったかもしれません。あるいは,話にならないと思って,椅子に腰を下ろしたかもしれません。いずれにしても,不快な感じになったことを覚えています。

3)「いい感じの自分」から離れていた

しかし,その後,僕は自分のWRAPに「早口になって,しかも声が高くなる」ことを〈注意サイン〉に書き入れ,それに対する〈元気に役立つ道具〉として「意識して,低い声で話す」を入れるようになりました(図1)。そして,そのことを指摘してくれた人には,とても感謝しています。それは,自分では気づいていなかったことを伝えてくれたことへの感謝です。

その人とは，そのとき，おそらくこんな会話をしたのだと思います。

　　ねてる：「なんで，〈注意サイン〉だと思うんですか？」
　　Tさん：「だって，いつもと感じが違うでしょ？」
　　ねてる：「そんなこと言っても，僕としては，頭が回転していて，それは悪いことではないと思っているんだ。だって，会議を進めなきゃなんないでしょ。だから，早口になるよ」
　　Tさん：「でも，それってなんか，ねてる君らしくない感じがする」
　　ねてる：「いや，僕らしくないって言われても，あの状況ではさ，声も高くなるよ」
　　Tさん：「でも，なんか怖いんだよね。声が高くなって，早口で言われると……」
　　ねてる：「それは，そうかもしれないけれども……」

　その後，時間を置き，自分のWRAPに戻ってみると……。〈いい感じの自分〉には，「人が好き」「信念と夢がある」「寛容」「慎重で大胆」「ドラマチック」「繊細」「ロマンチスト」「冗談が言える」とあります。『ああ，ここから離れていたのか……』，そんなふうに思いました。

注意サインは，自分の微かな変化の兆候を教えてくれます

　〈注意サイン〉は，「Internal subtle sings」（つまり，「内側」で起こっていること）ということと，「微かな」というところが大きなポイントだと思います。前回の〈引き金〉が，自分にとって苦手な「外側からの」刺激や環境であったのに対して，〈注意サイン〉は自分の「内側で起こる微かな変化」。イライラする，不安になるといった心理的なものから，猫背になる，呼吸が浅くなるといった身体的なものも含まれる，「自分自身に起きていること」。それは，外からの刺激（引き金）に関係しているかもしれませんし，していないかもしれません。いずれにしても，自分の内側で起きているということです。

そして,もう1つ,「微かな変化」ということが大切なところです。「微かな変化」なので,もしかしたら自分では気づかないかもしれない……。自分より,まわりの人のほうが気づきやすいかもしれない(先の例のように)。僕のWRAPファシリテーションの師匠の1人,スティーブンはこう言っていました。

　「ある日,新しい〈注意サイン〉を見つけてね,それを家族に話したんだ。『○○○というのがあってね,それが僕の〈注意サイン〉だって気づいたんだ。これは新しい気づきだったよ』と。そうしたら妻が言うんだ。『あら,どんなことかと思ったら。そんなこと,私たち家族はみんな知っていたよ』と。〈注意サイン〉は,微かな変化なので自分ではなかなか気づけないかもしれないものなのです」。

　僕もまったくそう思います。自分では,なかなか気づくことができないかもしれないもの。でも,逆から言えば,気づくことができたならば,そこからの展開が大きく変わる……そんな種類のプランだと思っています。
　僕の例で言えば,「〈注意サイン〉＝早口になって,しかも声が高くなる」に対して「〈元気に役立つ道具〉＝意識して,低い声で話す」をプランとしてもち,そのプランを使うことによって,「人が好き」「信念と夢がある」「寛容」「慎重で大胆」「ドラマチック」「繊細」「ロマンチスト」「冗談が言える」といった「いい感じの自分」に戻ってきやすくなっています。そしてそれは,「いい感じの自分」として生活をしていきたいと思っている僕にとって,とてもよいように働いています。
　〈注意サイン〉のプラン。このプランを使ってみての僕の感想は,このプランはサインに気づけるかどうかがポイントであり,気づくことができたらば,プランはもう80パーセントぐらい機能したことになる……そんなふうに思っています[*1]。プランの構造は,〈引き金のプラン〉(前回を参照)と,〈調子が悪くなってきているときのプラン〉(p.122)と同じく,「サイン」と「対応する道具」に分かれており,サインに気づいたら対応する〈道具〉を使うという使い方をします。

第4章 注意サインのプラン―Early Warning Signs

このプランがあってよかった

1)「自分の姿」が見えてくる

　〈注意サインのプラン〉があってよかった。というのは，このプランが，冒頭でお話ししたとおり，迷子にならないように，違うところに行かないようにしてくれるからです。

　このプランをつくり，使うようになる前と後とでいちばん違っているのは，「いい感じの自分」と〈注意サイン〉の区別がつくようになったということです。

　僕は子どものころ，気分の浮き沈みが激しい性格だったと思います。自覚していたのは「イライラしやすい」性格でした。もちろん，機嫌がいいときもあります。そんなときには，陽気で明るい性格だと思うのですが，ひとたびイライラすると，それが爆発することもあるのです。そのため，僕は『普段は陽気で明るくしているけれども，本性は違っていて，僕の本性はイライラしている人間なのだ』と思っていました。『陽気で明るいはつくりものの自分，イライラしているのが本性』，そんなふうに思っていたのです。先ほどの例でも『寛容であるはつくりものであり，本当は頭の回転が早くて，早口でテキパキと物事を展開させていくのが好きな性格』だと思っていました。

　ところが，〈注意サインのプラン〉をつくり，実行していくなかで，『そうじゃなかった！』ということが見えました。なぜならば，「イライラ」や「早口でテキパキ展開させていくのが好き」という感覚は，それに対応する〈元気に役立つ道具〉を使用してみると"消える"からです。そして，その後には，「いい感じの自分」が現れるのです。「イライラ」や「早口でテキパキ展開させていくのが好き」は，僕の本性でもなんでもなく，単なる〈注意サイン〉だったのです。

　このプランをつくり，使うことによって，僕は「自分の姿」が見えてきました。そして，迷子にならないように，違うところに行かないでいられる……僕にとってはそれがいちばん大きな成果，効果，変化でした。

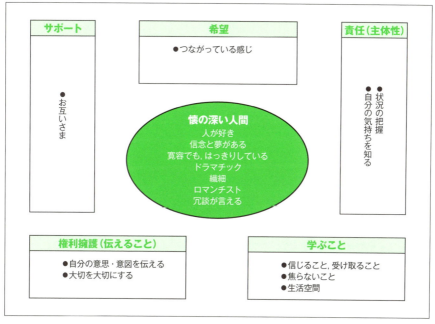

図2　かつてのWRAP（キーコンセプト）

2）「お調子者」という思いこみ

　また，こんなこともありました。かつて僕は，自分にとっての「いい感じ」は「調子に乗っている感じがしているとき」だと思っていました。そして，その姿は，「人が好き」「信念と夢がある」「寛容」「慎重で大胆」「ドラマチック」「繊細」「ロマンチスト」「冗談が言える」という「いい感じの自分」とも整合性がとれていて，そのうえで「調子に乗っている」と感じることがまさに「いい感じ」なのだという気がしていました。そして，「いい感じの自分は"お調子者"」ということも，よく口にしていました。それは，僕の〈キーコンセプト〉（図2）とも合っていると思っていたのです。

　図2（2011年）には，すでに「お調子者」は入っていませんが，3年後の2014年の〈キーコンセプト〉は，図3のようになっています。つまり，「責

第4章 注意サインのプラン—Early Warning Signs

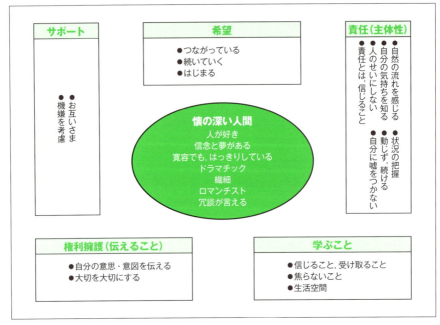

図3 いま使っているWRAP（キーコンセプト）

任（主体性）」の欄が大幅に増えています。そこから振り返ると、「お調子者」は、自分の主体性を手放した状態だったのです（もちろん、これは僕の場合であって、「お調子者」が「いい感じの自分」である方もいると思います）。つまり、僕の場合、「お調子者」は「いい感じの自分」ではな〈注意サイン〉だったのです。

〈キーコンセプト〉の修正とWRAPの修正、どちらが先であったかは忘れてしまいましたが、おそらく同時進行的に進んでいったのだと思います。「お調子者」を「いい感じ」だと思っていたけれど、それだと不都合なことが起きてきた。「お調子者」であるときは確かに気持ちがよく、「いい感じ」。しかし、その後に思いもよらない誤解をされたり、自身も自分の行動に違和感を覚えていったり……。

3) 自分では気づくのが難しいものもある

そうして気がついたのは,「お調子者」は「いい感じ」ではなく〈注意サイン〉であったということ。しかし, これは自分についた癖のようなもので, 修正するのに時間がかかったところです。なぜならば, 自分は「お調子者」であることを「いい感じ」だと思ってきましたし, 周囲も僕のことをそのように思って接していたからです（他の観方を聞いたとしても, 僕自身がそのイメージを自分に与えていたので, 自己像の外に僕自身が出られなくなっていました）。

このように,〈注意サイン〉には, 自分で気づくのが難しいものも含まれています。そして, 僕のように「いい感じの自分」と〈注意サイン〉を混同されている場合もあると思います。では, なぜ, いまはそれらを〈注意サイン〉であると明確に思えているのかというと, 先述のように, 対応する〈道具〉を使うことで, その状態が消えていったからです。「お調子者」が消えて出てきたのが「寛容」であり, その「寛容」は,「寛容でも, はっきりしている」へと変化していきました。そして,「冗談が言える」も別のものとして, 新たに浮かんできました。

もちろん, わかりやすい〈注意サイン〉があることも付け加えさせてください。たとえば,「イライラする」「待てない」「どこまでも, ずっと考えてしまう」など。しかし, これらも〈注意サイン〉としてみることによって, 自分の「本性」「性格」「癖」として固定化することなく,〈元気に役立つ道具箱〉を使うことで消せる（あるいは「いい感じの自分」にリカバリーさせることができる）ことがわかってきます。このように,〈注意サインのプラン〉は, 僕が自分の人生において迷子にならないように, 違うところに行かないように, 僕のそばでそっと, 囁いてくれるプランとなっています。

「注意サイン」のプランのある暮らし

1) 行動も変化する

〈注意サインのプラン〉を使うことでよかったのは, 自分の姿が見えて

第4章 注意サインのプラン—Early Warning Signs

きたことだけではありません。実際の行動も変化しました。たとえば，僕のWRAPには「どこまでも，ずっと考えてしまう」という〈注意サイン〉があります。いろいろ考えることは，悪いことではないと思っていますし，熟考することでいいアイデアに行きつくこともあります。しかし，「どこまでも，ずっと」になってしまうことで，時間ばかりを浪費したり，考えることが目的になってしまうことが，僕の場合は多かったのです。現実はもとのまま変わらず，加えて自分はとても疲弊してしまう……。ならば，それは〈注意サイン〉だと考え，プランをつくりました。「仮眠をとる」「体を動かす」。これらのプランを使うと，「どこまでも，ずっと考えてしまう」ことは消えることがわかりました。

　先日，洋服を買いに行ったときのこと。僕は例によって決めることができず，店員さんと話しては，あっちかなこっちかな，試着をしてはまた，あっちかなこっちかな，と迷っていました。『これだ！』と思っても，また違うところが気になる……。たとえ自分では『これがいいなぁ』と思っても，『あ，でもこれを着ていたら，まわりはどう思うだろう……』と，考えはどこまでも進んでしまい，時間も30分が経過。買うならジーンズを1本と最初は思っていたのに，ジャケットをみたり，パーカーをみたり，さらにはベルトやシャツまで気になりだし……1時間が経過。

　そのとき，『ああ，注意サインだな』と思いました。そして……僕は冷静になりました。そして，〈道具箱〉。プランAの「仮眠をとる」はさすがに使えない。ならば，プランBの「体を動かす」。ちょっと別のところに移動すると，頭の中に映る景色が変わり，「どこまでも，ずっと考えてしまう」が消えていきました。そして，『では，現実的に考えよう』と思い，それからすぐに買うものを決めることができました。もちろん，いったん「どこまでも，ずっと考えてしまう」状態に入ってしまっているので，買う服を決めた後にもまた「どこまでも，ずっと考えてしまう」がはじまりましたが，それでもまた「体を動かす」ことで「いい感じの自分」に戻っていきました。

　いまは，このように〈注意サインのプラン〉を使っています。そのため，時間を無駄にすることも減ってきたと思います。

2) ここには,「病名」は必要ない

　以前僕は1人では買い物に行けませんでした。特に洋服は……。そのため, 福祉の専門職の方に付いてきてもらって洋服を買っていたこともありました。

　「どこまでも, ずっと考えてしまう」のは, 僕の病気のせいだと思っていました。そうでないと説明がつかない感じがしていたからです。そして,「洋服を買えない」→それは,「どこまでも, ずっと考えてしまう」から→なぜなら, 僕の精神構造がそうなっているから。それが, 僕にとっての「合理的な説明」だったのです。そして「障害なので仕方がないこと」と考えて, そこに福祉の支援を求めていました。

　しかし,〈注意サインのプラン〉をつくり, 実行することによって, 1人で買い物ができるようになりました。「どこまでも, ずっと考えてしまう」ということがなぜ起こるのか, 合理的, 科学的な説明は未だつきません。しかし, そうなったときに, 何をしたらいいのかはわかっています。なぜ,「仮眠をとる」「体を動かす」ことでリカバリーができるのかもわかりませんが, リカバリーはできています。

　かつて, 僕には「病名」が必要でした。病名があることで, 対処法を考えられると思っていたからです。しかしいまは……病名はあまり必要ではなくなりました。病名をもたなくとも, 自分の〈元気に役立つ道具箱〉を使うことで, 困った症状 (と呼んでいいのかどうかも, もはやわからないのですが) は消えることがみえてきたからです。

　そして, 要は自分の〈元気に役立つ道具箱〉を使うことが, 鍵なのだ, と思うに至りました。そう考えると,「どこまでも, ずっと考えてしまう」は病気の症状ではなく, 僕の〈道具箱〉である「仮眠をとる」「体を動かす」を『そろそろ使ったらいいんじゃないの？』と, 僕の元気 (Welness) のために囁いてくれている「EarlyWarningSigns」(注意サイン) なのだと思うようにもなりました。

　要は自分の〈道具箱〉を使うこと。そのことで, 疲弊しきることなく, 時間を使い過ぎることなく, 1人で洋服を買えるようになりました。

WRAPのすすめ

　さて，みなさん，2016年が，はじまります。

　いま，みなさんはこの誌面に目をやり，文字を追っていることでしょう。そして，それぞれ，さまざまな想いをもっていらっしゃることでしょう。また，顔を上げれば，それぞれの現実世界が広がっていると思います。少し動けば，またいろいろなものが目に飛び込んできたり，聞こえてきたり。あるいは，何かに触れていくと思います。それぞれの時間をもち，それぞれの物語のなかにいることでしょう。

　そうしたなかで，自分のもっている〈元気に役立つ道具箱〉を使っていることと思います。誰しもが，それぞれの考えをもち，それぞれの方法を用いて，人生を生きている。生活を組み立てている。WRAPは，"その"みなさんの「自分の考え方のコツ」や「生活の工夫」をより使いやすくしていく仕組みです。自分の考えや，感性や，自分のもっているものをスイスイと使えるようになっていくことは，とても素敵なことだと思います。

　これを書いているいま，みなさんにWRAPをつくることを，お勧めしてみたいと思う僕がいます。それは，みなさんの人生にきっと役立つと思うから。

　今回取り扱ったのは，自分の内側で起こる微かな変化の兆しをみていく〈注意サインのプラン〉。

　おしまいに，読者のみなさんに，以下ことを思い浮かべてみていただきたいと思います。

　みなさんにとって，
　①「いい感じのときの自分」って，どんな人ですか？
　②その「いい感じ」からちょっと離れてしまっていることを教えてくれ

る〈注意サイン〉にどんなものがありますか？　そして，③そのときに，「したほうがいいこと（元気に役立つ道具箱）」ってなんでしょう？

お互いに，いい年にしていきましょうね！

〈引用・参考文献〉
1) メアリー・エレン・コープランド：メンタルヘルスのリカバリーと WRAP®（英語版ホームページ）. http://www.mentalhealthrecovery.com/

＊ used with permission of Advocates for Human Potential, Inc.

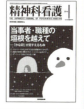

2016年1月号掲載
『WRAPを始める！』
注意サインのプラン―自分の内側（≠外側：引き金）の微かな変化の兆し

第4章 注意サインのプラン―Early Warning Signs

Dialogue 4
注意サインのプラン
―Early Warning Signs

増川ねてる×藤田茂治×菊池ゆかり

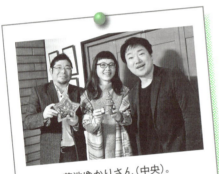

菊池ゆかりさん（中央）。

いい感じの自分と注意サイン

菊池 今回，藤田さんとねてるさんと注意サインについて話すにあたって，自分の注意サインをあらためてじっくり眺めてみたのね。そうしたら，注意サインって「いい感じの自分」と対極にあるというのをあらためて再確認できた感じがした。

私にとっての「いい感じの自分」は，のんびりできていたり，自然体だったりするんだけど，注意サインは，イラッとするとか，ピリピリしているっていうもので，こ

れってやっぱり「のんびり」だったり「自然体」とは正反対の状態なんだなって。それに「創造性が働く」っていうのもいい感じの自分には入っていて，注意サインを見てみると，やっぱり「思考がうまく進まない感じ」というのがあって。いい感じの自分と注意サインとは，そういう意味でつながっているんだっていうのを再確認した。

増川 なるほどね。僕の場合は，注意サインって概念があってあらためてよかったなって思うのは，いい感じの自分と注意サインの区別ができるっていうのがすごくよくてね。以前はさ，どっちも自分なんだから，注意サインのほうこそが自分の本質じゃないかって思っていたんだよね。イライラしていたら，「僕はイライラしやすい人なんだ。これが自分なんだ」ってイライラする自分が本性であるかのように思うようになっていってさ。

藤田 ああ，それは思いこみやすいよね。

増川 ところが，注意サインは道具箱を使うと消えるんだよね。そして，あとに残るのはいい感じの自分でさ，だったら，いい感じの自分のほうが，「地の自分」だっ

て思うようになっていったの……。これはほんと，おっきな体験！ 自分の上に積もった埃とか塵なんかが注意サインで，道具箱でそれらを取り払うと，地の自分が出てくるって感じ。

藤田　地金ね。

増川　そう。でも注意サインが精神科と結びつくとさ，簡単に治療対象になっちゃうんだよね。注意サインは「道具を使いなさい」という，Early Warningサインなのに。薬とかでそこをうやむやにしてしまうことで，道具を使うタイミングを逸してしまう……サインを聴けなくしてしまうという，まずさがあるような気がするんだけれども……。

菊池　それに本来看護って，「何かを足す」っていうよりは，「悪くなっているものを排除する」という方向があるんだと思う。たとえばナイチンゲールがクリミア戦争の従軍看護の時代にやったことって，劣悪な衛生環境に対して換気して綺麗な空気にしましょうとか，不潔なベッドや水を清潔なものにしましょうとか，環境を整えて自然治癒力を高めることだったんだよね。

注意サインとは何か

菊池　いい感じの自分から離れてしまっているときのサインということでもあるだろうし，もっと具体的な，心や身体の不調の反応としての「お知らせサイン」ということでもあるんだと思う。私の場合，もともと小さい時から体が弱かったりするんだけど，「お知らせサイン」に気づけるようになってから，寝込んでしまうことも少なくなったんだよね。こんなに忙しいのに（笑）。

藤田　僕も寝込まなくなったよ。前は1か月に1回くらい点滴してたからね（笑）。

菊池　だからお知らせサインって，気づけるか気づけないかでだいぶ違うよね，生活が。

増川　違うだろうね。そこでいうと，表に出てくる病気のいろいろな症状っていうのは，体の恒常性が乱れてますよ，ということを教えてくれるサインだよね。

菊池　そうだよね。ウイルスと闘っているときには体温を上げて，それで免疫力を上げてっていうのがあるから。

藤田　ある程度一定の熱を出さないとウイルスが死んでくれないっていう。一定の熱になったら，あんまり下げすぎちゃだめっていうよね。

菊池　風邪をひいたりして咳をするのも，異物を排除しているからだからね。

増川　でも，あまりにも高温になって脳にダメージがあるようだったら下げたほうがいいよね。きっと注意サインもそんな感じがあってさ，イライラしているというのは注意サインでいいんだろうけど，それを通り越してさ，もっと悪い行動を始めたらそれは注意サインではなくて，何か対処は必要なものだよね。そこには明確なラインや線引きがあるよね。それに，その線引きがさ，この後の「調子が悪くなってきているとき」のプランとの線引きになると思うんだよね。

たとえば，イライラという注意サインは「何か道具箱を使ったほうがいいよ」というサインにもかかわらずさ，それがもっと

第4章 注意サインのプラン―Early Warning Signs

悪化したら道具が使えなくなっちゃうからね。

菊池 私の場合「注意サインだと自覚する」という対応プランが入っていて，つまりサインをキャッチすること自体が大事ということなんだよね。「あ，いま私イライラしてる」とか，自覚する。それを無理に抑える必要もないし，「そうなんだ」と思うだけで，自然と行動や態度って変わってくるんだと思うし。

増川 そうなんだよね。注意サインってさ，リカバリーストーリーにも書いたけどさ認識したら消えるっていう場合ってかなりあるんだよね。逆に認識するまでが難しくてさ，たとえば，僕が陥ったのは，さっき言ったみたいに，イライラしていることを「それが俺の本性だ」って思っちゃっていたから。だから難しかったよね。注意サインって本当にわからなくて。そんなことよりもピンチになったときの，つまり引き金のときの道具がほしくてさ。

菊池 私も最初は難しかったな。引き金と注意サインは自分の外側と内側で対極なのはわかったけど，自分が調子悪くなっているというのは認識しても，「その前兆って何？」みたいな。でもそれもすごく時間をかけて，「こういうときにはこうだったな」というのを1つ1つ手繰り寄せていったり，人の注意サインに触れたりすることでちょっとずつ見えてきたかな。

藤田 調子が悪くなってきているときと，注意サインの違いはよく聞かれるよね。

菊池 私の場合，風邪でたとえているな。「日常生活管理プラン」は，食事の前には手を洗うとか，風邪予防になるようなあたりまえのメンテナンス。「注意サイン」は，たとえば喉がちょっと痛い，軽く咳が出るとかかな。それで「調子が悪くなったとき」は，熱が出てしまっているので対応プランにしたがって病院に行く，という感じかな。

増川 そのたとえ方，おもしろいね。おもしろいと思ったのは，風邪にたとえるとさ，いまきくっちーが言ってくれたようにわかりやすいんだけど，メンタルヘルスになると単にわかりづらくなる気がしたからなんだけど。僕の仮説としては，「いい感じの自分」というのがなかなか掴めていないからじゃないかって思っているんだよね。どうだろう？　つまり，「いい感じの自分」が掴めていることで，何か違和感を感じた時に「何かが違うな」と思える。

でも精神科に通い始めると，「いい感じの自分」じゃないところに焦点があてられて，その焦点にあたったところが「その人」として扱われてしまうようになる気がしてさ。しかもそのことが本人と医療者で共有されていく。その共有されていく過程が疾病教育とか心理教育とか呼ばれているんじゃないかと思ってしまうんだよね。ま，個人的な体験なんだけど。

菊池 確かに「いい感じの自分」がわからないっていう人はよく聞くね。そもそもそんなことを考えたこともないって。患者さんや自分の家族や同僚に関してはよく見ているけど，自分自身に目を向けることは少ないのかもしれない。

増川 なんだろう？　教育的な理由もあるのかな？　たぶん，子どもの頃ってさ，小学校にあがるとさ，自分らしさと社会化

っていうところの狭間で苦しむじゃん。た
とえば，歌を歌うのが好きだけど，小学校
のとき歌ったら，音程が外れていたってい
うことがわかって，みんなが笑っているか
らさ，これ違うのかなみたいなと思って，
歌うのが怖くなったりとか（笑）。

菊池　最近ちょっと思ったのが，子ども
の時には私はのんびりしてたんだよなと思
って。結構マイペースで，自分の世界が
あって，のんびりやっていたな。そしてそ
れが自分としては楽だったし，心地よかっ
たんだよね。でも成長して集団の中で役
割をもつにしたがって，のんびりしている
という自分のらしさが矯正されていった部
分はあるかもしれない。鎧を着ていった，
じゃないけど。そういった意味でもWRAP
と出会って，そうした鎧が少しずつおろせ
るようになって，よりシンプルになってき
た感じがする。

増川　どうしても，たとえば学校なんか
だと標準型の人間が求められるよね。「い
まの若い者は個性がない」というけれど，
個性を発揮すると潰されるって，みたいな
ね。

菊池　そうなると自分ではなくて誰か別
の人が言った言葉で「自分って何だろう？」
っていうことを考えてしまいがち。だから
自分らしさというものを自分で問い直す・
主体性を見直すって大事で，それができ
ることで注意サインにも対応しやすくなる
とも思う。

増川　そうだろうね。

注意サインと
道具箱・キーコンセプト

増川　キーコンセプトの発見というの
は，かなり重要なことだよね。実はこんな
体験があって……。

昨日の話なんだけどさ。仕事に行かな
くちゃいけないんだけど，前日まですごく
ハードで体がクタクタになっていたので，
ギリギリまで家で寝てたの。それで昼ご
はんが食べられないくらいの時間になっち
ゃっていて，でも1本でも早い電車に乗る
とお昼ご飯が食べられると思って，その
電車に乗ろうと思って急いでエレベーター
を昇っていたら人にぶつかってしまったん
だよね。「すみません！」って謝ったら，「そ
んなに急いでどこ行く！」って怒鳴られて。

菊池　気をつけろ！　じゃないんだね
（笑）。

増川　うん（笑）。それを聞いたら，「確
かにそんなに急がなくてもいいよな」って
いう気持ちになるわけ。「もっとゆっくり生
きてもいいのかな」ってさ。まあそれはそ
れとして，人前で怒鳴られるっていうのは
僕にとってはあきらかに引き金で，そのと
きの僕の道具というのは「気を強くもつ」
「忌野清志郎を思い浮かべる」というプラ
ンがあって，それを実行したんだ。そうし
たら，「そんなに怒鳴らなくてもよかった
んじゃないの」って思うことができた。「そ
んなに急いでどこ行く！」というのが僕に
向けられたサポートであったら，怒鳴る必
要はなくて，伝わる言葉で伝えてくれたら
よかったのにって思えたのね。

次に注意サインの話になるんだけど，「そ

第4章　注意サインのプラン—Early Warning Signs

んなに急いでどこ行く！」って怒鳴られてある程度それを受け入れたので，引き返してその人に「すいませんでした。実はいま急いでいて……」という説明をしようかと思ったんだけど，僕にとって「すべての人に気に入られたいと思う」っていうのは，注意サインに入っているので，踏みとどまって，「いや，自分はいま遅刻できない状況なんだぞ。行かなくちゃ」って思えて自分が変化したことは，注意サインが見えていたからこそなんだよね。

菊池　急いでいるっていうのは「注意サイン」じゃなくて？

増川　違うよ。急いでいるのは，注意サインではなくて，僕が使っている「道具」。「エレベーターを早く昇る」っていう道具を使っているんだよね。このエピソードで言いたかったのは，引き金と注意サインと，それに対応する両方のプランがあって，加えて，自分が道具箱を使っているという認識をもてたことで，それこそリカバリーできたっていうことなんだけど。

藤田　ちょっと複雑だね。道具箱と注意サインというのは混同しやすいかもしれない。

増川　それについて言うと，僕の注意サインには「早口になる」というのがある。同時に「早く喋る」という道具も僕は用いているという話だよね。

藤田　自分では道具を使っているのだけれど，他人からは注意サインと捉えられるってことよくもあるよね。

菊池　そのズレって社会の中で生きていればどうしても起きるよね。「私は道具を使っているのに何で理解してくれないんだ」とは言えないし。他人がそれをわからないのは当然だし。だから，自分の道具とか注意サインを知っていて，それを身近な人とていねいにわかちあってすりあわせをしていく作業はとても大事だと思う。ただ見ず知らずの人と共有しておく必要はないだろうけど。

増川　うんうん，だからこそ，「○○は，あなたにとっての注意サインですよね」とか，言うことってほんとに僕は嫌だし，失礼なことだと思うんだよね。意味がないし，それってそれを指摘している人だけが「気づいた」って，自分の優位性の誇示で気持ちよくなっているというか……。でも，実際には，「気づいた」ではなくて，その人の勝手な，「読み間違い」。

でも，これ，精神科医療ではよく起こっているでしょ？　しかも，集団でそれを「患者」にやっている。あげくに，病名もつけられちゃう……。それはされる側にとっては暴力だけど，する側にとっては仕事……。そして，お互いにそれに慣れていく……。そうするとさ，医療の人は，他人にレッテルを貼るのがきっと普通になっていくんだ。そして，患者の方は，貼られるのになれていき……。貼ることを普段からやる人，貼られることが日常の人，というものできあがってしまう。あー，やだやだ。僕は，貼られることが常態化していた時期が20年以上あったからさ，そしてそれが「読み間違い」ってことがわかって呆然としたわけで。しかも，そのレッテルは病院で起こると，もうその人の人生にも，社会的な生活までも影響を与えていくから。

もちろん，きくっちーのいうように，他

人と生きていく以上，ズレが起こるのはあることだと思うのね。でもさ，精神科で働く人だったらさ，プロなんだからさ，そのズレを作らないでよ，って思っちゃう。これは，まぁ，いち精神科ユーザーとしての，医療に期待していたからこその不満なんだと思うけど……。で，僕は，ピアサポートに出会ったときにさ，ほんと，ほっとしたし，そこからリカバリーが始まったんだけれどもね。決めつけるとか，なかったからね。「わー，俺もそうだわぁ」から始まっていたし，みんなそれぞれの経験を聴きたいって思っていた。そして，WRAPもその文脈。ただただ，お互いに自分の経験を話していて，それがほんとよかったんだ。

でも，WRAPも日本に入ってきて，10年以上経つとさ，WRAPの言葉で評価・判断するってことが出てきている気がして……。「あ，これはこの人の注意サイン？」「これが，引き金なのかなぁ」とか。それは本当にまずいことだって思っている。WRAPはそんな道具じゃないのに，真逆の発想。

あ，いまは，観察者のことについて話したんだけれども，行為者，つまりWRAPユーザーの側からも話すと，「これが自分の道具なんだ（から好きにやらせてもらう！）」というのは，僕からすればサポートが働いていない感じがするってのも，ある。キーコンセプトであるサポートの中には，これは僕の感覚なんだけど，「お互い様」っていうものがあって。それはつまり自分も誰かも「その人にとっていい人生を送りたいと願っている」っていう認識も入ってくる。なので，サポート関係を壊す道具は，やはりうまく機能しない。それは，ほんと多くの経験から学ばせてもらいました。そうなると，そこの鍵は，「学ぶこと」に意識が向けられるかどうか……ってことになると思うんだけれども。

注意サインはいつ「入る」か

編集部 では，WRAPの中で「他人から指摘される注意サイン」というのは，どのような位置づけになるんですかね？

藤田 いい感じの自分を見直したときにその指摘が自分の中でしっくりくれば，それは注意サインだろうけど，自分の中に入っていないものは，注意サインじゃないかもしれないね。それは単に他者の評価だから。

菊池 主体性や権利擁護に関連するけど，私は「自分の意思」というものを大切にしているので，「押しつけられること」は基本的に引き金になるかな。「どうしてそう決めつけるの？」という感覚が湧くな。順番としては，その後にキーコンセプトが動き出すんですよね。つまり「学ぶこと」に入ってきて，「あ，それは過去にも言われたことがあるな」「今回は新しいコトバでやってきたぞ」とか，過去の記憶と経験に照らしあわせてみたりして「学ぶこと」が機能していく。もしそこで納得がいけば，自分の希望には「気づき」や「発見」というものがあるので，その指摘は注意サインに入ってくる。何か月あるいは何年後かに注意サインに入るかもしれないし，それはわからない。

第4章 注意サインのプラン―Early Warning Signs

増川 僕はシンプルに，人が指摘してくれたのは，すべからくサポートだと思っている。プランがあってよかったなって思うのは，その次に起こることなんだよね。たとえば，さっきのエピソードも「『そんなに急いでどこ行く』というサポート」だと思えたら「ゆっくりしようかな」と思うけど，現実は，それを使っちゃうと……実際は仕事に遅れちゃうので，そうならないようにWRAPを使う。「そのサポート，いまじゃないな！」って。「いまは，急ぐこと！」って，ね。でも，その方のサポートがなくなるわけじゃない。その感覚は，まずは，あるの。

菊池 ねてるさんは，キーコンセプトは後から来るんだ。

増川 そうだね。ちょっと詳しく言うとさ，僕にとってサポートが意味するのは世界観なんだよね。「サポートしてくれたんだ，ありがとう」という，世界を拡大させる感覚。でもそれだけだと，飲み込まれちゃうから……。そこでWRAPが出てくる感じ。キーコンセプトの世界観がまずはある。それは，揺らがないな。

菊池 何を言われても「ありがとう」って受け取る感じ？

増川 ……うーーーん。「受け取る」というか，そんなふうに聴こえてくるって感じかな。だから……，だからこそそれに，飲み込まれないために，WRAPがある。話は少しずれるけど，虐待を受けている人ってひどいことされているんだけど，その感覚が麻痺して「自分のためにしてくれている」って思っちゃうらしいんだよね。僕にとって「サポートしかなくてWRAPがない世界」ってそんな感じ。

でもね，まずあるのは，キーコンセプトなの。なんだけれども，キーコンセプトだけでは「現実の中の僕」としては使えないことがある。なので，WRAPを使って，現実の中で行動を起こすっていう流れがある。

ここで少し，「注意サイン」がやってくるっていうときについて話をしたいんだけど，コモンくんとかはどう？

藤田 さっき言った「いい感じの自分を見直したときにその指摘が自分の中でしっくりくる」の具体例になると思うんだけど，最近気づいたのは，「自分のタイムスケジュールを優先するとき」は注意サインだな。これは自分で気づくことができた。どうして気づけたかというと，自分のタイムスケジュールを優先しようとするから，そのタイムスケジュールで動いてくれない人に対してとてもウザく感じてくる。でも，これはいい感じじゃない，ってわかった。いい感じの自分は他人を受け入れられるのに，そうじゃなくなっている。これは注意サインだと。

増川 「自分のタイムスケジュールを優先するとき」ってもしかすると道具箱である可能性もあるね。でもそれは道具箱じゃなくて，注意サインなんだ？

藤田 やっぱりいい感じじゃないから，自分が。しかも結構しんどいし。

増川 なるほどね。楽しんでプランを遂行している感じではなくて，いい感じから離れているっていうのはキーワードだなぁ。きくっちーは？

菊池 いつもと違う感覚のとき……，心

がざわざわしてきたり，何かを我慢していたり，抑圧している感じがしたり……，そういう「違和感がある」と注意サインかもって思う。

注意サインがない／ある世界

増川　もう1つ，最後にみんなで考えていきたい，たとえばこの注意サインのプランが存在しないとしたら，何が起きるんだろうということなんだけど。

菊池　たいへん！

増川　たいへん（笑）。日常生活管理プラン，引き金，調子が悪くなってきているとき，クライシスプラン，クライシスを脱したときはそれぞれ存在する，注意サインのプランはない……。

菊池　たいへん，と思ったけど，実際にはあることと思う。たとえば，私自身も注意サインに気づかないことってあったから。でも，それを通り越して調子が悪くなったときか……。私の調子が悪くなったときは訳もなく涙が出る，身なりを気にしなくなる，無表情になる，外に出なくなるから。かなりギリギリの状態。かなり閉塞感があるな。

藤田　注意サインのプランが存在しないとしたら，また1か月に1回，点滴するようになるかな。

増川　最初に言っていたね。

藤田　点滴するというのは，僕にとって調子が悪くなってきたプランなの。強烈なものを体に入れて，日常に戻るという。

菊池　私は注意サインがなかったら，ひきこもって寝込む。フェードアウトする，かな。

増川　逆に，注意サインがあると？

藤田　あることで，点滴するというところまでいく前に休んで眠るという行動が選べる。だから僕にとっての「時々するといいこと」に，週に一度は目覚ましをかけずに起きるまで寝るというのが入っているのね。

菊池　私も早めに対応できるから，寝込まなくなる。あるいは，ちょっと休むだけで，回復が早くなるというところかな。でも考えてみれば，WRAPと出会う前がそんな感じだったかな。特に20代の頃まで，すぐに身体反応が出ていた。風邪ひいて1週間くらい寝込むとかね。入院経験もあったし。でも身体反応の注意サインがわかることで，自覚していないストレスに早めに対応ができるようになった。これってフォーカシングに近くて，体の違和感にフォーカスをあてて，「このモヤモヤくんは私に何を言いたいのかな」と考えると，その後の対処がしやすくなる。

藤田　菊池さんの話を聞いて，身体反応を注意サインに入れようと思った。新たな注意サインが見つかった（笑）。僕はこれまでメンタル系の注意サインばっかりになっていたから。

菊池　メンタル面の不調は身体反応が前兆としてある，というのはよく言われていることだからね。

増川　よかったねコモンくん，新しい注意サインが見つかって。

いまの2人の話であらためて思ったのは，注意サインのプランがあることでいい感じの自分を勘違いしないで済むって

第4章　注意サインのプラン—Early Warning Signs

いうのが，僕にとっては，このプランのいちばんの「あってよかった」ポイントだってこと。それが見えたよ，ありがとう。いい感じの自分がくっきりしてくるというかさ。冒頭でも言ったけど，イライラしていたら，「僕はイライラしやすい人なんだ」って，そのことを自分の「本性」であるかのように思っていたけど，イライラしている自分はいい感じの自分でなくて，注意サインなんだよね。「本性」でもなんでもなく，ただの「注意サイン」。

よく「清濁併せのめる人間」って言い方するじゃない。これってつまり，自分というのはよい面・悪い面があるという世界観であって，それは一面真実なんだろうけど，「注意サインという概念がある」って観ていくとさ，もっともっとピュアな，いい感じの自分が見えてくるよね。少なくとも僕の場合は，注意サインがあることで，いい感じの自分と，そこからちょっと離れている自分が区別できるようになった。

菊池　そういった意味でも注意サインは悪いものではなくって，やっぱりバランス調整を担っている部分があると思う。微かな前兆を捉えて，「乱れてますよ，調整しましょう」と知らせてくれる「お知らせサイン」みたいなものでもある。

増川　そのセンスはあるよね。だから注意サインの原文がEarly Warningとなっているのは，かなり意味がある。調子がいいとか悪いとかっていう話ではなくて，きくっちーが言ってくれたように，「注意サイン」……これはやっぱり「お知らせサイン」なんだよね。連載でも書いたんだけれどもさ，注意サインってさ，病気の症状とかじゃなくて，「自分の道具箱をそろそろ使ったらいいんじゃないの？」と，僕の元気（Welnessウェルネス）のために囁いてくれているものなんだと僕は思う。

注意サインへの"愛おしい感じ"

菊池　さっき「注意サインがない／ある世界」のところで，言い忘れたんだけど，注意サインがあることで「自分を大事にできるようになった」というのは言えると思う。「自分，ありがとう」じゃないけど（笑）。

増川　（笑）。

菊池　イラッとしたりピリピリしている時でも，ちゃんと道具を使うためのアンテナになってくれて……，「注意サイン」ありがとう，みたいな。

藤田　あー，わかるわ……。注意サインに入っているような自分は「ダメで，弱くて，まだまだ足りない」と思っていて，「そうじゃない自分」が本来の自分だって思っていたけど……。

菊池　「そうであってもいいんだ」っていうのを自分で受け入れることができるよね。それこそ，ありのままの自分を受け入れるっていうか。弱い自分を受け入れるっていうか。

藤田　それもまた自分だしね。

菊池　そうそうそう。そう考えるとすごくない？　何だか，愛おしい感じがしてくるね。

Dialogue4　注意サインのプラン—Early Warning Signs　了

WRAPと私　column 3

増川さんと
WRAPへのエール

白石弘巳
（社会福祉法人恩賜財団済生会支部埼玉県済生会鴻巣病院 なでしこメンタルクリニック院長）

増川さんあるいはWRAPとの出会い
　増川さんと最初にお会いしたのは，2005年頃に医療ジャーナリストの月崎時央さんのところにおじゃまして，当事者の方が立ち上げたプロジェクトRという団体の活動について意見交換したときではないかと思います。この出会いを受け，増川さんを含むプロジェクトRのメンバーさんに私のゼミの授業に来ていただきました。そのとき，「経験を力に変える時代です」というメッセージをいただきました。その言葉をプリントしたオレンジのTシャツは，いまも部屋にかけてあります。その後，増川さんがねてるさんと名乗って，WRAPを広める活動をしていることを知り，これはお願いしない手はないと，私のかかわっている「家族と専門家の交流会」という集まり（2013年4月）や川崎市家族会主催の公開講座（2016年2月）で講演していただきました。最近は，埼玉県の精神保健福祉センターの自殺予防対策事業の一環として，年1回学生にWRAPを体験させていただいています。
　増川さんは毎年，大きなキャリーバックを引いて登場し，「今日は，○○（遠方の地）から直接来ました」とごあいさついただくのがお約束のようになっています。超忙しいのに，いつも嫌な顔をせず，お願いを引き受けてくださり，本当にありがとうございます！

WRAPと私
　私は増川さんを通じてWRAPの存在を知り，当事者の方に勧めたいと強く思ったので，折あるごとに，勉強会などでWRAPの紹介をさせていただいています。私

は，薬は万能ではないと感じていますし，精神疾患にかかった人は生活しながら回復を図るのがいいと思っています（いちおう「社会モデル」派）。ただ，いちおう精神科医ですので，エビデンスが示されている医学的治療を優先し，1人1人に対するオーダーメイドの生活の工夫（道具づくり）を併用する折衷スタイルにならざるを得ません。その結果，私は薬の処方の傍ら，患者さんから困り事の相談を受けたときには，WRAPで聞きかじった知識をもとに「前回同じような状態になったとき，どうやって乗り越えたのですか？」とか「似た経験をした人がどう対処したか知りませんか？」「もし，○○さん（患者さんが信頼している人）に相談したらどんなアドバイスをくれると思いますか？」などとうかがいます。

　こうした質問をするのは，困り事に直面している患者さん本人が，実はどうすればいいか知っていることが多いと感じているからです。答えが出ないときは，「私の知り合いで，そんなとき○○してみたら乗り越えられたという人がいましたけれど，あなたに向きますかね？」などと提案してみます。先日「落ち込んでいる」という方に「梅干しジュースが効いた」という人の体験談を話したら，早速試されて「私にも効いた」と喜んでくれました（増川さんの「もろみ酢」とはちょっと違うけれど，酸っぱいものは気持ちに効くのかも）。ストレスに満ちた現代，楽しい生活を送るためには，「元気に役立つ道具箱」の充実がぜひ必要となります。私は，これからも精神科医としての立場をわきまえつつ，「元気に役立つ道具」発見に役立つ，質問や提案の腕を磨いていきたいと思っています。

「泥縄」WRAPと「いい加減」なダイアローグ

　ただ，私は，自分自身のWRAPを作ったことはありません。それは，WRAPについてちゃんと勉強していないことに加え，日常生活において，どんな困難が降りかかってくるか，見当がつかないためです。患者さんの「元気に役立つ道具」を考える必要性に迫られるのも，いつも突然です。一般に，あらかじめ完璧なWRAPを準備しておくのは，誰にとってもたいへんなのではないかと推察します。ということで，私は「泥縄」WRAPを提案させていただきたいと思います。

　「泥縄」WRAPとは，必要が生じた時点で1つずつ道具を充実させて，少しずつその人らしいWRAPを完成させていくものです。それは闘いながら，少しずつ必要なアイテムを獲得していくロールプレイング（RPG）ゲームの主人公の戦略みたいなものかもしれません。

　また，連想ついでに，ロールプレイングゲームで大切なのは，キャラクター同士のコラボレーション（協働）です。増川さんも書いておられますが，WRAPはもと

もと人とわいわい，がやがや話すきっかけを作ります。「泥縄」WRAPでも，わいわい，がやがや話すことが大切なように思います。わいわい，がやがやの会話はいまどきの言葉でいえば，ダイアローグです。前書を拝読すると，仲間と会話して豊かな時間を過ごすことにかけて，増川さんはすごい能力をおもちだとつくづく感じます。増川さんが，みんなと交わしている会話は，いい意味で「いい加減」な会話と考えたいと思います。「泥縄」WRAPはともかく，WRAPを通して，みんなが楽しく（＝いい加減に）話せることの重要性を，これからも，これまで以上に伝えていただくよう希望しています。

第5章 調子が悪くなってきているとき
—When Things are Breaking Down

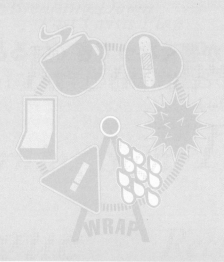

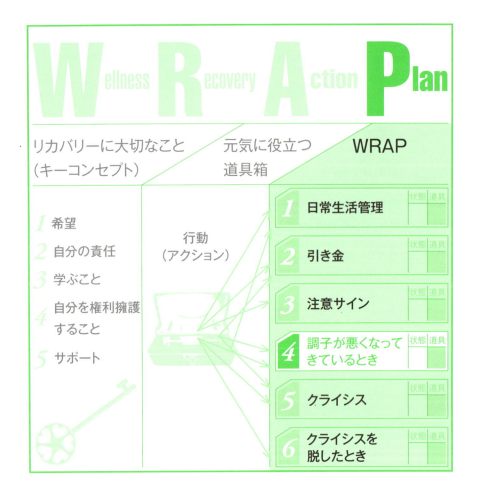

調子が悪くなってきているとき
イザというときに「自分で」「すぐに」やること

ぎりぎりのとき。あたかも"崖っぷちに立たされているかのような"、あるいは"もう崩れ落ちてしまいそうな"……そんなとき。そのときになって慌ててしまわないように、「こうなったら、これを（自分で）やる」と決めておく。……そんな"イザというとき"のプランです。あなたにとっての、"ギリギリ"って、「どんなとき」ですか？ そして、その"イザというとき"の〈元気に役立つ道具箱〉はなんですか？

ついにやってきた！

　ついにこのパートにやってきました。このパートのお話ができることがうれしくて，ちょっと興奮しています。〈調子が悪くなってきているときのプラン〉。

　僕が，最初に，「WRAPがあってよかった……」と思ったプラン。この〈調子が悪くなってきているとき〉。"ギリギリのとき"のプランが機能したとき，僕は，「あ！　そういうことか。WRAPがあってよかったぁ。助かった」と思い，それまでとは違った姿勢でWRAPづくりに取り組むようになり，WRAPを使った暮らしへと入っていったのでした。

　連載がはじまって，1年が経ち，『ついにこのパートのお話ができるんだ！』と思いながら，今日を迎えたところです。今月も，お付きあいのほど，どうぞよろしくお願いします。

　〈調子が悪くなってきているときのプラン〉。WRAPの英語版ホームページでは，以下のように言われています。

　When Things are Breaking Down
　—List signs that let you know you are feeling much worse, like feeling sad all the time, or are hearing voices. Using your Wellness Toolbox, develop a powerful action plan to help you feel better as quickly as possible and prevent an even more difficult time[1]．

　（筆者訳：ものごとが，崩れ落ちていっているとき—まずいことになっていっているということを，教えてくれるサインを書きます。たとえば，「四六時中悲しい感じ」とか，「声が聞こえる」とか……というような。そして，あなたの〈元気に役立つ道具箱〉を使って，力強いアクションプラン（行動計画）をつくります。それは，可能な限り気分を早くよくすることだったり，もっと困難な状況になってしまうのを防ぐことに，役立ちます）。

　もしものとき（ギリギリのとき）のために，「このときにはこれをやる」と

第5章 調子が悪くなってきているとき—When Things are Breaking Down

あらかじめ決めておき，使う。いざというときに，あなたを助けてくれるプランです。

　僕の経験からいえば，このプランは，最初に人生の危機を救ってくれたWRAPのパートです。「サイン」と「対応する道具」によって構成されているというのは，〈引き金〉〈注意サイン〉と同様ですが，そこを詳しく見ていく前に，僕に起こったこと，そのエピソードからはじめていきたいと思います。

ある年の危機―O

　そのときは……その年で何度目かの，苦しい気分の落ち込みに入っていました。頭の中では嫌なことがグルグル回っていましたし，目に映るものすべてが無機質な感じ。自分だけが生き物としてここにいて，意味をなくした風景のなかに閉じ込められているような……。そのくせ，どこからともなくやってくる，いろいろな人の，いろいろな想いが世界に意味をつけていき，その想いに僕はベタベタと取り囲まれて……動けなくなっていた……。

　そして，僕の頭の中には，とても長い鉄の棒が差し込まれ，天井からグリグリグリと掻き回される……。それはとても気分を悪くするし，胸をムカムカと吐き気がするくらいに気持ち悪くさせる。

　体が感じる気持ち悪さと，精神が感じる……なんかこう，他人の思念に脅かされ，その大きさに身の置きどころがなくなっていく感じ。そこから抜け出せなくなって……僕はその世界にずっと囚われている。「助けて」と思いながら，体も動かず。1人暮らしですし，近くに親や親戚がいる訳でもない。とても，苦しかったことと，すべてが平面的で，薄茶色に見えていたことを思い出します。2007年の秋ごろのことだったでしょうか……もしかしたら，2008年になっていたかもしれません。

ある年の危機―1：病院に相談

　そのときに，まず僕がしたのは，病院に電話をして「苦しいです。入院させてください」と言ったこと。この危機は，1人で，アパートでは乗り越えられないと思ったのです。食事の用意なども大変ですし，自分で自分を傷つけることも当時はあったので，1人でいたらまずいと思いました。しかし，病院から返ってきたのは「いまは，ベッドの空きがありません。入院は難しいです」。そんな，こんなに苦しいのに，なんで病院は受け入れてくれないんだ，そう思いました。

ある年の危機―2：福祉の事業所に電話

　そして，またいろいろな精神の波に飲み込まれ……飲み込まれつつ……も，『動ける！』となったときにしたのは，福祉の事業所に電話をすることでした。僕は当時，福祉の施設に通っており，また生活を1人でつくることが難しかったので家事援助のホームヘルパーさんにも家に来てもらっていました（週に1，2回で来てもらっていました）。その事業所に電話をして，「いま，体調を崩してしまっています。生活が難しいので，ヘルパーさんに来てもらう日をもっと増やすことはできますか？」と尋ねました。……しかしながら，「これ以上は，ちょっと無理です」というのが，答えでした。

　いまでは，僕自身，ホームヘルプの仕事にも少しかかわっていたりして，『ヘルパーさんの派遣って本当に大変』と思っていますし，あのときはあれが最大限の支援だったと思うのですが，そんなふうには考えられない当時の僕は，「もう限界なのに……」と思いました。

　「本当に困った時，苦しい時に，医療も福祉も助けてくれない。どうしたら，委員だよ……」という気持ちになりました。そして，とても沈んだと思います。

第5章　調子が悪くなってきているとき―When Things are Breaking Down

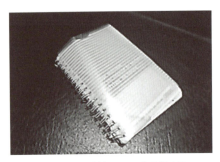

写真1　当時使っていたWRAP

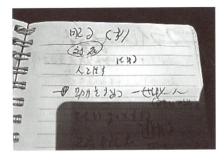

写真2　該当のページを開いてみると……

ある年の危機―3：WRAPを引っ張り出して……みる

「本当に困ったとき，苦しいときに，医療も福祉も助けてくれない」。やっぱり，もうダメかも……苦しいし……ここから抜け出せないし……。誰も助けてくれないし……もう嫌だ。もうダメだ……と思ったときに，

『ああ，でもWRAPがあったな』

と思い出し，これがもう最後の砦という感じで，「WRAP」を探しました[*1]。必死で（というのは，もう体が神経とつながっていないような感じで，体がうまく動かなくなっていました），久しぶりに手にした自分のWRAP（写真1）。ページをめくりました。

ある年の危機―4：WRAPを使う……

そして，〈調子が悪くなってきているとき〉のページを開いてみると……「一せいメール」と書いてありました（写真2）。しかも，青い文字で。『これなのか，いまの僕に必要なものは……』。それは平日の午後，昼下がりの時間でしたが，僕は手元にあった携帯電話で，おそらく4人の友人のメアドに，メールを一斉に送りました。「調子が悪くなりました。連絡しました」と，書いたのだと思います。そして，それから，少しして……そ

のうちの1人から返信。

「どうした？」

そんな感じ。それで僕は少しやりとりをして……自分は1人じゃない，現実のなかに自分とつながっている人が"確かに"いるんだと思い救われました。

「一斉メール」。普段はやらないことですし，そのときはじめて使った〈道具〉でしたが，その〈道具〉を使ったことをきっかけにして，僕は自分の頭の中から，他の人も存在している「現実」に戻ってくることができました。

いざというときのプラン

〈調子が悪くなってきているときのプラン〉は，イザというときに，自分で使うプランです。構造は，前々回の〈引き金〉のプラン，前回の〈注意サイン〉のプランと同じく，「サイン」と「対応する道具」に分かれており，「サイン」に気づいたら「対応する道具を使う」という使い方をしていきます。

このプランを機能させるコツ！

このプランは，〈引き金〉のプランと，〈注意サイン〉のプランと，同じ構造をしています。ですが，使い方がちょっと違います。違うというか，機能させるためにはちょっとしたコツが……大切なことがあります。それは，「サイン」に気づいたら，「対応する道具」をきちんと「使う」ということです。

〈引き金〉や〈注意サイン〉のときの〈道具〉は，使用する選択肢のリストという感じもあり，幅がありますが，この〈調子が悪くなってきているとき〉の〈道具〉は，「明確な指示」によって使うという感じ。つまり，こ

のプランは，危機的な状況下での「自分への指示書」なのです。

　そのため，書き方にしても，「○○○のときには，〜をしなさい」「○○○のときには，〜をすること」といったように，自分への指示，命令としておくのがよいかと思います。あるいは，(というのも僕自身は，この状態のときには「我慢しがちで，〈道具〉が使えない」という状況に陥りやすい性格なので)「○○○のときは，〜を自分に許可します」「○○○のときには，〜をしてもよい」といったように，自分に「許可を与えるもの」としておくとよいと思います。というのも，このイザというときの〈道具〉とは，普段は使わない〈元気に役立つ道具〉である可能性が高く，なかなか使いづらいものだと思うからです。

　僕にしても，「一斉メール」……すぐに使うことに躊躇しました。しかし，使うことができたのは，〈調子が悪くなってきているときのプラン〉のページに書いてあったからです。これは「○○○のときには，〜をする」と，"自分で自分に命令しておく"，あるいは"自分で自分に許可を与えておく"プランですので，書いてある以上は，そのとおりに〈道具〉を使う必要があるということなのです。書いてある以上は使うのだ，ということで，使いました。そして，救われました。

このプランを使ってみての感想

　このプランを使ってみての感想。それは冒頭にも書いたように，単純に「あってよかった」というものでした。

　「○○○のとき(もうギリギリなのだというとき)には，〜をする」と決めておく。そのことが，とてもパワフルに自分を助けてくれるのですが，自分に命令・許可する形で決めておかないとどうなるのかというと，「自分の〈道具〉が使えない」ということが起きるのだと思います。他のパートでも同じことがいえるのですが，この状態のときには特に使えないと思うのです。なぜなら，〈調子が悪くなってきているとき〉はギリギリのときなので，自分の判断があてにならない…そんなふうに思い，本当にこれでよいのか……と思っているうちに時間が過ぎてしまう。もしくは，『そ

れよりもこっちか』と思い，誤った判断をしてしまう。そのため，そのときに考えるのではなく，元気なときに，あらかじめプランを立てておくのです。「いい感じの自分」の判断のもとで〈道具〉を使えるようにしておく，という感じです。〈調子が悪くなってきているとき〉には，あれこれ考えるのではなくて，そのプランをとにかく実行する。『そんなプランをもっていてよかったな』というのが，僕の感想です。

例えていうと，元気なときの自分が，元気をなくしたときの自分に，「そんなときには，〜をしなよ」「そんなときには，〜をしてもいいんだよ」と，メッセージを送ってくれている感じ。「いい感じ」の僕が，もしものときのことを考えて，プランを残しておいてくれたという感じ。とても，とても，パワフルで，あったかいプランだというのが，僕の感触です。

精緻化させたい

『WRAPって機能するなぁ』と身に沁みて思った最初の経験が，このパートを使ったときのことだったのですが，それから10年近く経ち，現在このパートがどうなったかというと……なかなか新しい〈道具〉が見つかりません。

2014年の段階で，『これだ！』と思って付け加えたものもありますが，「人に伝えるのではなく，パソコンに打ち込み一晩おく」は，現在ではうまく機能しない感じがしています (図1)。

「好きな人に名前を呼んでもらう」は機能しますが，「ほめてもらう。僕のいいところを言ってもらう」のほうがよいかも……など，試行錯誤しています。このプランは「イザというときのものであり，普段から使う道具ではない」ので，それほど数が増えるものではないなと思っています[*2]。ただ，数は増えないのですが，『サインに気がついたら，すぐにこの〈道具〉を使う』と，このプランを使うこと自体は上手になってきている，と思います。そして，そのことによって，以前にはあった，どこまでもという感じで落ちていく，自分と自分がちぐはぐになってしまう，といった状態がなくなったことにもつながっていると思います。そのため，〈調子が

第5章 調子が悪くなってきているとき—When Things are Breaking Down

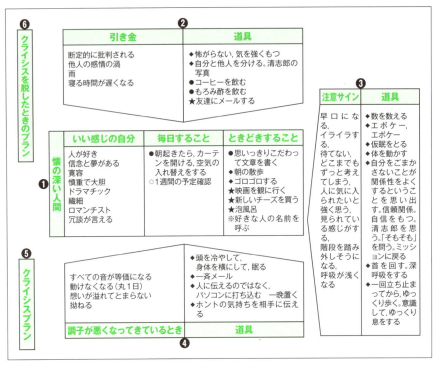

図1 いま使っているWRAP

悪くなってきているときのプラン〉では〈道具〉をたくさん増やしていくということよりも，〈道具〉を精査して，シャープに尖らせていきたい。そんなふうに，いまは考えています。

　そして，〈調子が悪くなってきているとき〉の〈道具〉にはどんなものがあるのか……これは，本当に，いろいろな人に聴いてみたいと思っているところです。「イザというとき」，それは，誰にもあるはずで，そのときの〈道具〉も，その人その人で千差万別。しかも，その人の人生観や生活感，大切にしていること，その人の性格なんかが反映されたものだと思います。僕も，ここにはいくつかのバリエーションがあったらな，と思うから。

　いずれにしても，「自分の方法を使いこなせるようになってみよう」とい

うのが，WRAPの試みですので，より多くの人の方法に触れてみたいと思いますし，自分の〈道具〉を，適切に使えるようになりたいな，と思うのです。

そして，この調子が悪くなってきているときというのは，When Things are Breaking Down.というing型の「とき」。ですから，より適切なタイミングで使うことが"肝"だと，実際にプランを使ってみて感じています。

では，そのサインは？

また，ある人の〈調子が悪くなってきているときのサイン〉を，別のある人は「えっ，それが調子が悪くなってきているときのサイン？」と思うこともあるかもしれません。

たとえば，僕なら「拗ねる」というもの。以前，僕はこれを自分の性格だと思っていました。しかし，WRAPをつくっていくと，もともとの僕は，「人が好き」「信念と夢がある」「寛容」「慎重で大胆」「ドラマチック」「繊細」「ロマンチスト」「冗談が言える」人間であることがわかってきたので，「拗ねる」は〈注意サイン〉なのではないかと思いました。そして，〈注意サイン〉ならば，いろいろな方法でリカバリーが可能な状態であるし，慌てて，積極的な行動をとらなくてもいいのではないかと思っていました。そのため，「拗ねる」に気持ちが動いても，「全体のことを考えて我慢」したり，「それはそれとしてやり過ごす」ようにしていました。ですが，それではうまくいかなかったのです。あとあと響いてくるのです。そして，まわりが『もう済んだ』と思ったころに，「……あのさ，」というと，「えっ！！」となることも多かったように思います。「拗ねる」ことからくるモヤモヤのために，その時間がなんだか，まったくよくないものになってしまう……。

そういうことが多くなり，ハタと思ったのは，「拗ねる」は僕にとっては，「いまにも崩れ落ちてしまいそうな状態」を教えてくれるサインなのだ，ということでした。そして，「拗ねる」というサインに対して，「ホントの気持ちを，相手に伝える」というプランができました。

第5章 調子が悪くなってきているとき—When Things are Breaking Down

　このことで見えたことは，本当にその後の生活に大きな変化をもたらしました。自分が変に卑屈に小さくなることも，何かのひっかかりを残すことで，相手への眼を曇らせてしまうこともなくなってきているように思うから。他の人にとっては，些細なことでも，僕にとってはすぐに〈道具〉を使ってリカバリーさせたほうがよいこと。そんなことがあるのです。
　あなたにとっての，自分が崩れ落ちてしまわないように，すぐに動いたほうがよいことを教えてくれるサインには，どんなのがありますか？

WRAPをつくり，使っていくなかで

1)「使う」ことが下手だった

　つくづく思うのは，「僕は，自分の方法に気づいていても，それを使うのが下手だったな」ということ。『こうなったら，これをしたらいいかも』，そう思っても，あるいは人に相談してアドバイスをもらい，「なるほど」と思っても，なかなかそれを「使う」ことができなかったなと思うのです。自分の方法（道具）を「使う」ことのなかでも，特にうまくいっていなかったのが，この「When Things are Breaking Down」（調子が悪くなってきているとき）においてだったと思います。前回の〈注意サイン〉は，サインに気づくまでがなかなか一苦労なのですが，僕の場合，気づいてしまえばそれだけでOKになることもあります。
　一方で，この〈調子が悪くなってきているとき〉は，サインには気づくのです。明らかに，「いい感じの自分」から離れていますので，「調子が悪くなってきているとき」だと，気づくのです。しかし，気づくのだけれども，〈道具〉が使えない……。僕にとっては，そうでした。あれやこれや，その時点でも考えてしまうのです。あるいは，圧倒されて動けなくなってしまうのです。すると，次第に自分の方法にも自信がもてなくなります。
　しかし，このプランに出会い，つくり，使い，そしてブラッシュアップしていくなかで，『ああ，やっぱり人は自分の方法を使うことでこそリカバリーができるのだ』と思うようになっていきました。本当にピンチのときならばなおさらのこと，他の人の方法ではなく，ここでこそ「自分の方

法」が強力に作用することが，見えてきています。やはり問題だったのは，「自分の方法（元気に役立つ道具箱）の使い方がわからなかった」ということだったのだと思います。そしてこのプランは，ピンチのときに「気づいているけれど，動けない」ではなく，「気づいて動ける」ように僕をしてくれています。

2) 自分自身に出会う

　また，このプランのお陰で，自分と自分の人生がはっきりしてきたように思います。

　それまで僕は，いろいろと考え込んでしまいがちな性格で，そこからくる困難さ，生きづらさから，「自分はダメなやつだ」と思っていました。特に精神病の診断をされてから，さらに仕事ができなくなり，福祉のお世話になりながら生活するようになるとなおのこと，「僕は劣った人間だから，よいと言われている方法をとにかく知らなきゃ。そして，それができるようにならなきゃ。いろいろな方法が紹介されているし，探さなきゃ」，そんなふうに思い，本屋さんをまわり，インターネットで調べ，主治医に尋ねて……。そして，いつのころからか，自分の方法を忘れていきました……。

　それが，WRAPに出会い，自分の方法を思い出し，あるいはあらためて自分の方法が発見されていくにつけ，『これって，子どものころの学びに似ているよな……』と思っています。かつて，『ああ，これが僕の手なんだ』と思ったり，『ああ，去年はできなかったことが今年はできるようになってるぞ。ああ，これが今年の僕なんだ』と思ったり（たとえば，いつの間にか自転車に乗れるようになっていたり，走り幅跳びで去年は考えられなかった距離を飛べていたり，考え方にしたって世界が拡がっていたり，文章を書くとこにしたって語彙や文法を自分で操れるようになっていたり）。そんな学びに似ているなと思います。

　自分自身に出会っていく……。自分自身に出会い，そして，ではこの僕として何をしよう。さらに，次が見えたなら，また次の自分にも出会っていて，その僕として何をしよう。そのような感じの成長の過程。それ

をいま, もてていると思います。外にある何かを"努力努力"で自分に付け加えていく, そうしなければ自分は生きてはいけない, と思うようになったのは, 一体いつのころからだったのだろう……。そんなことを, いま, ふと思いました。

では, "もしもの……"ときのために!

　さて, 自分の〈道具箱〉を知り, それをいつでも使えるようにしていこう, という試みであるWRAP。自分を知り, 自分を成熟させていく……。

　今回, 取り上げたのは,「When Things are Breaking Down」。あたかも, いま崩れ落ちていく, というギリギリのとき。〈調子が悪くなってきているときのプラン〉でした。

　①いまが自分にとってのギリギリだ, ということを教えてくれる, あなたのサインはなんですか?

　そして, そのときに,

　②(あれやこれや考えるのではなく)すぐに「使う」と決めておいていることはなんですか?

　もし, いま, 特に何も思い浮かばなかったなら, ちょっと読むのをやめて, 自分について振り返ってみてください。ギリギリのときに, 自分を助けてくれそうな,「もしものときの, イザというときの, あなたの〈道具〉」を。

　「イザというときの〈道具〉」。それは, 本当にピンチのときに, あなたを, そしてあなたの人生を力強く助けてくれることと思います。来月また, お会いしましょう。

＊1　当時もWRAPをつくっていたのですが，日常的に使ってはいなかったのです。WRAPをつくり，WRAPファシリテーター養成研修に参加して修了証ももらい，WRAPファシリテーターとして「WRAPクラス」も少しやっていたのですが……使っていませんでした。
「WRAPファシリテーターは，自分の体験をもとにクラスをファシリテートしていくのが仕事です。WRAPファシリテーター養成研修に参加したい人は，①自分のWRAPをつくって使っていること，②WRAPクラスに参加した経験があることが必須です」と言っているいまの僕からすると，当時の僕『何もわかっていなかったなぁ』と思います。「実生活」ではなく，「概念」の世界のなかにいて，WRAPのファシリテーションをしていたなと思います。
＊2　僕にしても，いつも，年がら年中，「好きな人に名前を呼んでもらう」「ほめてもらう。僕のいいところを言ってもらう」「頭を冷やして，横になって，眠る」「一斉メール」「ホントの気持ちを相手に伝える」をしているわけではありません。そんなことをしていたら，生活ができなくなる感じがしますし，そういう暮らしをしたいとも思っていません。ただ，ギリギリのときには，この方法（道具）を使うと，僕はリカバリーできるというものです。

〈引用・参考文献〉
1）メアリー・エレン・コープランド：メンタルヘルスのリカバリーとWRAP®（英語版ホームページ）．http://www.mentalhealthrecovery.com/

＊ used with permission of Advocates for Human Potential, Inc.

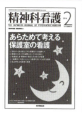

2016年2月号掲載
『WRAPを始める！』
調子が悪くなってきているとき
―イザというときに「自分で」「すぐに」やること

第5章 調子が悪くなってきているとき—When Things are Breaking Down

Dialogue 5

調子が悪くなってきているとき
—When Things are Breaking Down

増川ねてる×藤田茂治×村尾眞治

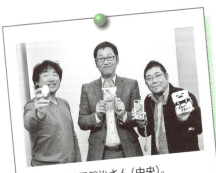

村尾眞治さん（中央）。

「調子が悪くなってきているとき」を話すなら

増川 今回，村ちんと話したいのは「調子が悪くなってきているとき」。このテーマで話すなら村ちんしかいないと早くに決まったよね。

藤田 すぐ決まったね。

増川 そう，すぐ決まった。この話なら「ミスターブレーキングダウン」の村ちんだということで……（笑）。もっとも，自分自身，最初に機能したのがここのプランで，WRAPを使っていこうと真剣に考え出

したのは，ここのプランが自分をリカバリーさせてくれたという経験があったから。WRAPは僕は，最初はさ，あまりそんなにピンと来ていなかったんだよね。作ってみたし，これでいいかなっていう感じもあったけど，半年か1年くらいWRAPを離れてた時期があって。それでいざ本当に調子悪くなったときに，誰も助けてくれない。医療も，福祉も，助けてくんない。で，「じゃあどうしたらいいの？」ってなっちゃった。そのときに，前にWRAPを作ったよな……って思って，「こんな時，どうしたらいいんだっけ？」ってWRAPを開いた。そしてたらさ，何をやったらいいか書いてあったの。で，「あとはそれを実行するだけ」ってなっていて。で，それを実際にやってみたら……リカバリーが実際に起こった……。そして，そこからもう一度，WRAPをやり始めたっていうのが，僕の体験。

それで，どうして村ちんか，というところを伝えたいんだけど，僕にとって村ちんはすごく穏やかに，めちゃめちゃ穏やかに見えるし，強い意志も感じているんだけど，村ちんもこれまでいろんなたいへんな目にあってきただろうし……。でも怒りを

外に出すわけでもなく，リカバリーできている。この「調子が悪くなってきているとき」は誰かに助けを求めてやってもらうんじゃなくて，"自分で"乗り越えるためのプラン。村ちんもいろいろ困難があったと思うんだけれどもさ，どう対処して来ていたの？　すごく興味があるんだよね。

村尾　自分もこのプランはいいな，と思っていたけど，あまり活用してなかったです。で，実際に「どうしよう……。どうしよう……」となったときに，何とかする手段がなかったんですよね。でもいちばん苦しい時期にここにいるコモンくんが本当に感じてくれて，電話をくれたんですよ。「大丈夫？　むらちん元気している？」って。ああ大丈夫だ，自分には仲間がいたんだって思えましたね。ベストタイミングでした。それから「調子が悪くなってきているとき」の自分のプランの中には，「コモンくんに電話をかける」というのが入っています。コモンくんは「めったにかけんやん」っていうけど，いまはそこまでないから（笑）。

藤田　ほんと，めったにかけんやん（笑）。

村尾　そうですけど……。でも，それは，最近は調子が悪くなっていないということですから（笑）。でも，プランの中にこれがあるっていうのは本当に安心感があって。

増川　このプランがあるってことが？

村尾　そう。前回（前書：p.226～）も話したけど，自分の人生の中で死んでしまおうかと思うくらい苦しい時期があったから。ねてるさんはさっき「怒りを外に出すわけでもなく」って言ってくれたけど，自分にとっては本当に言葉に出せないくらいの怒りがあって……。

増川　あ，そうなんだ。でも，村ちんってさ，それを相手にぶつけるでもなく，自分に向かうでもなくって印象なんだけど。

村尾　そうですか。実際は自分に向かっていましたよ。まわりじゃなくて，自分に向かって，この世から逃げ出したいなと思った時期もあったんですよ。アルコールに溺れかけてしまってましたし。でも，留まったのは家族の存在が大きかったかな。自分だけ逃げても家族がいるしな……と思って。そんな時に，電話があったんですよ，藤田さんから。で，「自分は1人じゃないんだ」と。本当にベストタイミングだったんです。

藤田　察知したんだね。実は数日前からおかしいなと思っていて。メールしたの。どうしたのって。その返信が帰ってきて即電話したんだよね。

増川　そこから調子が悪くなってきているときにはコモンくんに電話するっていうプランになったんだね。いいな，それ。

僕が「一斉メール」（p.126）を見つけたのも，ある友だちが，自分が具合が悪くなったときに，彼は自分の友だちに助けてっていうメールを発信している人だったの。そのメールによってまわりがサポートしようっていうふうになっていって，それが本当によかったの。そして，実際にリカバリーしている友だちや彼を見て，僕もその道具を取り入れようと思った。

そうするとさ，WRAPってやっぱり道具を使うための仕組みでさ，最初に道具っ

第5章　調子が悪くなってきているとき―When Things are Breaking Down

てあるんだよね。そして，WRAPがあることでその「道具」をさ，危機に陥ったときであってもそんなに慌てずにすっと使える……。それまでもっていた道具の1個が危機のときにでも使えるというふうに整理ができていくんだよね。でもこの道具って，イザってときの方法なので，年がら年中使う方法じゃないよね。

藤田　確かにね。

増川　たとえば，村ちんがコモンくんに，それ以来毎晩電話をかけるようになったら，それはちょっとまずいし。

藤田　確かに。それは迷惑かもしれない（笑）。

増川　それに思うの。が，引き金のときに使うものでもないって。たとえば，誰かにちょっと悪口を言われたら，僕は一斉メールを常に出すとかさ，それはまずいって思うんだよね。そんなふうにして，「道具」の使い方や使いどきっていうのが，WRAPを使うと整理できる。そしてさ，ここのプランって，普段は使わないけれども，いざっていう時の「道具箱」を整理してくれるからさ，それはすごくいいなと思ってて。おかげで，パワフルな道具箱が使えるようになるって感じがあるんだよね。

コモンくんは調子が悪くなってきているときにどう道具を使っているの？

藤田　「信頼している仲間と飲みに行く」っていう道具をプランに入れている。

増川　そうなんだ。あと重要なのは，このプランではサインを明記しておくというのがあるじゃん。そして，これがほんと大事だなと思っているんだけど。2人はサインはどういうふうに書いている？

村尾　サイン？

増川　うん。サイン。村ちんがコモンくんに電話をするときのサインね。

村尾　具体的には書いてないんですけど，自分の中で行き詰まっていたり，仕事を詰め込みすぎてて，頭のなかがキャパオーバーしてるときがサインかな。何かこう，解決策にはならないけども，話すことで安心するだろうとか，そういう感じですね。

増川　なるほど。行き詰まったら，というのがあるんだ。コモンくんはどう？

藤田　僕は「自分は1人だ」と感じ始めることだったり，リセットしたくなってくるとき。それに笑えなくなってきたり，話さなくなってくることもそう。

増川　それをサインとして使っている，と。でさ，最近思うのは，道具箱から考えていったほうが，わかりやすいって思うんだ。いまもさ，道具から観てきてね，それを見つめていくなかで，サインを頭に思い浮かべていくってしてきていてさ……。サインから考えちゃうと，道具も見つからないし，しかもその道具を使った経験がなかったり，実感している経験がないとさ，いざってときに，使えない感じがしているんだよね。何か申し訳なさも出るしさ。こんなことしていいのかなとかさ。でも自分の道具箱から自分の体験から，その道具を発動するタイミングとしてのサインっていうふうな決め方をしていくとき，けっこう安全にこれを使えるようになっていくような感覚があるんだよね。

逆にサインがないとしたらさ，強力な道具を手に入れたら，そればかり使うように

なっちゃうと思うのもある。たとえば，僕だったら，ピンチのときにリスパダールを使うかもしれないというのがあるんだけど，そうじゃないときは，リスパダールはいらないと思っているのね。昔だったら歯医者さんが怖いからリタリンを飲んでから，歯医者さんに行くってあったんだけどもね（苦笑）。いまは，それはしない。いまはWRAP的に見てるから，このときにこの段階で，この道具を使えばいいというのが見えていて，つまりサインと道具が一致しているからさ，安心感があるんだよね。

村尾　自分もそうだと思います。WRAPというのは使うタイミングを整理するためのものだから。自分のいい状態を保つためのツールがWRAP。それまでは本当にいつでもどんな時でも同じ道具を使うようなことがあった。もしWRAPがなかったら自分は潰れていたと思います。

藤田　わかる！　僕は2回，潰れかけたときがあって，1回目はWRAPなかったから，めちゃくちゃな対処方法だった。いろいろな選択肢はあったんだよ。でもどれを選んでいいのかがわからないから，強烈なものに吸い寄せられるというか……。

増川　自分で選ぶんじゃなくて，吸い寄せられるっていう感じなんだ……。

藤田　そうそう。巻き込まれ感がある選択だから，ちゃんと機能していない。で，2回目の危機が起きるんだよね。

増川　それは連続してる？　1回目の危機があって，2回目の危機はすぐにきたの？

藤田　出来事としては別々だけど，状況は似てる。でもその時にはWRAPがあったから，うまく対処できたと思う。村ちんともう1人で飲みに行ったんだよね。他の人も行きたいって言ってくれたけど，そこは権利擁護をして，ここは村ちんともう1人で話がしたいんだと。

増川　危機のときこそキーコンセプトをどう使うか――村ちんだったらサポート，コモンくんだったらいま言ってくれた権利擁護――が，大事なんだね。

主導権は誰にあるのか

増川　じゃあ，医療というところで見ていくと，精神疾患をもっている人にとって，いま2人が言ってくれたような危機とそれに伴う"キーコンセプトや道具箱の発見"という体験がさ，多くの場合，医療者によって奪われちゃっている感じがしてるんだ。たとえば，村ちんがアルコールに溺れかけていたときに，じゃあ依存症になる前に病院に行くとなったらさ，現実には起こっていた「コモンくんが登場」が起きなくなると思うの。たしかに病院に行って救われる人もいるだろうけど，それを一般化させちゃうとよくなくて，人によって違うはずだしさ，たとえば，すごい具合悪くなったときに，すぐに注射を打たれちゃったらさ，もう学べなくなっちゃう……。そういった危機をどうしたら「自分の道具箱を見つけるための機会」なんだというふうに思えるんだろうか。たぶん村ちんも病院に行っていたらさ，「会社でそんなたいへんなことがあったんですね」って医者はちゃんと聞いてくれるだろうし，「ちょっと休みましょうか」と言うと思うんだよね。それで，眠れなかったらお酒よりもまずは薬

第5章　調子が悪くなってきているとき—When Things are Breaking Down

を……ってなる……という……。

村尾　それは間違いないですね。

藤田　で，その会社は辞めたほうがいいですよって言われるだろうね。

僕の身近な実体験の中でそれがあって。ある人のエピソードなんだけど，仕事がたてこんで寝つきが悪くなって体調を崩しているけど，仕事はしなきゃいけないし，やりたいと思っている。そこで薬の力を借りようと思って，精神科に受診して医者に状況を話したんだけど，医者からは「仕事を休んでこの薬を飲んでください」と言われた。その人は「いや違うんだよ，薬を道具として使いたいから，治める薬をください。別に会社を辞めたいわけじゃないんです。仕事には希望を感じてるし，自分の辿りつきたい場所でもある。けれど，いまちょっと自分のことをうまく取り扱えないから，そのための薬をください」と医者に言った。この人の場合，そう権利擁護できたからいいけど，コントロールが効かないときには医者が魔法のように助けてくれるっていう感覚があるから，その通り会社を辞めたり薬を飲んだりして，結果的にドツボにはまっていくこともあり得る。

増川　ね。それが，あるんだろうね。どこに主導権があるのか，「誰の人生なんだ」，と思うんだよね。

僕はいち患者として，医療者は果たして，患者さんが自分の道具箱を安全に学ぶ機会を作れるのだろうかっていう問いがあってね。つまり，医療職の人は先回りして，本来は学ぶ機会なのに薬物療法でうまくいったように偽装しちゃうんじゃないか，と。耐震偽装問題と同じような感じ

で，「メンタルヘルス落ち着き偽装」が起きてるんじゃないかな，と。

藤田　僕もね，村ちんから相談を受けたときに，状況が状況だから，いまねてるさんが言ったようなことを思わなかったわけじゃないけど，最初に思ったのは「村ちんの選択を信じる。何があっても応援する」ということだったな。

村尾　言ってくれましたね。その言葉。

藤田　応援するよっていう立場をとるか，いやいやあなた何もわかってないからと言って医療のほうに強引に引き寄せるか。

以前，訪問している利用者で，仕事の面接に受かったので，訪問してもらうのをやめますっていう話が出た。スタッフの間でも波紋が広がったけど，結局はその人の選択を応援しようということになった。その人がした選択なのだから，困ったことになったら，そのときにまた考えればいいじゃないか，せっかく一歩踏み出したんだからさ，その歩みを止めずに応援しようと。

増川　いいね。ほんと，いい。大事なのは自分が選択したっていう体験や選択できるという"当人の"能力だからさ。

村尾　そうですね。私が現場でいつも考えているのも，経験に勝るものなしということです。

藤田　いつも気にかけているっていうことだけがあればいいと思うんだけどな。僕が村ちんに言ったように，どう大丈夫？と声をかけたようにさ。

ただ命の問題っていう部分に立って見るとさ，強引に介入しなければいけない

局面もあるって医療者としては思うんだよね。個人の選択だけに任せられないっていうね。

村尾　極端な話，ある選択が生命の危険にも直結する場合もある。そのとき，それは選択したのは本人だからといえるのか。

増川　そこで言うとさ，その話題はクライシスプランに入ってくると思うんだ。自分の主体，責任を誰かに預けるという話だからさ。だから6分の1っていう認識は必要な気がする。WRAPのパートは6つあって，それぞれにそれぞれの「元気に役立つ道具」を入れていっているという。誰しも，年がら年中，危機じゃないからね。もちろん自分でうまく選択ができないときにはさ，自分の責任を預けるけど，でもそれは6分の1なんだっていう認識。6分の1と捉えないで，いつも，どんなときも責任がもてない人ってなると，おかしなことが起きていくって思うんだ。

道具があるから

増川　WRAPのプランは6つあるけども，ここがなかったとしたならば，どんな世界なんだろう。僕だったら日常生活管理プランがあることで，自分のいいときはコントロールできる感じがするし，引き金でも嫌なことがあったときも対処できる。イライラしたときも，自分で乗り越えられる。でも，強い衝撃には僕は耐えられない。強い衝撃に関しては，誰かに助けてもらわなければ，人生やっていけない。助けてもらったあとには，自分を回復させようっていうふうになる。で，もしこのプラン（「調子が悪くなってきているとき」）がもしないとしたらどうだろう。

藤田　僕はくり返しになる感じがあると思っている。

村尾　僕もずっとくり返す感じがする。

増川　なんでくり返すことになるの？

藤田　だって，日常の些細なことに対して道具があるけど，それを越えたら，誰かの手をずっと借りなきゃいけないわけでしょ。力がつかないような気がして。

村尾　力がつかないし，クライシスのときのサポーターとかいなかったら，どんどん悪くなる一方。

藤田　よいこともあれば，悪いこともあるじゃない。で，強い衝撃も必ず起こると。それは絶対止まらないじゃない。止まらないのに，力がつかない感じ。そんな感じがあるかな。

増川　ちょっとここで明確にしていきたいんだけど，小さな衝撃には耐えられる私，強い衝撃は誰かに助けてもらわなきゃいけない私というのが始まっていくとさ，そうすると，「力のない私／力のある専門家」という図式が強化されちゃうよね。そうすると日常生活管理プラン，引き金，注意サインは自分で対処できます，でも強い衝撃はトレーニングを積んで専門性をもった専門家にお願いします，で，そこを乗り越えたら私がやりますってことになると思うの。で，その状況って，やっぱり……。専門家がどんどん力をもちすぎちゃうようになる……。そんな感じにならないかな。

藤田　自動車屋が車の運転まで指導し

第5章 調子が悪くなってきているとき—When Things are Breaking Down

そうな感じがあるよね。

増川 いま思い出したけど，パンクの修理ができない人には自転車は売らないっていう自転車屋さんがあるんだって。ある意味，人生もそうだよね。

藤田 力がない人って自分自身を認定しそうな感じがする。本来は強い衝撃に対して自分の力を信じられるというのがリカバリーだから。

村尾 みんなはどうかわかんないですけど，生きていて不安とか自信がなくなったりするじゃないですか。そういうことを経験して自分自身で乗り越えられたら，自分には乗り越える力があると信じられるようになれますよね。

藤田 そして他の人の力も信じられるようになるよね。だから誰かを「応援する」という立場をとれるようになる感じがある。

増川 なるほどね。ただ，ここの場合，道具箱見つかっても，サインとの合致が難しいと僕は思ったな。どう？ いまは道具はすぐに使える？

藤田・村尾 使える，使える。

村尾 自分はサインもよくわからなかったというか，寝れてないというのはなんとなくわかったけど，それをサインとして捉えていなかったし，酒飲んでるっていうのもサインとして捉えてなかったんだけど。

藤田 なんとなくはわかったんだよ。でも，なんとなくだった。

増川 ここのプランは，なんとなくではないからね。サインと道具箱の関係がかなり明確なプランだからね。僕の場合，眠気がきておかしくなるっていうときに，す

ぐ横になるという道具を使うことができているけど，前だったら，そんな姿見せられないとか，こんな場所で寝るべきじゃないとか思って，道具が使えなかったんだけど，ここはそういうプランなんだと思ってるから，使えるね。

藤田 そう考えると，ある時まで調子が悪くなってきたときのプランと道具が結びつかなかったから，何かあったらよく点滴していたな。

村尾 してましたよね，藤田さん。

藤田 しょっちゅうね。1か月に1回くらいしてた。

増川 場合によっては点滴をしている自分に酔い始めるじゃん。こんなにがんばっているよ俺みたいな（笑）。

藤田 そうなってたかも。

村尾 自分は点滴打つほどでもなかったけど，病院に行ったりすることで，「がんばっている自分」に酔っていたのかもしれません。いまは，言葉悪いけど，仕事をさぼろうと思いますもん。調子が悪かったら。

藤田 だから，僕も最近は寝るということを覚えたのよ。1週間のうち1回は起きるまで寝る。目覚ましで起きるんじゃなくて，起きるまで寝る。こうすれば1週間体力がもつっていうことがわかった。

道具に焦点をあてる

増川 霜田さん，ちょっとサポートをお願いしたいんですけど。霜田さんはWRAPは作ってないと思うんだけど，強い衝撃を受けた時にWRAPがないとどう

なるんだろう?

編集部　強い衝撃を受けた時にすぐに対応できるような道具がないとトラウマとして残るんじゃないかと思うんです。その後,衝撃が持続して,その後の人生にネガティブに影響するだろうなと思うんですね。

増川　なるほどね。僕たちの経験では,調子が悪くなってきているときには道具に焦点があたっていたんだよね。

村尾　極端な話,生死をさまようくらい苦しい時期だったけど,いまはこうやってポジティブになっているというか,笑い話になっているのは,道具に焦点をあてることできてたからですよね。

増川　どこに焦点があたっているかっていうのが大きいよね。ひとたび「道具箱があるんだ」っていう観点で見るようになったら,自分の強さだったり,成長の力だったりに焦点をあてることができるからね。

藤田　霜田さんが言ったトラウマに関連していうと,すごいたいへんなトラウマを抱えた利用者さんを1年くらい訪問してるのね。彼は言うのよ。「トラウマとフラッシュバックは過去の映像だ」って。過去の映像なのだから実態がなくて手が出しようがない。だからそこに焦点をあてて,治療を施しても扱いようがないよね。だけどさ,いまの道具だったら扱えるんだよ。

増川　道具に焦点があたったんだ。

藤田　そう。だから道具ってやっぱり具体的なものなんだ。

増川　精神科医療全体で考えると,本来扱えないものを扱おうとしているんじゃないかと思ってきました。薬で神経をいじったりすることって,扱えないものを扱おうとしている苦肉の策かもしれない。もちろん科学ってそういうものなんだろうけど,結論を先延ばしにしてナントカ仮説を作ってばかりじゃ仕方ない。じゃあ僕たちがいま扱えるものって何かって言ったら,道具箱なんだよね。道具を扱えるから,そこからリカバリーできるんだよね。

精神科領域で「道具がある」ということを知っている人が増えたらいいね,単純に。

Dialogue5　調子が悪くなってきているとき—When Things are Breaking Down　了

WRAPと私　column 4

WRAPの世界へようこそ

大川浩子（北海道文教大学人間科学部作業療法学科／NPO法人コミュネット楽創）

WRAPとの出会い

　WRAPとの出会いは，10年以上昔に精神科作業療法の勉強会メーリングリストに送られた一通のメールでした。そのメールには，久野恵里さんが訳したWRAPに関する文章が添付されていました。それを読んで，「おもしろそう」「役に立ちそう」と思い，WRAPという存在が気になり始めました。そして，「WRAPに触れることができる」と知ると，その勢いのままに久留米や市川で開催されたイベントに北海道から参加しました。このWRAPへの想い（暴走）の最たるものがWRAPファシリテーター養成研修への参加でした。

　日本で初めて開催されたファシリテーター養成研修であり，ほとんど知る人のいない場所で5日間も研修を受講するとは，その当時の自分には考えられませんでした。でも，それがWRAPとの旅の始まりでした。この研修会で，本書の編著者の1人である増川ねてるさんをはじめ，その後，長くおつきあいをする何名かの仲間に出会いました。研修の最終日には「自分は生きて幸せになっていいんだ」と感じながら，北海道に戻ることができました。

WRAPに出会ってから

　ファシリテーター養成研修を終えてから，WRAPを学び，仲間と語る機会を得るために，どれだけの費用を投入したのかは，正直，怖くて計算できません（笑）。でも，WRAPによってもたらされた「ご縁」は，会うことができなくても，つながっている感覚をもたらしてくれました。この瞬間，自分が物理的には1人でも，同じ空の

下でつながっているのだと思うと，それだけで温かい気持ちになりました。

　さらに，WRAPは自分が行ってきた日々の工夫やあり方を整理し，意図的に工夫を使うことを意識させてくれました。たとえ，その工夫（道具）を使った結果，望んだ結果が出なくても，別の工夫（道具）があると思えるようになりました。最近では，日々成長（老化？）が著しく，自分の身の上に起こるさまざまな変化についても，さまざまな工夫（道具）を駆使し，仕事や生活を続けることができています。

　そして，あきらめが昔より悪くなったこともWRAPのおかげだと思っています。「常に最低最悪を考えて対処する」「叶わないと絶望するから希望はもたない」という姿勢から，「希望をもっていい」「可能性に制限をつけているのは自分」と思えるようになりました。これは，リカバリーキーコンセプトの「希望の感覚」なのかもしれません。

WRAPの可能性

　大学院生時代に浦河赤十字病院で非常勤作業療法士として勤務し，浦河べてるの家にも触れ，「サービスを提供する人と受ける人のフラットな関係性」のよさを知りました。実は，WRAPも同じことを思い出させてくれます。診断名の有無に関係なく誰にでもリカバリーは起こり，ともにリカバリーの旅をする仲間として，お互いに学びあうという世界観は，支援者が「支援を受ける人を失敗させない世界観」から離れることができると思っています。また，WRAPを介して知ったインテンショナル・ピアサポートも同じことを教えてくれました。リカバリーを基盤とした支援を志すのであれば，関係性に目を向けるのは重要なことであり，WRAPはそのことを教えてくれるツールの1つになるかもしれません。

　また，WRAPは精神医療に留まらず，さまざまな方が使えるものだと思っています。「ぱぱままらっぷ（子育て中，子育て支援をされている方のWRAPクラス：NPO法人コミュネット楽創で開催しました）」「臨床実習を乗り切るためのWRAP（精神保健福祉士をめざしていた知人が実際に作っていました）」など，いろいろな方の元気や健康，そして自分らしい人生のために，お役に立てるのではないかと思っています。先に書いた自分の成長（老化？）とつきあうために「大人女子の成長についてのWRAPクラス」も，新たな企画として2017年に開催しました。

これからWRAPを体験する人へ

　私自身，WRAPを最初に知ったときには，支援者として「自分の支援を受ける人にとってWRAPはよさそう」と思い，学び始めました。出会いの形はさまざまでよ

く，誰かが知らなければWRAPは広がらないと思っています。ただ，最終的には，WRAPはファシリテーターマニュアルの「価値と倫理」にあるように，「生き方」だと私自身は感じています。「生き方」であれば他の人に強制はできないですし，自分の「生き方」という経験を聞いて，他の人の学びになることはあるかもしれません。だから，自分のためにWRAPを使うのが本質ではないかと思います。

それと，WRAPクラスのフラットな関係性に支援者も何か困難を経験した当事者も驚いたり，悩んだりするかもしれません。でも，この世界観に慣れると，もう元の世界に戻れない気がします。建前の少ない世界は本当に楽です。だから，安心してWRAPに触れてください。

歓迎の意味を込めて最後に送ります。「WRAPの世界へようこそ」。

第6章
クライシスプラン
―Crisis Plan①

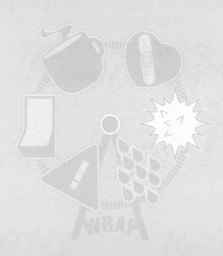

第6章 クライシスプラン―Crisis Plan①

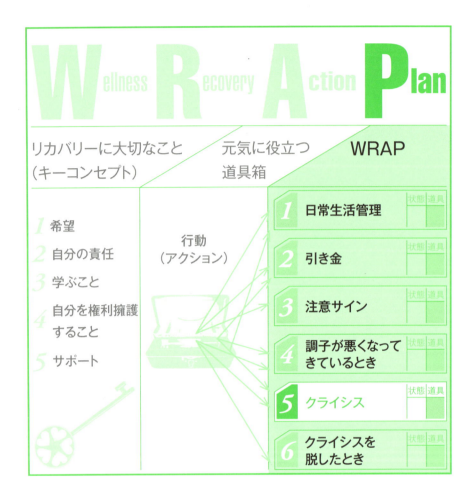

クライシスプラン①
いざというときに「他の人が」「自動的に」*1 やってくれること

自分でうまくできないとき……普段はできるのだけれども，なかなかやる気になれなかったり，いまは自分でやらないで他の人にやってもらったほうがうまくいくというとき。あるいは，状況が許してくれなかったり……。"自分で""いまそれを使うんだ"ということに気づけなくなっていたり……。自分の〈元気に役立つ道具箱〉が"自分でうまく使えない"ときのプランです。あなたにとっての，"サポートお願い"とは，"どんなとき"ですか？ そしてそのとき，どの〈元気に役立つ道具箱〉を使ってもらえたらいいですか？

愛と安心……信頼のプラン

　　ちょっと勇気を出して，誰かにこのプランを誰かに渡して共有しておく……それで，世界が変わる……。

　　これまで見えていた世界と，誰かにプランを渡した後に展開する世界。その違いは明白。僕はいま「クライシスプランがある」世界を生きているので，かつての「クライシスプランがない」世界を想像することがなかなか難しくなってきているのですが，この機会にいま一度，〈クライシスプラン〉がなかったあのころを思い出しながら，〈クライシスプラン〉が日常生活にあるようになっていった過程を噛みしめながら（本当に感謝があるばかりです……），書き進めていこうと思います。

　　僕の「世界」を，世界の観方を，生きる世界を変えてくれた〈クライシスプラン〉。一言でいうと，僕にとってそれは「愛と安心……信頼のプラン」です。新しい年度に，新しい季節に入るこの時期に，この話ができることをうれしく思います。そして，みなさんにも，活用をお勧めしたいと思います。きっと，世界が変わってくると思うのです。

　　〈クライシスプラン〉，WRAPの英語版ホームページでは，以下のように言われています。

Crisis Plan Identify signs that let others know they need to take over responsibility for your care and decision making. Outline a plan for who you want to take over and support you through this time, healthcare, staying home, things others can do to help and things they might choose to do that would not be helpful. This kind of proactive advanced planning keeps you in control even when it seems like things are out of control.

　　（筆者訳：クライシスプランでは，あなたのケアや意思決定に関しての責任（想いや意志）を，まわりの人たちが引き受ける必要があると，（まわりの人たちが）わかるようなサインを明らかにします。今回誰に責任をもってもらいたいか，サポートしてもらいたいか，ヘルスケアや在宅計画に関すること，他人が

第6章　クライシスプラン—Crisis Plan①

助けてくれること，助けにはならないだろうが他人がそう選択するかもしれないことなどの概略を記すことです。クライシスプランのような主体的な事前の計画は，事態をコントロールできないようにみえるときでも，あなたをコントロールしてくれます）

　そのときになって伝えるのではなくて，前もって伝えておくこと。前もって，「こうなることがあるかもしれません。そんなときには，こうしてください。これは困るのです」と伝えておく，"転ばぬ先の杖"。それをあらかじめまわりの人に渡しておく……そんなプラン。

　「クライシス」は直訳すると「危機」となることから，怖いこと，しんどいことのような印象を最初はもつと思います。僕の場合はそうでした。そして，とても深刻なイメージをもち，構成されるパートも"9つ"と他のプランよりも多いため（〈日常生活管理プラン〉は3つ〈引き金〉〈注意サイン〉〈調子が悪くなっているとき〉はそれぞれ2つのパートで構成されています），これは大変だなと思いました。そんなプランではあるのですが，実際にプランをつくり，人に渡して，使ってもらう，それらをくり返していくうちに（途中でほっぽったことも，どうにもならなくて入院したこともありましたが），〈クライシスプラン〉は怖いものでも，しんどいものでもなく，そこにあるのは「愛と安心と……信頼」，もっというとただただ「人の愛（そこには愛しかないと思います）」だと思うようになりました。WRAPクラスで，このプランを扱うときにも，本当に優しさに満ちたあたたかい時間がそこにはあります。
　〈クライシスプラン〉……簡単にいうと，それは「いざというときには，人が助けてくれる」ということを実現していくためのプラン。

　今回も少しずつはじめていきましょう。

Recovery Story 6 ●リカバリーストーリー

突然ですが……

　ちょっと唐突ではありますが,「みなさん，風邪をひいたときに差し入れてもらいたいものってなんですか？」。みかん？　りんご？　プリン？　ヨーグルト？　桃の缶詰？　アイスクリーム？　おかゆ？　うどん？　はたまたマグロのお刺身？　なかには"ポカリスエット"という方もいるでしょうし，"アクエリアス"という方もいると思います。僕だったら,「アクエリアス！」。ポカリもうれしいけれど，7：3でアクエリアス。アクエリのほうが体に沁みこんでくる感じがするのです。ですが，気分がよくなるのはポカリ。なんだか，高級な感じがして，それをもって来てくれた人には高いセンスを感じる。安心するのはアクエリなのだけれども。

　おかゆはちょっと違っていて，プリンとかヨーグルト，あるいはフルーツのパック。しっぱいものがほしいときには，お寿司がいい……。

　なかには，食べ物や飲み物ではなく，いつも読んでいる雑誌がいいという人，"熱さまシート"がいいという人もいるでしょう。あるいは，差し入れは気を使うからいらないけれど,「まわりの人に"○○は風邪をひいたらしいから，ちょっとわかっていてあげて"と伝えてほしい」という人もいるのではないでしょうか。

　みなさんは，どうでしょうか？"風邪を引いたときに差し入れてもらいたいもの"を想像できたら，次に進んでみましょう。「それを誰に持って来てもらいたいですか？」，あるいは「それを誰に知っておいてもらいたいでしょうか？」。『この人には○○をしてほしいけれども，この人には○○は困るな』『この人には□□を知っていてもらわないと困るけれど，この人にはこの段階ではいいかな……』，そんなふうに"具体的に"考えてみてください。この人にはこれ，この人にはこれ，この人にはかかわってもらわないほうがいいな，この段階ではこの人がいいな，そんな思いが浮かんでくるのではないかと思います。

　〈クライシスプラン〉は，この想いを実現していくためのプランです。「こうなったときには，これをしてほしいのだけれど……」ということを，"前もって"伝えておき，クライシスのときに，"まわりの人（自分がしてほ

しいと思っている人)"に実行してもらうためのプランです。そしてなぜ，そのようなことをしておくのかというと，クライシスのときにおいても，自分の〈元気に役立つ道具箱〉を機能させるためです。

なぜ，〈クライシスプラン〉をつくるのか？

　「人はそれぞれ〈元気に役立つ道具箱〉をもっており，自分の〈元気に役立つ道具〉を使っているときに人はリカバリーしている」というメアリーエレンさんの観察からはじまり，「それでは，常に〈元気に役立つ道具箱〉が機能するようにしておけば，人はいつでも"Wellness(元気)をリカバリーすることができる"」ということで開発されたWRAP。ではなぜ，〈クライシスプラン〉をつくるのかといえば，自分で自分の〈元気に役立つ道具箱〉を使えないときでも，〈元気に役立つ道具箱〉を機能させるようにしておくためです。

　この連載ではこれまで，〈元気に役立つ道具〉を，①Daily Maintenance Plan(日常生活管理プラン)，②Triggers(引き金)，③Early Warning Signs(注意サイン)，④When Things Are Breaking Down(調子が悪くなってきているとき)に振り分けてきました。いずれも，「○○のときにはこの道具，□□のときにはこの道具」といったように，それぞれに「サイン」を設定し，サインと道具を結びづけることによって，自分の〈道具〉を適切なタイミングで"使いやすいように"してきました。同じことを，"自分の〈元気に役立つ道具箱〉を自分ではうまく使えない"ときにも，やっていくのです。

　想像してみてください。先ほど「風邪をひいたとき，差し入れてもらいたいものはなんですか？」と尋ましたが，再び思い浮かべてみてください。そして，それと違ったものを差し入れされたときのことを想像してみてください。続いて，自分が望んでいるものを差し入れてもらったときのことを。もちろん，どちらもうれしいことかもしれませんが，"ドンピシャ"で"ソレ"をもってきてもらえたら，やはり単純にとてもうれしいのではないでしょうか。そのことをWRAPの観点からみてみると，このとき"自分の〈元気に役立つ道具箱〉が機能している"ということになります。

自分で動けないとき，自分の〈道具〉を自分で使えないとき。そのようなときを「クライシス」と呼び，そのときのためのプランをつくっておく。「クライシス」にあるときには，自分で〈元気に役立つ道具箱〉を使うことができないので，プランをあらかじめ「まわりの人に託しておく」。そして，実際に使ってもらう。くり返しになりますが，〈クライシスプラン〉はまわりの人に渡しておいて，その人に使ってもらうプランです。ですから，〈クライシスプラン〉には，サポーターに知っておいてもらいたいことを書いておきます。では，どんなことが書かれていたらいいのでしょうか？みなさんなら，何を含めますか？

〈クライシスプラン〉に含まれるもの

　参考までにコープランドセンターで紹介している「クライシスプランに含まれているもの」をあげてみます。図1は，文章が頭に入ってこなかった時期に，コープランドセンターの資料をもとに僕が図にしたものです。僕の体験からいうと，医療的な問題が起きたときでも，これらの準備があれば大抵の場合には対応できると思います（その人によって，さまざまなクライシスがあると思いますので，何を含めるのかは，その人，そのWRAPによると思います）。それぞれ，僕の〈クライシスプラン〉の使い方は，こんな感じです。まず，①いつもの自分はこんな人です。②でも，こうなることがあります。そんなときには，③の人にサポートしてもらいたいと思います。具体的には，④⑤⑥⑦のことを知っておいてもらい，⑧の「役に立つこと」をしてください。⑨のときまで。これらのことをサポーターに前もって伝えておくことで，自分でコントロールが効かなくなったときにも，自分の意志を反映することができる，そういうわけです。

サポーターに使ってもらうためのプラン

　〈クライシスプラン〉は，自分で使うのではなく，サポーターに使ってもらうためのプランです。そのため，プランのつくり方にも特徴がありま

第6章 クライシスプラン―Crisis Plan①

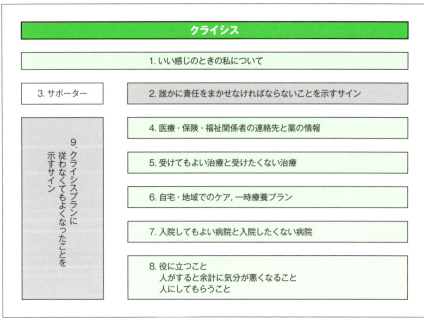

図1　いま使っているWRAP

す。それは他のプランと〈クライシスプラン〉を分けるところでもありますが，その特徴とは「サポーターが使いやすいように，サポーターがわかりやすいように，つくっておく」ということ。他のプランは，"自分で使う"プランですから，「自分が使いやすいように」しておかなければ機能しません。一方で〈クライシスプラン〉は，"サポーターが使う"プランですから，「サポーターが使いやすいように」しておかなければ機能しないのです。

　僕の例でいえば，書き方や，形（渡しておくものですから「形」にもいろいろあります），渡すタイミング（受けとったほうとしても，それによって印象が変わると思います）など，考えるようにしてきました（詳しくは次回ご紹介します）。くり返しになりますが，サポーターが使うプランですから，サポーターに使ってもらえなければ意味がないのです。

　もちろん，自分がしてほしいことを，してほしいときに，してほしいよ

うにしてもらうプランですから,自分の〈元気に役立つ道具〉がきちんとサポーターに伝わっていることが大前提になります。サポーターの都合で,違う〈道具〉が使われたりしたら,そもそもの前提が崩れるので,それはもはやWRAPではないということになります。

これは,立場を代えて,自分が〈クライシスプラン〉を預かることになったとき,僕が直面した問題でした。プランどおりに実行したはずが「違う」と言われたり,クライシスの状態にあるように思われたので『使ったほうがいいかな』と思い,プランをみたところ,「これって具体的にはどんな感じなのか,手元にある文面だけではわからない……」と戸惑ったり……。このように,サポーターとプランの持ち主との間では,そのプランがどういうものなのかが,しっかりと確認されていることがとても大切になります。

僕にとっての初めての〈クライシスプラン〉

WRAPは,どんな人でも使えるものですし,いろいろな使い方があります。〈クライシス〉といっても,医療的なものから,人生におけるもの,何気ない日常生活おけるものまで,さまざまです。ですから,あくまでも「僕の体験談」ということでお話していきたいと思います。

僕の場合,最初に人に渡した〈クライシスプラン〉は「健康上の問題を扱った」ものでした。自分の人生を生きるうえでも本当に大切なところであり,そのため必死な想いでずっと取り組んできた問題,薬物中毒に関すること。そこで,僕が最初に,そして真剣に渡した〈クライシスプラン〉。それは,とてもシンプルなプランで,『サイン:自分「薬を出してください」と言う』『してほしいこと:先生「それはできません」と言う』というものでした。先ほど紹介した「クライシスプランに含まれるもの」のうち,①いつもの自分はこんな人です,また⑨の終了のサインもここには入っていませんが,これが現在も機能している僕の最初の〈クライシスプラン〉です。この〈クライシスプラン〉を主治医にもってもらうようになってから5年以上の歳月が経ちましたが,〈クライシスプラン〉を預ける前と

後とでは，主治医との関係も，そして僕の状態もまったく違うものになりました（症状がなくなったわけではなく，症状があったとしても，適切に動けるようになりました）。

　それは，ある日の診察時。「先生，お願いがあるのですが，ちょっとカルテに書いてもらえませんか」と言って，書いてもらったシンプルなやりとりのなかでできたのが，僕にとっての最初の〈クライシスプラン〉でした。そこから，僕の薬物中毒の「治療」は，それまでとはまったく違うステージに入っていったのだと思います。その後も，もちろん何度かの危機（クライシス）はやってきましたが，この〈クライシスプラン〉によって薬物中毒・依存に入ることなく，生活しています。

〈クライシスプラン〉が成立して何が変わったのか？

1）世界が二重写しのように見えていた

　本当に，よかった。このプランができて，それを主治医が受け取ってくれたこと。そして，僕が「先生，薬を出してもらえませんか……。ダメですよね。でも，やっぱり必要だと思うのです。お願いできませんか」と言うたびに，「ダメだと言っているでしょう。出すことはできません」と，何度も，何度でも，言ってもらえるようになって，本当によかったと思います。

　こういう話をすると，「それで大丈夫ならクライシスではないのでは？」「人の話を聞けるようになったのですね」という反応が返ってきそうなので，前もってお話しておくと，決して大丈夫ではないのです。そしてそのとき，僕もすぐに引き下がるかというと，そうでもないのです。主治医に電話をかけて，「すみません……薬を……」とお願いをするのですが，そのときは「薬があったほうがよい」と思うようになっています。そして，主治医の声も，遠くに聞こえるように感じています。しかし，「自分のクライシスプラン」を使ってもらっている，ということもどこかで覚えているのです。そこでは，なんというか，僕には世界が二重写しのように見えています。〈クライシスプラン〉を渡したときのこと，そのときの自分の

意志,そして受け取ってくれた主治医のこと。そのときの「本当にありがとう」という気持ち。それを信じようという想いが,「薬を……」「ダメです」「薬を……」「ダメです」「薬を……」「ダメです」のくり返しのなかで見えてくるのです。そして,電話を切った後には,「ああ,やっぱり薬が……ほしい……」という気持ちと,「やっぱり,とめられた」という気持ちの両方があります。そして,「とめてくれて本当にありがとう,助かった」と思うのは,それから少し時間が経ってからのことが多いです。「薬を……」「ダメです」のくり返しは,とても疲弊するものでもありますし。

しかし結果をみれば,"いい感じのときの僕"がよいと思っていることを,自分でうまく判断できなくなったときに,主治医が代わりに実行してくれるという希望が叶っています。そしていま,僕は"いい感じの僕"でいられているので,そのことをスラスラと書けています。クライシスに入っていたら,こんなふうには書けていないかもしれません。しかし,たとえクライシスになったとしても,僕のサポーターが「そっちは違うよ」と言って,"いい感じの僕"に引き戻してくれる。そんなふうに思っていますし,そう信じることができるのは,〈クライシスプラン〉をつくり,渡し,使ってもらう,という経験のくり返しがあったからだと思います。

〈クライシスプラン〉は,"いい感じのときの自分"の「意志」「責任」を果たすためのプランです。「いい感じのときに,時間をかけてつくり,サポーターに渡しておきましょう」と言われています。

2) 主治医との関係,見え方が変わる

このプランは,主治医との長年のやりとりを通して,できあがっていきました。いまの主治医と出会ったのは,僕が深刻な薬物中毒になっていたころのことです。それらの薬も,ドクターの心配をよそに,「もっと薬を」と言ってみずから増やしていった結果だったのですが,当時の僕はそれほどまでに「すべての問題は,僕の脳がうまく働かないからだ。脳内物質を薬できちんとコントロールすることができれば,すべて解決する」と思っていました。そうした時期に,「もう薬はやめたほうがいいですね」と言われたものだから,僕はとても反発しました。『何もわからないくせ

第6章　クライシスプラン─Crisis Plan ①

に……』と思い，主治医のことを信頼も，信用もしていませんでした。しかし，身体が限界に達し，薬を身体から抜いていかざるを得なくなって，薬をなくしたのですが……今度は「頭が壊れる」と思えるような感覚が発作的に起こるようになったのです。そのたびに『薬がほしい』と思っていました。頭の中に金棒を突っ込まれて，脳天からグリグリとかき回されるような感じになるのです。

　また，どうしても訪れるおかしな夢の発作や，日常生活をうまくコントロールできないときに，『薬さえあれば……』と思っていました。そんなときには，外来日ではなくても病院に電話して，「先生，やっぱり薬を……」とお願いするのでした。そして「ダメです」と言われるたびに，「じゃあ，他の病院に行く」と思っていました。しかし調子が戻ってくると，「ああ，あのときに薬を飲まなくてよかった」と思うのです。そんなことをくり返していました。

　当時，僕は生活保護を受けていて，使える時間がたくさんある反面，時間があるぶん薬のことばかりを考える……そんな時期でした。しかし，そうしたなかでWRAPに出会い，〈クライシスプラン〉を知りました。「先生，やっぱり薬を……」「ダメです」……やはりわかってくれない。『誰が僕を薬物中毒にしたのだろう』『じゃあ，他の病院に……』という思考に入るものの，一方で調子が戻ってくると『あのときに薬を飲まなくてよかった』とも思う。そのくり返しのはてに，「やはり僕は薬を使わないほうがいいと思いました」と主治医に伝え，「お願いします」と言って渡したもの，それが先述の〈クライシスプラン〉でした。

　ここで何が言いたいのかというと，「もうこれ以上薬を飲まないほうがいい」という〈元気に役立つ道具箱〉は，当初から僕が思いついたものではないということです。言ってみれば，主治医が，僕のために見つけてくれた〈元気に役立つ道具〉なのです（主治医はWRAPのことを知っていたわけではありませんが）。しかし当初は，それを自分の〈元気に役立つ道具〉だとは思っていませんでした。むしろ，『主治医が勝手に言っていること』だと，感じていました。後になって，『ありがとう』と感謝することはあっても。ところが，それが私の〈元気に役立つ道具〉であることがわか

らなくなることがあるわけです。ですから，そんなときには，主治医にこの〈道具〉を使ってもらおうと思い，〈クライシスプラン〉として僕は渡し，主治医は受け取ってくれたのでした。

こうした主治医とのやりとりのなかで，そこにある関係，主治医の見え方も変わっていきました。それまで僕は，主治医のことを「強力な"処方権"をもって僕の病状をコントロールする権威者」ととらえていました。しかし，「これが僕のクライシスプランです」と言って〈クライシスプラン〉を渡し，受け取ってもらってからは，僕の主治医は「"専門的な医療の知識"で見立てをして，僕をサポートしてくれている専門職」へと変化していきました。現在も使っている，僕にとって重要な〈元気に役立つ道具〉は，僕の主治医が専門的な見地から見つけてくれたもの。いま，そう思えていること。事実そういうことなのですが，その現実がわかるようになったのも，この〈クライシスプラン〉のお陰でした。

〈クライシスプラン〉があるということ

上手に自分で自分を扱えない……そうしたことは，やはりあるのだと思います。どんな人であっても。〈クライシスプラン〉があるということは，そのようなときに"人の力を借りることができるようになる"ということです。

そして，そのことは，周囲の人のためにもなるのです。たとえば，身近な人が風邪をひいたとします。普段は元気にしている人が，風邪で寝込んだということを知る。どうすればいいか。そのときになって考えてみても，なかなかいいアイデアは浮かばないかもしれません。しかし，その人がいま，確実に苦しい想いをしていることだけはわかっている。そんなとき，その人が「風邪をひいたら，アクエリアスと，アイスクリームと，フルーツ。そして，ちょっと食べられるサンドウィッチ（できたら玉子サンド）があると助かる」と思っていることをあらかじめ知っていれば，周囲の人はその人のことをサポートしやすいと思うのです。いろいろと考えなくてもよいので時間を無駄にしないですみますし，双方にかかる，たくさ

第6章 クライシスプラン─Crisis Plan①

んの配慮からくるストレスも少なくなるでしょう。前もって何をしたらその人のためになるのかが，わかっているのですから。

　サポートをする側にとってもスムーズなサポートを可能にし，サポートをしてもらう側にとっては，自分が実行してほしいと思っていることを確実に実行してもらえるようにするための仕組み，〈クライシスプラン〉。身近な人同士で，つくりあっておくことをお勧めします。それは，きっと，大切な人同士の絆を強くするでしょう。そして，なんと言っても，まわりの人が自分の〈クライシスプラン〉をもっているということは，"安心"できる暮らしの支柱になることだと思います。

　今回は，僕の最初の〈クライシスプラン〉を例にお話しましたので，「健康上の問題」を扱った〈クライシスプラン〉でしたが，WRAPは何も健康問題に限定されたものではありません。人生，いろいろなところで人との関係性があらわれてきますが，次回はそうしたさまざまな場面における〈クライシプラン〉と，「実際にどのようにつくり，どのように渡して，使ってもらえばいいのか」についてお話をしていきたいと思います。

　今回は，最後に，2つのことを考えてみてください。

　まず，①あなたにとってのクライシスのサインはなんですか？そのときに，サポートしてほしい人は誰で，何をしてほしいと思いますか？そして……②あなたが，『この人の〈クライシスプラン〉を預かりたい』と思う人は，誰ですか？

　また，次回，お会いしましょう。

＊1　ここでいう「自動的に」とは，「そのときに言わなくとも，サポーターがその様子を見てとって実行してくれる」ということを指します。何も伝えていないけれどもやってもらえる，ということではありません。〈クライシスプラン〉は，そのとき（クライシスのとき）に伝えてやってもらうプランではなく，"前もって"伝えておいて，クライシスのサインをみてとったタイミングで，サポーターに〈元気に役立つ道具箱〉を使ってもらうためのプランです。

〈引用・参考文献〉
1) メアリー・エレン・コープランド：メンタルヘルスのリカバリーとWRAP®

（英語版ホームページ）．http://www.mentalhealthrecovery.com/

＊used with permission of Advocates for Human Potential, Inc.

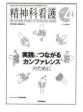

2016年4月号掲載
『WRAPを始める！』
クライシスプラン―いざという
ときに「他の人が」「自動的に」
やってくれること

第6章 クライシスプラン―Crisis Plan①

Dialogue 6

クライシスプラン
―Crisis Plan①

増川ねてる×藤田茂治×池田真砂子

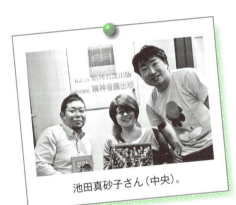

池田真砂子さん（中央）。

はじめに

池田　はじめに増川さんに聞きたかったのですが，どうして連載時にはこのクライシスプランを3つに分けたんですか？

増川　言いたいことが1回では収まらなかったという，とても現実的な理由です（笑）。クライシスプランの回でまず書きたかったのは，「誰かが自分のことをサポートしてくれる生活がいま始まりました」ということ書きたかったんだよね。

池田　あー，なるほど。

増川　僕のクライシスプランを主治医がもっていてくれるのがとても安心で。しかも主治医は僕に対して「診察に来ないとだめだよ」とも言わない。でも僕に何かあったら医療が命綱になってくれている。その安心感を最初に書きたかったんだよね。つまり，第1回目ではね。そして，第2回目では，次に，これからクライシスプランを作りたい人の役に立つと思って，自分に起きたことを書いた。どうやって作ってきたか，どうやって作っているか，とか。これはさ，僕にとっても転機だったから。

そして第3回目で書いたのが，サポーターとのこと。WRAPは自分で作って自分で使うプランだからさ，そのWRAPのユーザーが主体なのは間違いないんだけれども，クライシスプランは「サポーター」が実施するプランだから，サポーターの立場に立ってみるってことも大事だと思っていて。もちろん，「クライシスプランを受け取る」立場になることも，WRAPユーザーとしてはあり得るしね。で，そうなると，僕の場合，ここでの道具の発動をサポーターと合意形成するための「サイン」を見つけるのにとても苦労したというのがあるから，それも書き記しておこうと思って，

ね。医療に関してはさ，主治医が「こうなっているときにはよくない状態だよ」って，そのサインを見つけてくれたんだ。ただこれは病気に関することだから，けっこう明確なものだったんだけど，医療じゃないところでの，つまり「いい感じの自分」をサポートしてもらうためのサインの見つけ方っていうのは，よりたいへんだった。でも，この見方がね，できるようになったのは，ほんとよかったなって，思っていて……。

そんな感じで，クライシスプランってさ，自分だけでは完了しないから，それを使ってくれるサポーターが必要で，しかもそのサポーターにきちんと使ってもらわないといけない……そうしたらさ，これまでの回と同じ文章量では収まらなかったの。

クライシスと道具箱

増川　そして，池ちゃんとは，そもそもの「クライシスプラン」ってことについて話してみたくてね。俺，池ちゃんと出会ったのって，ファシリテーターになって，その次の日とか，次の次の日とかだったでしょ。WRAPのことよくわかっていなかった時期。でも，WRAPを伝えます！　みたいに生意気にもやっててさ。なので，あれからずいぶん変わってきたのね，僕としても。で，これはあの頃の僕の言ってたこととは違うと思うんだけれども……。

WRAPを使う中で思っているのは，「クライシスというのは自分の道具を使えない状態」なんだっていうこと。以前は「病」に焦点があたっていたのが，いまは道具箱だったり，キーコンセプトに焦点があたっているんだよね。

池田　増川さんは「道具が使えない」ってどうやってわかるんですか？　誰かにあらかじめサインなどを伝えてあるんですか？

増川　そうだね。たとえば，コモンくんには「僕がすぐメールを返さなかったら，クライシス状況だから」って伝えてあるんだ。それですごく助かっている。

池田　そこで気づくの？「自分はクライシスなのかな」って？

増川　クライシスだって気づくというよりは，「いま，普段なら使えている道具を自分で使えてないんだ」って，ハッとする感じ。

池田　あー，なるほどね。でも，どんな時に道具が使えなくなるんだろう。単純に環境の変化で使えなくなるということもあるだろうけど。

増川　僕は「なぜ道具が使えないか」は探究しないんd。昔はしていたけれども，いまはしていない。自分が体調悪くて使えないのかもしれないし，環境の変化で使えないかもしれないし，気づいてないから使えないかもしれないし……考えてもなかなかわからないことだからね。それに個人的な体験として，原因探しをしてもさ，解決しなかったからさ。それよりも単純に，「道具が使えていない」ってことを自分で自覚して，使ってくれる人にお願して，力を取り戻すってことでいいと思っている。

池田　それはわかるんだけど，やはり「道具が使えない状況」はたくさん想定できるので，プラン化がしづらいなって思いがある。プランとしてあげておくのが膨大

第6章　クライシスプラン―Crisis Plan ①

な量になりそうというのか。

増川　うーん、僕で言うと、コモンくんにはこれをお願いしています。ほかの人にはこれをお願いしていますっていう感じで、そのつど、その関係性の中で、結ぶようにしている。

池田　気づいたときにそのつど言うわけ？

増川　うん。自分の中に「クライシスプランブック」みたいなものを作って、「これはコモン君に、これは池ちゃんに」と、切り分けをしているわけではまったくない。

池田　そうなんだ。そのつどっていうやり方もあるんだ。

増川　僕の場合は……って話だけれどもね。僕は、そういうのが多い。それにコモン君も「クライシスだよ」っていう言い方はしないでさ、「道具、使いなよ」というようにパスしてくれるからね。

藤田　これは本当にたまたまできあがったもので、僕とねてるさんと編集部で連絡を回しているときに、ねてるさんのメールがなかなか返ってこなかったことがあったのね。タイトなスケジュールの中でのやりとりだったから「ねてるさん、誰々さんからメールが来てるよ」って伝えたら、ねてるさんから、「あ、助かったよって。今後もこういうときがあったらそれ教えて」「普段は数時間の間にメールを返せるけど、なかなか返事がないときはそうやって教えて」って言ってもらって。だから特に、「いまねてるさんクライシス？」なんて聞くことはないし、状態についても何も言わない。

増川　「いま、ねてるさんクライシス？」って言われても……。あるいは、「メールの返信が遅いのはねてるさんのクライシスだよ！　早く返してね！」って、言われてもねぇ。それは「ちょっと待ってよ」となるよね。つまり、機能しない。

藤田　僕が決めることでもないしね。「ねてるさんメール来てるよ」っていうのを送っただけ。

増川　そして、それが本当によかったから、また次があったら同じようにサポートして、ってリクエストしたわけ。

あ、コモン君はさ、あのとき、僕から「普段は数時間の間にメールを返せるけど、なかなか返事がないときは教えて」って言われたとき、どんな感じだった？

藤田　それなら任してよっていう感じ。わりと僕、そこは得意分野だから。返信を早くするとか、返信されていないのに気づくとかはね。

増川　そこにはサポートがあるだけで、診断やアセスメントという感じはない。それがほんと大事なのかもね。「なんで、できないの？」とかではないからさ。だからこそ「メールが遅くなる私」ではなくて、道具に焦点をあてられる。この関係でいられるから、お互いにいい感じでいられる。そして、絆が深まるよね。とにかくも、焦点が、できてないことではなくて、道具箱にあたったことで、僕にとって違う世界が始まったと思う。逆に言うと、クライシスプランっていう概念があったからこそ、視座が転換して、「できないこと」ではなく、「道具箱」ってところで自分と世界を観るようになっていったともいえる。

池田　私の場合、「いい感じの自分がど

れだけ乱れているか」というところに焦点があたっていたので，増川さんの話を聞いて，「そっか，そういう見方もあるか」と思ったな。

増川 ただこれは，あくまで僕の捉え方だからね。

池田 いい感じの自分が激しく混乱している時が，私にとってはクライシスだった。それで，その中の1つに道具が使えないってことも含まれていたので，道具だけに焦点があたってはいなかった。激しく混乱している状態で，誰かに何かを委ねるっていうことにプレッシャーがあったんだけど，いまの話を聞いて，道具を使えないっていう状況をシンプルに伝えて，ちょっと背中を押してもらうことだったり，気づかせてもらう何かをもらって，それを遂行すればいいっていうことだったら，私もクライシスプランを使えるかもしれないと，ちょっと思いました。

藤田 でも実際，クライシスプランを渡すのは勇気がいることだよね。いわば「いい感じじゃない自分」についてのことを渡さないといけないというか……。

増川 ただざ，「いい感じのときにもできないこと」を要求しているわけではないからね。本来はできていたことがいま，できないので，サポートをお願いしますということだから。くり返しになってしまうけど，僕にとって「いい感じじゃないとき」というのは，自分で自分の道具を使えないという状況。

池田 増川さんのいう「道具を使えている」というのは，「意図的に使えている」ということ？ つまり「意図的に自分はいま これが必要だ」って思って使うことをさしているの？

増川 無意識的に使っているものもあるよ。昔だったら「朝起きて着替える」ってことができなかったから，日常生活管理プランに「朝起きたら着替える」というのを入れていたけど，それが普通にできるようになったらさ，日常生活管理プランには特に書いてない。とにかく自分の道具箱が自分の中でちゃんと機能している感じがするという状況は僕にとってはウェルネスな状況なんだよね。

池田 そう考えるとこのクライシスプランのハードルが下がる感じがするね。

藤田 僕も道具という観点から見ることによって，ぐっとハードルが下がった。

これはいろいろな場所で言っているけど，僕はクライシスプランを渡したことがあるんだけど，まったく機能しないから回収したんだよね。「ごめん，返して」って。たぶん渡されたほうも，どうしていいかわからなかっただろうしね。

増川 （笑）。池ちゃんのクライシスって，どんななの？

池田 何かを崇拝している状況がクライシスだった（笑）。

藤田 崇拝？

池田 自分が元気なときだったら関心をもたないものに，身も心も入れ込んでいるときというかね……。

増川 具体的に知りたい！

池田 詳しいことは言えないけど（笑）。とにかく，何かを崇拝していて適切な判断ができなくなっている——場合によっては健康を害するぐらい——状態が，私にと

第6章　クライシスプラン―Crisis Plan①

ってのクライシスで。そのくらい疲弊している状況なので，誰かに「助けて」って求めるのはとても怖かった。

藤田　受け取るほうも，池ちゃんが「何かを崇拝して，日常生活が送れないような状態なの」ってプランを渡されたとしたら，どうしたらいいんだろうって思ってしまうだろうし（笑）。

池田　そうなんでしょうね（笑）。でも，単に「崇拝してない？」って言ってもらえるのもすごい助かるし，止まるんだと思う。「あ，私，崇拝している，やめておこう」みたいな。

だから，崇拝している状態で，グラグラしているときにプランを渡そうとすると難しいんですよね。

藤田　しかも今回のテーマに即して言えば，「自動的に」ということだからね。

増川　僕はその「自動的に」というのがすばらしいところだと思っていて，1回1回，依頼しなくてもいいというのがこのプランの強みだと思うんだよね。

池田　そういえば以前WRAPクラスで，調子が悪いときには家族がそれに気づいて家事をやってくれる，という人がいて幸せな家庭なんだろうと（笑）。

増川　いいよね。やはり依頼をするというプロセスが大事だと思うよね。それがあるからこそ「僕のプラン」ってなっていくんだよね。

池田　それでいえば，私の場合，妊娠・出産の際にあらかじめいろいろ考えたり，人にお願いをしておいたのは，いま思えば，クライシスプランに近かったなと思う。

それがなければ，つくればいい

藤田　この本を読んでいる多くの人は看護師だから，クライシスプランと聞けば，対象者の状態像に焦点があたりやすいだろうとは思います。具体的には対象者の症状などです。

増川　一般的に，看護師さんがイメージするクライシスってどのような状態なんだろうか？　たとえば「ベッドから出てこない」「大声で叫んでいる」とかかな？

藤田　「幻聴に振り回されている」とかね。

池田　「自傷行為が増える」とか，そういうことかな。

増川　なるほどね。僕だったら「自傷行為が増える」というのは自傷行為以外の道具箱が使えていないと考えるかも。そこで重要だと思うのは，WRAPで言っている道具箱は「キーコンセプトの現れ」ということ。

編集部　ここまで話してきた「クライシス」については，ある意味で，精神科の看護師であれば，日常的なもののように映るかもしれません。患者さんのクライシス――現れ出てきた問題点であったり課題といってもいいかもしれませんが――を見つけるのが得意，というかそれが仕事の一部となっていますから。

池田　ただ，精神科の中で使われるクライシスという言葉と，WRAPにおけるクライシスという言葉は，方向性が異なりますよね。今回，語っている「クライシス」は自分で自分のいい感じをキープしたりす

ることや，元気になるための道具が使えてないときをさしているわけですよね。なので，言葉の意味のとらえ方の違いで，解釈がズレちゃうのはもったいないなって思います。

増川 そもそもクライシスプランは，意思決定の責任をまわりの人が引き受けるときのものだからね。メアリー・エレンさんはそのあたりを明確に言っているけどね。

池田 WRAPを使っている人はもちろんそういうふうに読み解くんだけど，WRAPを知らない人にはどう届くのかなっていうのはあるよね。

編集部 誤解としてあり得るのは，この患者さんのクライシスに関しては私たちが（それこそ自動的に）何か介入を行うのがWRAPのクライシスプランだと思われるということかなと思います。

増川 ああ，それは全然違うよね。「主体的な事前の計画書」がクライシスプランだからね。「何かが起こるその前に，WRAPユーザー本人が主体的に作る」がまずはないと……。そこが反転してしまったら，違うものになっちゃう。これは病棟の中で看護師さんが患者さんに対して「WRAPを作りましょう！」というときの危うさにも通じるところでもあるね。

池田 増川さんの文章で，主治医に対して「自分が薬をほしいといっても断ってほしい」とお願いして，実際にそれができているという話が出てくるけど，そういった関係性が病棟で起こるにはどうしたらいいんですかね。

増川 主治医がその人（患者）の"「いい感じの時」のリクエスト"をしっかりと信じることじゃないかな。

池田 そこは増川さんという主体があるはずなのに，本人の知らないところで勝手に物事が進んで，なんかそこに主体が入るはずなのに，本人不在のまま物事が決定されていってしまうとしたら，それは何がそうさせるんだろうと，私自身も何となく身に覚えがあるなと思って聞きたかったのです。

増川 本人の，「主体的な事前のプラン」であることがもっとも大きいよね。誰かに言われて作るものでもないし。自分で，「これお願い！」って思うからこそ，作って渡すものなわけで……。もしもいままでの精神科医療や福祉でそれがなかったとしたらさ，これから作ればいいだけの話のような気も僕はしていてね。入院のときなのか，別のタイミングかはわからないけど，本人が「私がこうなったときには，これでお願いしますね」というようにクライシスプランを依頼しておけばと思う。

WRAPを知って，実際に使ってみた僕自身の体験として，これはそれほど難しい話じゃないですよね。って，いまは思うの。読者の方で「いまそういうかかわりができる環境ではないんです」ということであれば，「だったら，まずあなたがやってみてください」ということは言っておきたいと思う。やってみたら簡単にできちゃった，というのって，意外にあると思うし。

クライシスプランがなかった場合

増川 さて恒例の質問なのだけど，も

第6章 クライシスプラン—Crisis Plan①

しクライシスプランがなかった場合にどのようなことが起こるのか……。池ちゃんはどう考える？　他のプランはある，でもこのクライシスプランだけは，ない場合。

池田　クライシスプランがない世界……。

増川　日常生活プランも，引き金のプランも，注意サインのプランも，調子が悪くなってきている時のプランも，クライシスを脱したときのプランも，全部ある。でも，クライシスプランだけは，ない……。

池田　大きなブラックボックスが待っている感じがする。

増川　なるほどね。そのブラックボックスは何を引き起こすの？

「いい感じの自分」は作れているんだよ。嫌なことあっても対応できるし，イライラしても乗り越えられるし，いざっていうときのとっておきの道具ももっている。自分を癒す方法だったり，病み上がりの時も自分でケアできます。でも，クライシスプランがない。

池ちゃんはそこにブラックボックスがあるっていうことだけれども……。

池田　あんまり明るい感じがしないな。かといって，あんまり暗い感じもしない。だからブラックボックス。その中で何がどうなるかが，わからない。

増川　なるほどね。そうか。なるほど。それ，あるね……。僕は，自分も想像してみたんだけれども，思い浮かんだのは，「自分かゼロか」という世界。自分が対処できない事柄は，この世界のものじゃないみたいな，そんな感じ。

池田　そうね。もうゼロと言えばゼロかも。

増川　クライシスプランがないってことは，その世界ってさ，僕にとっては，すべて自分で自分の道具を使うってことになるんだよね……。つまりすべて自分でやらなきゃいけない世界。自分でやることしか存在しないっていう，そんな世界。

池田　うんうんうん。そうだね。人に委ねてない。

増川　いまの池ちゃんの話を聞いて思うのはさ，クライシスプランが5番目にあることで，あらためて他の人の力も借りられるという感じがある。これがないとしたら，全部自分でやらなきゃいけない世界なんだよね。ここがブラックボックスになるってことは，何が起こるかわからないんだよね。でもクライシスプランがあると，自分以外の力を借りられるというか，ドラゴンボールでいえば「元気玉」みたいな感じだよね。「オラに力を貸してくれ！」っていうかさ。

池田　「1人でやれないことがやれる」と可能性が広がる感じがあるよね。

増川　やれるね。かなりやれる。

池田　ただね，それでも「なんか頼んじゃってごめんなさい」というような思いが，最後の最後まで拭えない部分もある。

増川　たとえば何を頼むのが？

池田　たとえばさ，「朝起こしてください」とか。

増川　あー，俺，すっげー得意だよ。

一同　（笑）

増川　すっごく，得意 (笑)。「朝，起こして」って依頼したら，「そんなことなら全然やるよ！」って言ってもらった経験が

あるからね。僕も最初は言いづらかったし，迷惑じゃないかなとか心配はあったけどね。僕がかかわっているU理論の友だちにさ，「いま，僕は病気の後遺症で，事務の能力がとても落ちていて，できないんだよ」と言った時に，「それいいんだよ」って，その人は言ってくれてね。「それは私に，ねてるに貢献する機会を作ってくれているっていうことだからさ」って。この言葉に僕は救われたんだよね。世界が変わったもんね。

池田　なんていい話なんだろうか。

増川　だからプランが6つあって，このクライシスプランはその6分の1。残り6分の5は自分で使うというのがいいと思うんだよね。すごいバランスとしていいな。これがたとえば2分の1で半分は医療者がやって，半分は自分でやるというのも，やはり違うと思うし。

編集部　「サポーター心得」ではないですが，サポーター側の思いとしてはどうでしょうか？

池田　あまり知らない人のプランの場合は，納得してもつことができないかもしれない。

藤田　知らない人のプランは無理。それはもてないよ。何しろ責任として引き受けられない。

池田　少なくとも少しお話をして，納得できればもてるのかもしれないけど。

増川　やっぱりそこでいうとさ，「The WRAP」はなくて，あくまでも個人の体験なんだよね。つまり個人の責任の範囲内でWRAPは存在していて，だから僕の場合，クライシスプランについて話はするけど，不特定多数の人に委ねたりはしない。誰でもいいわけじゃないんだよね。

とにかく「The WRAP」はなくて，あくまで「あなたの」「僕の」世界観なんだよね。だからこそ，いろいろな人がそれぞれのWRAPをどう使っているのか，使ってみたらこんないいことがあった，ということを知りたいと思うんだ。

それに，WRAPはどのパートを使おうとも自由で，たとえば日常生活管理プランだけ使うのでもいいし，クライシスプランだけでもいい。自由だと思うんだよ。メアリー・エレンさんや先輩たちがさ，こんなニーズがあるかもしれないって作ったとしたならばさ，そこから学べることがいっぱいあって，6つあるのは明確なので，そこの会話を少しできたらと思ったんだよね。

それで，池ちゃんはさ。これだけだと，ここがブラックボックスになっている感じなんだね。逆に，クライシスプランがあるとどうなるんだろう？

池田　ブラックボックスがあって，何が起こるかは偶然に任せなければいけなかったのが，自分の意志で「手を伸ばす」ことができるようになるかな。ただね，手を伸ばすっていう行動が，手を伸ばすことができるんだってわかることが，逆に恐かったりするんだよね。

増川　え，どうして？

池田　手を伸ばすことができるし，そうしなくてもいいということを「自分で」決めなければならないから，プレッシャーになるのかな。たとえばストレートヘアだった人が，パーマをかけて恥ずかしいから「美容師さんが勝手にやっちゃってさ」と

第6章　クライシスプラン—Crisis Plan①

いうような言い訳が使えなくなるみたいな (笑)。

一同　(笑)。

増川　「あなたが望んでしたことでしょう」ってことだよね。

池田　そうそうそう。自分で決めるっていうのは，端的に勇気がいる。

増川　そう，自分で決めるは勇気がいる……，ただ自分で決めないと，誰かほかの人の人生になっちゃう感じがする。昔に読んでいた本でさ，「人生は不満をとるか，不安をとるか」であって，自分で決めることで不安はあるけど不満はなくっていく，というふうに言っていて，そうだよなって思ったな。

では最後にもう一問。逆にクライシスプランをいつ使うかを他人が決めるとしたらどうだろう？「この道具箱をあなたが使うかどうか，私が決めます」という他者が現れたらとして。

池田　言われてもやらないかもしれないね。

藤田　前半の「精神科の中で使われるクライシスという言葉と，WRAPにおけるクライシスという言葉の違い」の話題と同じで，その人の主体性が無視されているし，「あなたはこれがクライシスなんだから，こうします」と勝手にやられると，窮屈だよね。窮屈だから反動が出てくる。つまり，他のことに何か救いを求めるようになるかな。それで，よりまずいことが起こると思う。

池田　なるほどね。

増川　それを精神科の医療の現場に即して言ったら，「この患者さんは治療に抵抗しているな」「症状が悪化したのかもしれない」という判断になってしまうような気がする。そんなことって，ないんだろうか……。

藤田　押しつけられたプランへの抵抗や反動を「病状の悪化」と捉えられることもあるかもしれないね。それに関連するのだけど，僕は躁うつ病のメカニズムってそうだと思っていて，ずっと弓がしなり続けて，弾けた状態が躁状態だと捉えている。だから躁状態というのは，いま話題になっているような「押しつけられたプラン」へのプレッシャーとその反動で生じるのだと思っている。その要因に目を向けないで医療者が単純に「躁状態」と決めつけるのはおかしいと思う。ましてやそう決めつけて「管理しなければいけない人」というレッテルを張れば，とてもよくないサイクルに巻き込まれてします。

増川　その「他人が押しつける・勝手に決める」というのをなくしたらさ，もっと健全になりそうだよね。患者さんなり利用者に対して「あなたの人生であり，あなたの責任ですよ」ということを，もっと医療者が思うことができたらね。

池田　精神医療も，少しずつ変わっていくかもしれませんね。

増川　だから医療者がWRAPを使うことで，変わっていくと思うんだけどな (笑)。

Dialogue6　クライシスプラン—Crisis Plan①　了

第7章

クライシスプラン
—Crisis Plan②

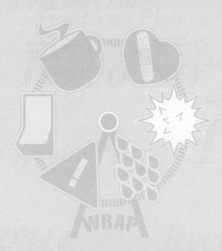

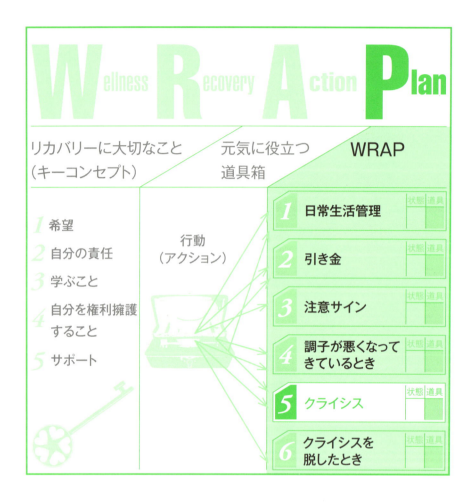

クライシスプラン②
主体的な事前のプラン

「いい感じのときの私は○○な人です」「でも，△△になることもある」「そうしたら□□をしてほしい」「××になるときまで」。クライシスプランは，他人に，クライシスになる前に（事前に）渡しておくプランです。"いい感じのとき"に時間をかけてつくり，クライシスになったときにも，"いい感じの自分"の意志をサポートに反映させていくためのプラン。サポーターに使ってもらうためのプラン。あなたなら……クライシスプランをどのようにつくり，どうやってサポーターに渡しますか？ どうすれば，他人に使ってもらえる「プラン」ができるでしょうか？

1か月が経って……

みなさん，こんにちは，増川です。今回も引き続き〈クライシスプラン〉についてみていこうと思います。そこで，前回の振り返りも兼ねて，思い出してみてください。ちなみに，今回からお読みの方のために，前回最後の問いかけを。

「クライシス」とは，普段はできることが，何かしらの理由によって（なかなかやる気になれない，状況が許してくれない，「自分で」「いまその〈道具〉を使うんだ」ということに気づけなくなっている，などして）できなくなっている状態，〈元気に役立つ道具箱〉を自分では使えない状態をいいます。

では，クライシスプラン後半の話に入るための準備運動として，次のことを，ちょっと想像してみてください。まず，①あなたにとってのクライシスのサインはなんですか？　②そのときに，サポートしてほしい人は誰で，何をしてほしいと思いますか？　③そして，あなたが，この人の〈クライシスプラン〉ならあずかりたいと思う人は，誰ですか？

（少し時間を開けましょう）
さて，みなさんにとって，①：〈クライシス〉
のサイン……「サポートしてほしい」「助けてほしい」ということを，まわりに伝える「サイはどのようなものだったでしょうか？

②-A：そしてそのときにサポートしてほしい「人」は，誰でしたか？　具体的に思い浮かびましたか？　何人くらいいたでしょうか？

②-B：そして，実際に「してほしいこと」とは，どのようなことだったでしょうか？

あるいは，「してほしくない」ことはなかったでしょうか？　なかには，

第7章 クライシスプラン—Crisis Plan②

これは「してもらわないと本当に困る」ことが思い浮かんだ方もいるでしょう……。

〈クライシスプラン〉は,自分の〈道具〉を自分でうまく使えないときに,サポーターに(自分のために)自分の〈元気に役立つ道具箱〉を使ってもらうための仕組みです。みなさんは,「誰に」「何を」伝え,何を実行してもらおうと思いましたか?

続いて,ちょっと立場を代えてみましょう。
③:もしあなたがまわりの人から,「私のクライシスプランをあなたにもっていてほしいと思うのですけど……」といわれたら,どうしますか? あるいは,あなたが,この人の〈クライシスプラン〉ならあずかりたいと思える人は,誰でしょうか?
　くり返しになりますが,〈クライシスプラン〉はサポーターに使ってもらうプランです。つまり,その実行に際しては,「サポーター」の存在が必要不可欠。そこで今回は,どうすれば機能する〈クライシスプラン〉をつくることができるのかについてみていこうと思います。

つくってみたは,いいけれど……

　〈クライシスプラン〉を知ったときの僕の感想,それは「自分のことが自分でうまくできないときに,まわりに「これ」をしてもらえたら助かるなぁ」「前もってつくっておき,いざというときに,まわりの人にこれをしてもらう……それが叶うのならばありがたい」というものでした。
　そこで〈クライシスプラン〉を実際につくってみたのですが,「これ,誰に,いつ渡せばいいの?」「あの人がもっていてくれたらありがたいけど,実際にどうやって渡せばいいの?」「断られないか,心配だなぁ……」「重たくないかな……」という感想を同時にもちました。〈クライシスプラン〉は渡せない……これが最初に〈クライシスプラン〉をつくったとき,僕に起きたことでした。

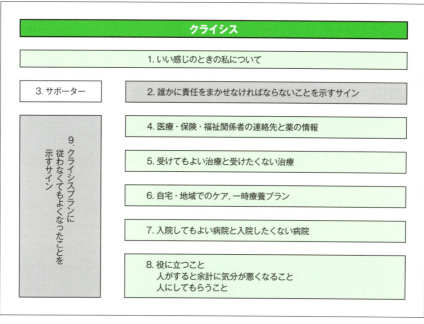

図1　いま使っているWRAP

　WRAPは全部で6つのプランから成り立っています。①Daily Maintenance Plan（日常生活管理プラン），②Triggers（引き金），③Early Warning Signs（注意サイン），④When Things Are Breaking Down（調子が悪くなってきているとき），⑤Crisis Plan（クライシスプラン），⑥Post Crisis Plan（クライシスを脱したとき）。

　僕は①から順番につくり，⑥までをつくり終えてから，⑤の〈クライシスプラン〉を人に渡そうと思いました(図1)。〈クライシス〉のときにサポーターとしてかかわってほしい人も「パート3：サポーター」のところであげていたので，その人に渡すだけだったのですが……渡せませんでした。そのときは，かかわってほしいサポーターとして福祉関係の方をあげていたことを覚えているのですが，渡せませんでした。遠慮があったというか，断られたらどうしようと躊躇したというか……。向こうも忙しそう

だし、とか、いろいろな理由をつけて実際に渡すことができなかったのです。

本当に，助けてほしい

　WRAPをつくり，〈クライシスプラン〉もつくってはみたけれど，サポーターに渡せない。そんな状況が続いていたある日，もう自分の力ではどうにもならない出来事が起こりました。その出来事の詳細は，いま思い出しても心が乱れてどうにもならなくなると思うので割愛しますが，とても1人では解消できない出来事が起こりました。

　そしてある日，別件で友人の家に行った際に，「実は……」と切り出しました。「いま，ちょっと苦しくて。でも，ここにこうしているとき，僕は安心していて，すごく助かっている。いますぐに何かが起きるとは思わないのだけれど，もしね，もし，僕が"クライシス"になったらサポートしてほしい。もし，○○さんが調子悪くなったら，僕がサポートするからさ。お互いに〈クライシスプラン〉をつくって，交換しておけたらと思うのだけど，どうかなぁ」。すると，その友人は「いいよ」と言ってくれました。僕たちは，A4の紙にそれぞれの〈クライシスプラン〉を書き，ある程度お互いに書き終えたと思えると，どちらからともなく声をかけて見せあい，文面からだけではわからないことをお互いに確認して……最後に互いに署名をして，日付を入れ，交換しました。

　「いい感じの自分」はこうなのだけれども，時にそこから離れてしまうことがあるかもしれない。「そんなときには○○ということをしてもらいたい」，そうしたことを知っていてくれる人がいるということ，そして，そういう人ができたことに，ほっとしました。

　その時期は本当に苦しいときで，当時想定していた最悪な事態が起こるかどうかはわからなかったのですが，「もしかしたら……」「そんなときにはこれをしてほしい」と思っていたことを前もって伝えることができ，「プラン」としてもっていてくれる人がいること……1つの命綱をもてた感

じで，その日，友人の家を後にしました。

クライシスプランを渡していたら

　先述のとおり，本当に助けてほしいと思っていたときに友人に渡した〈クライシスプラン〉が，僕にとっての最初の〈クライシスプラン〉だったのですが，そのときは結局〈クライシス〉はやってこず，時間が過ぎていきました。そして，それから1年以上が過ぎたころだったでしょうか，僕の〈クライシス〉は，この〈クライシスプラン〉をつくったときに想定していたのとはまったく違うきっかけで，突然やってきました。それは「3.11の大震災」。それをきっかけに僕の〈クライシス〉が起きていたのです。しかし僕は，自分が〈クライシス〉にあるとは気づいていませんでした。

　そのとき，僕がクライシスであることに気がついたのは，僕の〈クライシスプラン〉をもっている友人，サポーターでした。その友人はかつて僕が渡していた〈クライシスプラン〉をもとに，僕が「クライシス状態にある」ことに気づき，プランを実行してくれました。そして，僕は，友人のサポートを受け，そのときの〈クライシス〉を乗り切ることができました。

主体的な，事前のプラン

　Crisis Plan Identify signs that let others know they need to take over responsibility for your care and decision making. Outline a plan for who you want to take over and support you through this time, healthcare, staying home, things others can do to help and things they might choose to do that would not be helpful. This kind of proactive advanced planning keeps you in control even when it seems like things are out of control[1].

　前回も紹介したWRAPの英語版ホームページに掲載されている〈クライシスプラン〉に関する文章です。前回の原稿のやりとりのなかで，どうすれば実感のこもった日本語に訳せるのか，編集者とやりとりをしま

した。それから1か月。僕が，「あっ」と思い，「ここは，この訳だけは」と最終的にこだわった箇所があります。最後の一文にある，《proactive advanced planning》。

僕は最初，これを「(何かが起きてからではなく) 前もって準備しておく，転ばぬ先のプラン」と訳してみました。それに対して編集者から提案されたのが，「事前対策となる進歩的な計画」という訳でした。それを受けて僕もまた考え，辞書を引き引き，さらに自分の体験と照らし合わせて，どういうことかと考えていきました。《advanced planning》は，「進歩的」というよりも，単純に「事前の計画」でいいと思う。

《advance》は，精神科領域以外の医療の分野でも「アドバンス・ケア・プランニング (Advance Care Planning)」[2] というように使われていますし (もちろん精神科領域でも，「アドバンスディレクティブ」ということは言われていて，それは「事前指示」と訳されています)《advanced》は「事前の」だと思ったのです。僕の体験からしても，「前もって」渡しておいたことがよかったですし，それは〈クライシスプラン〉の本質 (エッセンス) の1つであると思います。では，「proactive」とはなんだろう……。最初は「転ばぬ先の」と訳してみたけれど，自分もしっくりきていないし，編集者もそうだ。では，「ここでいう"本質 (エッセンス)"とはなんだろう」と思い，辞書を引き引き，自分の体験とも照らし合わせていくなかで浮かび上がってきたのが，「主体的な」という訳でした。そして，編集者にメールして，これでいいかなと頭の中で反芻していきました。「proactive」は「主体的」，対の「reactive」は「反応的」……。それならば，やはり，ここでいう「proactive」は「主体的」がいい気がする。僕の実体験からくる感覚もそうだし……。

そう思っていると，突然思い出しました。

「あ，《proactive》は"主体性"と訳されていたじゃん！ しかも，あんなに有名な本の中で！！」。その本とは，スティーブン・コビーの『7つの習慣』[3]。その第一の習慣が，まさに「Be Proactive」。日本語では「主体的であること」。

ああ，そうだった。《proactive advanced planning》＝「主体的な事前計画」じゃん。すーっと光が遠くまで射していくような感じ。英語と日本語，そこで語られていることと，自分の体験がすっとつながっていきました。そっか，〈クライシスプラン〉は自分でつくったから機能したのだ。誰かにつくらされていたのなら（＝reactiveなものだったなら），そうはいかなかっただろう。事前にみずから友人と話しあってつくり，それを渡していたから（＝advanced planning）機能したのだな。《proactive advanced planning》＝「主体的な事前計画」。

　僕自身の体験を語る言葉が，目の前に，書かれてありました。

どうつくり，どう他人に渡しているのか？

1）どちらが自分の役に立つか

　翻訳を考えていたときにやってきた衝撃。WRAPの〈クライシスプラン〉が機能するのはなぜなのかというと，単に「事前のプラン＝advanced planning」ということだけでなく，「proactive＝主体的」なという点が本当に大きいのだと思います。つまり，自分で決めてつくり，自分の意志でサポーターに渡すというところ。メアリーエレンさん曰く，リカバリーしていた人たちは自分の〈元気に役立つ道具箱〉を使っていました。人は，自分の〈元気に役立つ道具箱〉が機能しているときには，元気（Wellness）な状態でいることができる，という観点から考えると，なぜそのことが大切なのかがわかると思います。

　もし，〈クライシスプラン〉が他人につくられたものであったとしたら（＝reactiveなものであったとしたら）機能はしないでしょう。それは，「あなたにはこれがいいはず。いま，あなたは大変そうだから私が○○してあげる」「かつてあなたはこんなことがありましたね，だから△△が必要なので，こうなったら△△しますね」といったプロセスでつくられた「計画」が往々にして計画倒れになったり，うまくいかなかったりする医療・福祉の現場にある現実からみてもよくわかると思います。それがたとえ，真

剣につくられたものであったとしても。支援者がそれをいいものだと思っていて，そのプランを受け取った本人も了承していたとしても。

みなさんも，想像してみてください。みずから「こうしてもらえると助かるのだけれど，お願いできますか」といって渡した（= proactive）プランと，まわりが「あなたはこういうところがあるから，そうなったときには私（たち）がこうしてあげるね」といって渡された（= reactive）プラン……，どっちが自分の役に立ちそうですか。

2）どのように伝えてきたか

では，僕はどうしているのかというと，他人にしてもらって「ありがたい」と思うことがあったら，「本当に助かった。また同じようなことがあったら，それをまたお願いします」と伝えたり（ここがproactiveな感じがします），何気ない会話のなかであっても，大事な気づきになったと思ったら，「もし，また僕が同じようなことを言っていたら，またいまみたいに言ってほしい」とお願いしたり（= proactive）しています。また，この人にはこれをしてもらえたら助かると思うことがあれば，そのことを伝えてみる（= proactive）ようにもしています。

そしてさらに，〈サイン〉と〈道具〉に関する認識のズレがないように相手と会話をしながら確認していき，その経過を経たものを〈クライシスプラン〉としています。

「いい感じのときの私は○○な人です」「でも，△△になることもある」「そうしたら□□をしてほしい」「××になるときまで」ということをまわりの人に知っておいてもらい，サポートしてもらえるようにしていくということをやっています。

このようにして，自分の生活環境を"サポーティブ"なものにしていくことをやってきました。その体験による実感から「proactive＝主体的な」という言葉が僕のなかに，すぅーっと入ってきたのです。

3) 渡す際の工夫

〈クライシスプラン〉は，(WRAPの他のプランと同様に) 形もそれぞれ。大切なのはその人が"使いやすい"ということだと思うので，僕はその人が"使いやすい"と思う形を考えるようにしています。たとえば，「紙に書いたクライシスプラン」もありますし，「メールで渡したクライシスプラン」もありますし，「タンブラーに書いて渡したクライシスプラン」もあります。

紙で書いたのは，主治医にもってもらった〈クライシスプラン〉。紙に書き，カルテに挟んでもらいました (あるいは，記憶があいまいになってきているのですが，カルテに直接書いてもらったのかもしれません)。〈サイン〉と〈道具箱〉を伝えた後に，僕もそれに"署名"をして，権威づけをしました。また，先述の友人と"交換した"〈クライシスプラン〉も紙で作成。それぞれ〈クライシスプラン〉を書き，その後に，2つを並べてお互いに確認していくのには，この形がよかったです。

メールで渡した〈クライシスプラン〉は，WRAPファシリテーターでもある友人とのメールでの会話からできたもの。やりとりのなかで，「あ，また同じようなことがあったらお願い！」といった形で渡しました。あらためて紙にして渡すのではなく，そのときに伝えたのがポイントです。そのときに友人が僕に与えてくれた「気づき」は本当にはっとするもので，それに気づいてくれたことに感謝して，お願いをしました。そこには，2人の会話の記録も残っているので，背景も意味も思い出しやすく，またよくやりとりしているのがメールなので，相手の眼にもつきやすいと思い，その場で〈クライシスプラン〉として伝えました。

タンブラーで渡した〈クライシスプラン〉は，パートナーへのもの。生活のなかに普通に置いておいてもらいたいという気持ちがあって，タンブラー。紙では重すぎる感じもしましたし，メールほど即興的なものでもなく，「伝えたいけれどもどうやって伝えたらいいかな」と思っていたので，タンブラーに書いたのを「これお願い」と渡しました。照れがあったのでその場で内容を確認してもらいませんでしたが，後にOKをもらったときには，ほっと安心しました。そして後日，それが彼女の家に置いてあったときには，本当にうれしかったです。

クライシスプランと一口に言っても，その目的も，あずかる人もそれぞれなので，相手が受け取ってくれて，使ってくれるように，いろいろな形を，そのときそのときで考えてきました。

　次に，〈クライシスプラン〉を渡す際の「言葉」についてですが，相手がWRAPを知っている人であれば，「これをクライシスプランとしてあずかってもらえるかな？」と，〈クライシスプラン〉という言葉を使うことが多いのですが，WRAPを知らないという人であれば〈クライシスプラン〉という言葉は特に使わないようにしています。言葉が大切なのではなく，その「プラン」の中身，「プラン」が実際に機能することが大事だと思うからです。「いい感じのときの私は○○な人です」「でも，△△になることもある」「そしたら□□をしてほしい」「××になるときまで」といったように伝えていく工夫は，かかわりのある人たちとの関係性もよいものにしているなと思います。

　困ることがある。そのときに，何をしてもらいたいか／何をしたらいいのかを，お互いに，そのことが起きる前（事前に＝advance）にわかっているということはいいものだなと，単純に思っている今日このごろです。

よくある質問

1）2つの質問

　クライシスプランの話をしていると，よくされる質問が2つあります。

　①WRAPをいままさにつくっている方，つくろうとしている方からは，「クライシスプランのサポーターってどうやって見つけるのですか？」「どうやって，クライシスプランを人に渡したらいいのですか？」。

　また，②WRAPを使って誰かをサポートしようとしている方からは，「どうやって，クライシスプランをつくったらいいのですか？患者さんがなかなか自分のサインに気づかないのです。サインに気づいたとしても，そのときの〈道具箱〉が見つからないのです」。

　みなさんなら，この2つの質問にどう答えるでしょうか？　どんな見解

をもちますか？人それぞれかと思う（WRAPは「使う人」のものなので，本当にそれぞれ「経験にもとづく」見解があると思います）ので，これはあくまでも僕の（いまの）考えだと思って聞いていただけたらと思います。①については，前節でも述べたので横に置かせていただきますが，WRAPを使って誰かをサポートしようとしている方からの②の質問に対しては，「他人のWRAPをつくることは，できません。もし，あなたが患者さんのWRAP（クライシスプランを含む）をつくろうとしているのなら，それはできないということを知ってもらえたらよいと思います。仮にあなたが患者さんのプランをつくったとしたならば，それはもはやWRAPではないし，機能するかどうかもわかりません」と，僕なら答えます。なぜなら，WRAPは自分の〈道具箱〉を自分で使っていくための仕組みであり，WRAPが開発された背景には「リカバリーしていた人たちは，自分の〈道具箱〉を自分で使っていた」という観察があるのです。つまり，自分で自分の〈道具箱〉を使っていることがポイント。人につくられたもので，リカバリーが可能になっていた人がいるという観察は，そこにはないのです。もしかするとなかにはあるかもしれませんが，少なくとも僕は知りません。

〈クライシスプラン〉は，サポーターが使うプランのため，サポーターの「考え」や「志向」が入ってきて少し複雑になり，そのため両者の間にズレが生じてしまうことが予想できるのですが，それでも同じ。自分の〈道具箱〉が適切に使われているとき，人は「Wellness Recovery（元気回復）」している。それはすでにわかっているということなのですから。

2）WRAPを使って誰かをサポートすることはできないのか？

では，「WRAPを使って誰かをサポートすることができないのか？」と聞かれたとき，それは「できる」と僕は考えています。なぜならば，WRAPの〈キーコンセプト〉のなかに〈サポート〉（詳細は前書：p.210をご参照ください）というものがあるように，「サポート」はリカバリーのための鍵の1つです。ですから，「サポート」は役に立つと思うのですが，では

「どうやって？」と問われたら，それは「WRAPで誰かをサポートするということは，自分がWRAPを使った体験を話すこと」だと思っています。「自分の扱い方」に関する試行錯誤の体験を話すことは，聞く側にとっても役に立つことだと思うのです。そして，そこで行われる会話は，お互いの体験にもとづく，血の通ったものであると思いますし，いろいろな〈元気に役立つ道具箱〉とその使い方を知る機会にもなると思うのです。それは「自分をうまく扱えるようになりたい」と思っている人にとって，有効な時間になると思います。

そして，〈クライシスプラン〉に関してサポートをしようと思うのであれば，単純に「あなたがクライシスになったときに，何か私にできることってあるかな？」と，尋ねることだと思います。その際，〈クライシス〉の〈サイン〉や〈道具箱〉を，いざというときに実際に使えるように，しっかりとすり合わせていくことが大切だと思います。

僕たちは「自分の取り扱い方」を学ぶ機会をなかなかもてていないと思います。特に大人になってからは，そうだと思うのです。そうしたなかで，「自分を取り扱うことを一生懸命努力してきた人たち」のなかから，WRAPは開発されてきたのだと僕は思っています。だからこそ，WRAPをつくることを肩代わりするということは，「自分の取り扱い方」を学ぶ機会を奪うことであり，WRAPをつくるときに，それは原則的に不可能なことだと思っています。それに，そうしてつくられたプランが機能するのかどうかということは，わからないのです。機会を奪い，かつ機能しないものを提供する……それでは苦しく，悲しいことばかりです。

他人のWRAPをつくるということはしない……それが原則になります。WRAPの〈クライシスプラン〉は，《proactive advanced planning》なのです。サポーターが使うプランだからといって，サポーターがつくるものではありません。ただし，使うのはサポーターですから，先述したように僕は"サポーターが使いやすい"ように工夫しています。

Recovery Story 7 ●リカバリーストーリー

クライシスプランのある暮らし

　　困ったときには，お互いに，支えあっていく……。そのことを実現していくための仕組みである〈クライシスプラン〉。
　　こうした仕組みが日常的にあるとしたら，みなさんはどう感じますか？
　　そして，どのような行動をとるようになるでしょうか？
　　世界をどうみるようになり，どのように感じていくでしょうか？

　　〈クライシスプラン〉のある暮らし。少し想像してみてください。
　　困ったことは，誰にでもやってきます。その状況においては，自分の力ではどうにもならないと思うようなことも起こります。だからこそ，前もってまわりの人に「自分は普段は○○なのだけど，△△になることもある」「そうしたら□□をしてほしい」と伝えることが，共に同じ時間を過ごす人としてあったらよいなと思います。
　　たとえば，日常生活で。たとえば，職場や，学校で。たとえば，大切な人との間において。たとえば，何か新しいことや，困難に挑戦するときに。いろいろな場面で，《proactive Advanced planning》な〈クライシスプラン〉は役に立つと思います。

　　〈クライシスプラン〉は，自分の〈元気に役立つ道具箱〉を他の人に渡しておいて，いざというとき，「普段はできること（自分の元気に役立つ道具）が，何がしかの理由によって（なかなかやる気になれない，状況が許してくれない，「自分で」「いまそれを使うのだ」ということに気づけなくなっている，などして）できなくなっている状態，〈元気に役立つ道具箱〉を自分では使えない状態」のときに，〈元気に役立つ道具〉を自分のために使ってもらう……そのことを実現していくための仕組みです。それは，「愛と信頼のプラン」だと僕は思うのですが，みなさんはどうでしょうか？

それでは,おしまいに。この「クライシスプラン」。
①あなたは,誰に渡そうと思いましたか?
②誰のをあずかろうと思いましたか?

〈引用・参考文献〉
1) メアリー・エレン・コープランド:メンタルヘルスのリカバリーとWRAP®(英語版ホームページ). http://www.mentalhealthrecovery.com/
2) 国立研究開発法人国立長寿医療研究センター在宅連携医療部. http://www.ncgg.go.jp/zaitaku1/eol/ad/3acp.html.
3) スティーブン・R・コヴィー,フランクリン・コヴィー・ジャパン訳:完訳7つの習慣―人格主義の回復. キングベアー出版, 2013.

＊used with permission of Advocates for Human Potential, Inc.

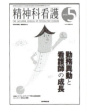

2016年5月号掲載
『WRAPを始める!』
クライシスプラン②―主体的な
事前のプラン

Dialogue 7
クライシスプラン
—Crisis Plan ②

増川ねてる×藤田茂治×鎗内希美子

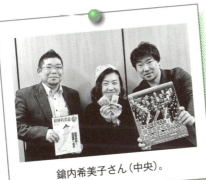

鎗内希美子さん（中央）。

プロアクティブに動くと

増川 おはようございます。月初めの日曜日。節分です。では，みなさん，鬼は外，福は内（笑）。今回はクライシスプランです。体験談では主体的な事前のプラン，つまりプロアクティブっていうことについて書いたんだけど，WRAPのクライシスプラン，これはリアクティブ（反応的・反射的）ということではなくて，「自分から」を重視するプランです！！

そして，今日のダイアローグには参加者それぞれの時間の都合があって，それでも今日集まることができたのは，1人1人がプロアクティブにいられたからだって思っています！（笑）

藤田 僕としてはステーションの事務作業をこの土日にしなければいけないから，「どうしようかな」と思ったの。でもいろいろと考えた結果，このダイアローグも事務作業もどちらも大事なので，1人サポートをしてもらう人をつければ，なんとか空けられるっていうことで，「ここまではやっておくから，あとはサポートをお願い！」って今日はサポーターに任せてきたのね。そういった意味では，まさにプロアクティブに調整してきた感じがする。

鎗内 プロアクティブっていうのに関係するかわからないんだけど，今日ここにきて，エレベーターが開いた瞬間，みんなの顔が見れてすごいホッとしたのね。実は，世界から自分の居場所がなくなることに対する不安が常にあって，「自分はそこに行かなくてもいいや」という気にはなれないのね。でも，流動的になっている家の事情などもあるから……って葛藤もあって。それでもね，今後の予定がどうなるかわからないっていうところを踏まえると，

「いましかないな」って思って，段取りして，何とかいまここにいる。何にせよ，自分のために来た，という感じがある。

増川 「自分で」なのか「誰かが」なのかって，大きな違いを作っていくよね。誰かが」を起点にしていくとさ，それは容易に「あいつのせいだ！」に反転しちゃうから。「自分に起点がある」というのは，自分に関する「主導権」だったり「コントロール」が自分の手のひらにもてるということだからさ。

鎗内 自分の選択だから，4時に起きてここに来られた（笑）。

増川 （笑）。そうなんだよね。「自分の選択」って，パワフルだよね。「起点」を自分において，プロアクティブに動くと，リアルに誰かが「生きている」って感じられて，他人に対してもやさしくなれる感じがする。これが「起点」を他の人にして，「その人がため」だったら（その）人にも厳しくなって，自分にも厳しくなって，簡単に孤立が生まれる気がする。

鎗内 「やってあげた」みたいなね。そこに上下関係が生まれそう。

藤田 「あなたのため」って，その「あなた」の気持ちが置き去りにされそうな感じがするね。

スタッフの
クライシスプランを公開

増川 医療の現場になるとさ，「あなたのためだから」というのが前面に出てくるよね。「あなたのために『クライシスプラン』を作ったわよ」とかさ。これでは，「あなたのためにクライシスプラン作ったのに，なんでできないの！」という反転が容易に起きそうだよね。

藤田 それは看護の世界でも起こっていることかもしれない。患者さんの目標を，看護師が作ってしまったりね。

増川 たとえば看護計画自体は看護師のためのものだろうから，看護師が作ってもちろんいいんだけどさ，その人のリカバリーに関する計画だったら，それは本人が作らないとね。

藤田 その点が混在しがちかもしれない。

鎗内 それはあるかもね。看護計画の中の目標については，たいてい主語が患者さんになるよね。看護師が作るのにもかかわらず。

増川 看護をするための計画だったら，「看護師」でいいけど，そうでないものなら患者さんが主語じゃないといけないって思うんだけどな。誰もが自分で選択するのが大事だっていうふうに思っているにもかかわらず，どこかで反転が起きてしまう。

鎗内 看護師の基本的な思考は問題解決志向型なんだよね。学生のころからそうやってトレーニングされるものだから，患者さんを主語にした目標を作って，看護計画を立てていくことに慣れているんだよね。でも，私の頃は目標にも「看護師」っていう主語を入れていたように思うんだけど……。途中から目標の主語が患者という流れになったような気がする。

増川 どこかで変わったんだろうね。さてここまでが前置きで……。

藤田 いつも前置き長いな（笑）。

増川 (笑)。前回，ふぁんきーとは自分の主体性—パーソナルレスポンシビリティについて話をして，今回は「クライシスプラン②―主体的な事前のプラン（プロアクティブ・アドバンスド・プランニング）」なので，共通点はあるよね。

藤田 ふぁんきーは病棟時代に，ナースステーションにクライシスプランを貼り出してたって聞いたけど？

鎗内 そう。仕事をしていると感情のコントロールが難しいときがあるでしょう？ それがケアや言葉遣いにも出てきてしまうから，みんなに感情的になっているときには自分がどんな感じになっているかをそれぞれに書いてもらって，名前つきで20数名分のクライシスプランを貼り出したの。たとえば「声のトーンが変わる」とかね。そうすれば，いざというときに他のスタッフが気づけると思ったから。それに「そうなったときにはこうしてください」というのも書いてもらった。これだと新人スタッフが大ベテランの人に対しても，「先輩がクライシスだ！」って気づけるし，適切に声をかけることができる。

それが100％うまくいったとはいえないけど，みんながお互いに声をかけられるようになったというのは確か。「鎗内師長，代わりましょうか？」とかね。それに公開してるおかげで，自分の状態も「ごめん，ちょっとあかんわ。代わって」と言いやすくなったよね。

これはみんなが自分自身で書き出したから機能したんだと思う。自分で書いたものじゃなくって，単に人から「鎗内師長，イライラしてますよ，だって声が高くなっているから……」って言われるんだったら，「私，そんなふうに見られていたのか」って，その人との関係もぎくしゃくしてしまう（笑）。

藤田 なんか押しつけられた感がするよね。

増川 つまりさそれがさ，本人抜きで作ったプランなんだよ。勝手に解釈されて，嫌なことだったり，意味ないことをされるのはかなり不幸だよね。

藤田 それはそうだ。でもさふぁんきー，「いい感じの自分」を張り出さないで，あえてクライシスプランを張り出したのはどうして？

鎗内 みんな，いいときばっかりとは限らないからね。私も含めいい感じじゃないときはもちろんあるから，それも含んだうえでチームとしてやっていこうという意味あいがあったと思う。例えば，何度もナースステーションに患者さんがやって来て大きな声を出していたとして，そのとき対応している看護師のプランを確認してみると，「……うんこれはまずい，私が代わりに行こう」って動ける。やはりチームで動いているからね。

増川 ふぁんきーのその試みの話はすごくいいのは，「自分がここのところをサポートしてもらいたい」というように，サポートというところに焦点があたっているんだよね。そこはすごく大事だと思う。

あとさコモンくん，「いい感じの自分は貼らないのか」って聞いたけど，「いまいい感じじゃないよね？」って声をかけるのは，難しいと思うんだ。批判みたいになってしまうこともあるし。だから「サポートのリ

第7章　クライシスプラン―Crisis Plan②

クエスト」って意味あいでクライシスプランが貼ってあるということって，いいと思ったよ。

鎗内　さっきも言ったけど，新人でもベテランをサポートしやすいよね。

増川　「助けてくれて，ありがとう」ってなるよね。

あと思ったのがさ，自分のクライシスプランを自分で作っておいて，いざというときにサポートを受けていくと，「自分事」になるんだよね。つまりさ，「あの患者さんのせいで」って思うと，その患者さんの問題となっちゃう。「あの患者さんは病気だから」とか。主語というか，「起点」が「患者さん」。それが……「起点」を「私」にして，「イライラしているのは他ならぬ私である」って思うことができれば，患者の問題と看護師の問題がちゃんと区別されているようになるような気がする。

患者さんのクライシスプランばっかり作るんじゃなくて，自分たちのクライシスプランを作ったほうが，人間についても，リカバリーについても学べるし，いいって思うんだけれどもね。それを知らないで患者さんのクライシスプランを作るって……ナンセンス。一度もカレーを食べたことのない人が，カレーの作り方を人に教えているようなもので……。ちょっと謎，なんだけれどもね。

そうだ，ふぁんきーのクライシスプラン，いまある？

藤田　公開できるの？　公開できる範囲でお願いできれば。

鎗内　これはファシリテーター研修のときに，この豆本をメンバーと作ったの。こ こに書いてつけ加えているのね。やっぱり最初からわかんないんですよね，クライシスプランとしてサポーターにどうしてほしいのかが。だからこれまで効果があった体験をここに書き加えていくことにしている。

増川　クライシスプランにはサポーターが必要だからね。

僕の最新のクライシスプランは，コモンくんに依頼していて，「メールの返信が2日たっても返していないなら教えてください」ってリクエストしたの。

藤田　2日だったっけ？

増川　1日か2日で迷ったんだけど，1日くらい放っておいてよって思ったの（笑）。

藤田　そうね。で，終了のサインは返信したらOK。

増川　そうそう。「忙しそうだから」って気を遣われるとさ，また連絡が遅くなってしまって，いろいろ後ろに回っちゃうからね。コモンくんはコモンくんでサポーターとしてのプロアクティブに動いてくれるから助かっている。これがリアクティブな世界にいたらさ，こういう会話にならないし，関係性が悪くなるってこともあると思うんだよね。ふぁんきーの具体的なプランはというと……。

鎗内　「無理矢理誘ってください」というのがある。ふぁんきーは調子が悪くなると，食欲なくなるんですよ。だから「何もいらない」と言っているときには誘ってくださいと。無理矢理にでも（笑）。

増川　それってやっぱり無理矢理誘ってもらってよかった経験があるのかな。

鎗内　そうそう。

増川　やっぱりあるんだよね。それはそうだよね。その体験がなくしてさ，「これが役に立つかもしれない」というのはわからないよね。体験であり，サポーターとの関係性というのが大事だよね。

サポート関係が生まれるには

増川　もう少しサポートという点について話がしたいんだけど，何か問題を解決するときには，サポートが1つ入るだけでこれまでとは違う世界に行けるっていうのが大きいと思うんだ。つまり，悪いところが改善されなければうまく言いません世界観に対して，サポートが1つだけで違う物語が展開するってことなんだけど。

鎗内　ああわかる。たとえば家族とちょっと喧嘩して，こっちも腹立っているし，向こうも腹が立っているときって，子どもがそこを察して，クッションになってくれている。

藤田　それはすばらしいサポートだね。

鎗内　でしょ？　だから当然，私は子どものサポーターでもありたいと思うんだよね。

増川　子どもがサポーターとしていることで，母子のいざこざっていう世界観から別の次元に行けるよね。違う物語になる。

藤田　サポートが入ると物語が違う物語になるのはいいね。物語が変わるというのは，ナラティブアプローチの視点とも通じるかもしれない。

増川　そうなんだね！　で，ちょっとふぁんきーに考えてもらいたいんだけど，もしもWRAPにクライシスプランが存在しないとしたら，どんな世界になるんだろうか？

鎗内　えー，何だか潰れてしまいそうな気がする。

増川　自分の道具箱はあるんだよ。

鎗内　自分でどうしようもなくなったときに，そこから這い上がれないような気がする。孤独も不安も感じる。そんな時に道具を使えるかってなると，使えないような気がする。

増川　なるほどね。孤独すぎて使えないってこともあるのか。そこに誰かがクライシスプランもってくれていますという状態になったら？

鎗内　安心するし自分の存在っていうのが活きてくるっていうか。

増川　なるほど。自分の存在が活きてくるんだ。安心して，自分の存在が活きてくるっていう世界になるんだ。

で，2つ目の問いとしてはさ，そのクライシスプランはふぁんきーの意思にかかわらず，誰かが作ったもので，ふぁんきーとしては納得してないものだとどうなるの？

鎗内　それはそれで「1人じゃないな」「自分を見てくれている人がいるな」っていう安心はある。でも自分のプランじゃないっていうところでは，少し考えるかな。……いま安心っていったけど，たしかに「気を遣ってくれて，ありがとう」とは思うだろうけど……。いや，たぶんいったんはそのプランに乗ると思う。私の性格上。いったんは乗るけど，でも合わないってわかったら，プランには入らないと思う。

藤田　僕だったら決めつけの感じがあ

第7章 クライシスプラン―Crisis Plan②

るからちょっとね……。それを使うのって自分がそのプランを演じなきゃいけなくなるような気がする。あ，でも作ってくれた人が自分にとって重要な人だったら乗っからざるを得ないかな。でも不全感は感じるだろうな。そしてうまくいかないことをその人のせいにしてしまうかもしれない。

増川　なるほどね。……うん，そうだね。その人のせいにしたくなるって，わかるなぁ。そもそもそこには「自分」が不在だもんね。だからやっぱり，自分が主導権もって，プロアクティブなところで行動を起こすことでサポートは生まれる，ということ……だよね。だとしたら，そのサポート関係が実際に生まれるには，何がポイントなんだろう？

鎗内　うーん……。

増川　僕は主治医とクライシスプランのサポート関係があって，いまはすごく安心感があるのね。安心してるんだけれども，年に1回くらいしか受診しない（笑）。僕は，「病院は卒業！」って思っているからさ。病院は，もういいよって。でも，主治医は僕に安心をくれてるよ。どこかに僕のことを，医学的に知っている人が存在しているっていうことで。でも，だからって病院に行くかっていうと，行かない（笑）。でも，僕を「医学的に知っている人がいる」というのは，ほんと助かっている。

藤田　ねてるさんらしいね（笑）。僕はサポート関係ってお互いさまが機能することが大事だって思うな。

鎗内　もしかしたら違うかもしれないけど，マイナスなことを伝えてもよい関係であることが大事なんじゃないかな。実際，私のサポートしてもらいたい人は，自分が装わなくていい人なので。

藤田　そうだよね。まず主体的に，自分発信で「こういうサポートをお願いね」って言えるということがポイントだよね。

鎗内　「こんな私でもよろしく」って（笑）。しんどいときに，しんどいって言える人。

藤田　そこで「えー！　藤田さんそんな人なの！」って離れていく，切られる感じのある人とはサポート関係は生まれない感じがあるよね。

増川　そうするとやっぱり患者としては，医療者は簡単にこっちを切り捨ててくる感じがするんだよね。「もううちの病院来なくていい」とか，医療者は患者を切り捨てることがあるでしょ。

鎗内　もちろんね，急性期の状態のときにはクライシスプランを渡せないし，受け取れないことがあるかもしれないけど，症状が落ち着いた時に医療者と患者さんの間で，「あのときにはこういう状況だったからこういう処置をしました」ってきちんと説明して，その後からでも次に同じことがあった時にどうするかというプランを話しあうことは可能だと思う。それならば「ありがとう」って言いあえる関係にもなると思うんだよね。

増川　うーん，そうか。確かに緊急事態それこそ医療の範疇だからさ，ちゃんと医療をしてもらいたいなって思うな。緊急事態はいい感じのときじゃないものね。

藤田　僕もクライシスプランを渡したことがあるんだけど，機能しなかったのは，自分自身がよくない状況のときに渡してし

まったからなんだよね。だからさっぱり機能しなくて。やっぱりいいときに渡しておかないとダメなんだよね。

鎗内　ただ、緊急の事態を抜けだしたらそれで終了、というようなこともあるので、次につながらないってことも現実的にはあるんじゃなないかな。でも、緊急の事態を抜け出した後に、患者さんとそのことについて振り返って、クライシスプランをもらえるような関係性をもとうと、少しずつ看護師の捉え方とか考え方とかっていうのは変わってきているというのは実感するよ。

増川　ちょっとここで話が少しズレちゃうかもしれないけど、大事なことだから話しておきたいんだけど、いまふぁんきーが話してくれた「次につながらなさ」ってところでちょっと言っておきたいのはさ、そこには、「精神の病は治せない」っていう医療者の傷つきもあるんじゃないかってことなんだけど。

僕の経験を話しておくとさ、病院にたどり着く前に3年とか4年ぐらい混乱が続いて、病院にいったら「あなたは精神病だと思います」と言われた。「あなたのような人の例は多いんです」と言われて、僕は「すごい理解者が現れた」と思ったんだよね。「僕だけじゃなかったんだ」「僕に起きていることをちゃんと説明してくれる人に出会えた」と思って、すごいうれしかった。でも、「現代医学では治せないかもしれない」と言われたときにはすごく落ち込んだんだよね。

そして、それから、まさかね、病院に20年以上も通うことになるとは思わないんだよ。どんなに長くてもさ、1年くらいで大学に戻れるって思うじゃない。それが20年だよ。福祉にしても、自分が働けなくなって、食べられなくなったときに相談に行くんだけどさ、まさかそれ以降、10年近く福祉を使うことになるとは思わなかった。で、「この根本には何があるんだろう」と思っていて、いま思うのは、「医療者は『精神疾患は治らない』って思っているし、福祉の人は『この人には支援が必要なんだ』って思っているんだろうな」ってこと。僕自身が、その物語に僕は完璧に入り込んでいった。でもいま自分は、ほとんど診察受けてないし、福祉も使ってない。だから、医療者の人には治療を諦めないでほしいし、ちゃんとその人の人生を尊重してもらいたい。福祉の人にはその人には地域で暮らせる力があるっていうことを認めてほしい。そうしないと、ずっとこのままであるような気がする。

だからこそ、医療者が医療にちゃんと「希望」をもっていますかって問いかけたいな。これは極端な言い方だけど、もし医療者が「精神の病は治せない」って思い込んでいるんだとしたら、あるいは病院の中では「精神疾患を提供している」ってことになりかねないよね。「刷り込み」としてね。「だって『精神の病は治せない』って思いながら医療──それを「医療」と呼んでいいかどうかという問題は脇に置くとして──を提供するのって、患者に対して「あなたは治りませんよ」ということを刷り込んでいるのと同じだからさ、「お薬は飲み続けてくださいね」って言って……。逆にいえば、医療者が、「精神疾患は治る」と思

第7章 クライシスプラン—Crisis Plan②

い続けたら，今度はそちらのほうに動いていくんじゃないかな。その可能性は大いにあると思うんだけれどもね。

藤田 少なくとも「治したい」とは思っているはずだよ。

増川 それなら救われるんだけど……。みんな，どうなんだろう……？

鎗内 これは行動制限最小化についての話題になるとよく出てくるんだけど，行動制限が長期化したり，くり返されるときって医療者も患者も希望がもてなくなっている時なんだよね。希望をもてないまま，「患者さんの症状がまだ強いから」というように，ある意味で患者さんの責任にしてしまう。だから，患者さんはもちろんのこと，医療者も希望をもって1つの方向に向かっていかないと物事は動き出さない。そういう意味で，ねてるさんの言っている希望ってそういう意味では現実を動かす力があると思う。

藤田 患者さんのせいにする，というのはありがちだよね。でも，精神科の看護師は関係性の中で看護をするもの。問題を患者さんのせいにするのではなくて，そうした問題を看護師が覚悟をもって引き受けていかなければ，そして希望をもっていなければ，たしかにふぁんきーが言ってくれたように，とにかく物事は動き出さないと思う。

増川 医療者が医療にちゃんと希望をもつことって大きいと思うんだけどな。ここが変わるだけで，精神医療って大きく変化するんじゃないかな。

それでちょっと気になったんだけど，看護師は患者さんのクライシスプランをほしいって思っているの？

藤田 もらったとしたら僕だったらうれしいよ。

増川 「めんどうくさいな」とか思わないのかな？

藤田 それはもちろん人によるんだろうけど……。

鎗内 ケアの焦点が絞りやすくなるよね。患者さんがいざというときに，看護師がいろいろ考えて動くよりは，事前に「こうしてほしい」ってことがわかっていたら，安心だよね。

増川 じゃあなんでそれができないんだろう？　それ，やればいいじゃんって思うけど。なんでできないの（怒）。何も特別な要求をしているわけじゃないよね。「お風呂で本を読みたいから病棟で毎日2時間，僕にお風呂の時間をくれ」って言っているわけじゃない。クライシスプランは，自分が本当に助けてほしいときに限ってお願い，そのときはこれしないでっていう，ピンポイントのお願いにすぎない。いわゆる管理にも支障はないと思うんだけど。……できないものなのかな，やればいいじゃんと思うんだけど（笑）。

おわりに

増川 なんかさ，最後は感情が出てきて。それはさ，ほんと，医療に希望をもって受診した僕がいて，でも「現代医療では治せません」がそこにはずっとあって。でも，そこにずっと通わないといけない自分がいて……。そして，「精神病は治らない」と思っている医療者がいて……。でも，そ

の人たちは,「専門家然」とした顔をしていて,しかもそれでお金ももらっていて……。こっちはお金払っていて,そして必死なのにね。これが自分には必要なんですけれども……という声も届かなく,と思い出していたら。ここは,ほんと,自分の中のデリケートなところを刺激してきた……。

この本が読者の方に,何かを届けられたら……って思って。いち患者として言いたいのは,医療に期待して患者は病院に行っているんです！　ということ。それを,知ってくれたらさ,それだけでも,ほんと,希望を感じるんだけれどもね。

リカバリーには,サポーターが必要で。

最後に1個だけ,クライシスプランのキーワードは何なんだろうね？　僕はリアクティブじゃなくて,プロアクティブだと思った。反射的なものは役に立たないと思うし,……えー,さっきの僕のように（笑）,他者の物語に飲み込まれちゃうだけだから。

コモンくんは？

藤田　僕は「主体性」だったり「自分発信」というかな。それがあるときにはサポートをきちんと受けられて,助かったって思ったから。

増川　ふぁんきーは？

鎗内　いまコモンくんが言ったように,「自分発信」や「自分の主体性」っていうところかな。それに,「ちゃんと相手がいる」がいて,「お互い様」というのもキーワードかな。「お互い様の安心感」というか。

増川　相手がいるから私がいる,そこなんだよね。

鎗内　「私が」っていう主語なんだけど,ちゃんとそこには相手が存在する。その対等である関係性の中で守られている自分っていう感じ……かな,クライシスプランについて一言で言うと。

増川　なるほどね,受け取ってくれる人がいるって感じ……。それはほんとそうだね。そして,大切なことは,きっとそういうとってもシンプルなことんだって,思ったよ。ほんと,最後の最後でとっても穏やかな気持ちになった。ふぁんきー,ほんと,ありがとうございました。すてきな日曜日の午後でした。

Dialogue7　クライシスプラン—Crisis Plan②　了

クライシスプラン

―Crisis Plan③

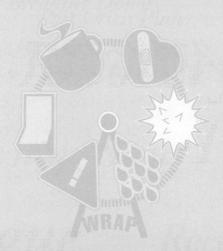

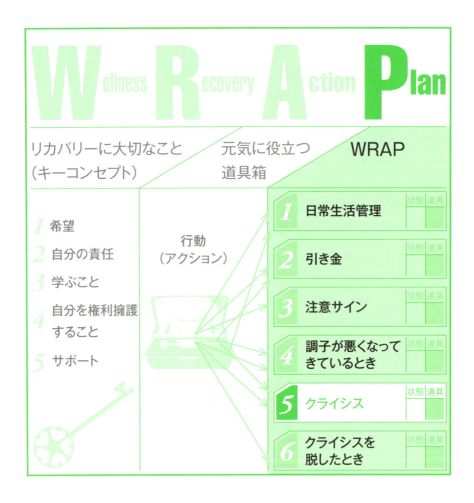

クライシスプラン③
"いい感じの自分"と"サポーター"

クライシスプランは,サポーターに使ってもらうためのプランですが,つくるのはWRAPの持ち主である「あなた」。「"いい感じの自分"が"クライシスになったとき"に,"してほしいこと"をサポーターにしてもらう」。そのシンプルな考えが,自分で自分をうまく扱えないときに,役に立ちます。これは,サポーターによる「支援のためのプラン」ではなく,自分の"トリセツ"を他者に共有してもらい,「自分のリカバリーを実現するプラン」。本当に困ったときに,あなたがしてほしいことはなんですか? あなたはなんで「リカバリー」ができるでしょうか?

【0】ある日，突然……

「これ，私の〈クライシスプラン〉です。受け取ってくれませんか？」

ある日突然，言われたら，あなたは，どうします？

その〈クライシスプラン〉には，おそらくその人の大切な想いがこもっていて，その人は，あなたにサポートしてほしいと，思っている。
そして，具体的には，おそらく……。

図1のような事柄が書いてある。さて，あなたなら，どうしますか？

【1 - A】私の場合①：クライシスプランを受け取ったとき

1）いろいろな気持ち

「これ，〈クライシスプラン〉。受け取って」

そう言われたとき……僕は，これまでいろいろな気持ちになりました。「えっ，そんなことを言われても……困る」と思ったこともありますし，「あぁ，〈クライシスプラン〉をつくってきてくれたんだ。ありがとう。受け取るよ」と思ったこともあります。

そして，受け取ったときには，「あ，いま見てもいい？」と聞き「，これってどういう意味？」とプランの内容を確認してきました。しかし，「えっ，いま，そんなことを言われても……困る」と思ったときには，その〈クライシスプラン〉を確認することにもちょっと抵抗があり，見るのも難しかったです。でも，相手は，僕に〈クライシスプラン〉をもってもらうことを期待していて……。そのときは，まわりに共通の仲間がいたので，仲間と一緒に〈クライシスプラン〉を見ることにして，その人とともに〈クライシスプラン〉を共有しました。そして，仲間と分担しサポートすることにしました。また「いまは難しい」と言って受け取りを断ったこともあり

第8章 クライシスプラン—Crisis Plan③

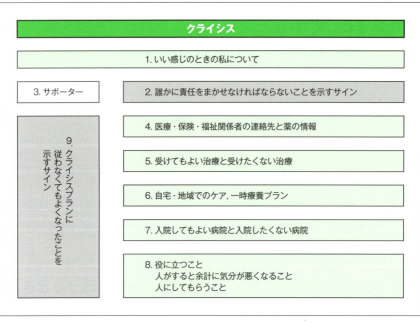

図1　いま使っているWRAP

ます。
　一方,「ああ,〈クライシスプラン〉をつくってきてくれたんだ。ありがとう」と思ったときは……本当に,なんか,うれしかったんです。

　「これで,その人が"いい感じ"ではなくなったときに,何をしたらいいのかがわかる！」って思ったのです。その〈クライシスプラン〉があることで,僕は間違うことなく,その人をサポートすることができるし,この〈クライシスプラン〉によって,ここにある関係性が安定し,よりよいものになってゆく。そう希望を感じたのです。

2）2つの違い

　この2つの違いは,どこにあったのか。それは,「〈クライシスプラン〉をもってきた人の状態の違いでした。「わかった,受け取るよ」と,すぐ

に答えて，なおかつ「託してくれてありがとうね」と思った人は，"いい感じ"のその人。反対に，「えっ，いま，そんなことを言われても……」「ちょっと難しい」と思った人は，そのときは"いい感じじゃない"その人だったのです。それが，〈クライシスプラン〉を受け取る僕に，とても大きな影響を与えました。いい感じの状態で，「これお願い」と言われたときには，「うん，つらくなったときには，ここをサポートすればいいんだね」と思いました。それに対して，いい感じでない状態で，「これお願い」と言われたときには，その人が切迫している感じがして，こちらもそれに脅かされる感じになって，「そこに書かれたサポートが自分にできるか？ しかも，今夜？ ちょっと待って。準備が……」と思いました。

3) 時間をかけて，ていねいに，つくる

その意味で〈クライシスプラン〉は，〈クライシスプラン〉を使ってもらうその人においても，〈クライシスプラン〉を使ってその人をサポートする人においても，サポートの「準備度を高めて，事にあたる」ためのもの……ということになるのだと思います。〈クライシスプラン〉は，(前回詳しく書いたように)「主体的な"事前の"プラン」。そのとき(直前)になって，「これお願い！」と渡すものではなく，事前(いい感じのとき)にサポーターに渡しておくプランなのです。

メアリーエレンさんは，以下のように書いています。

I feel very strongly that anyone who has everhad mental health difficulties needs to develop for themselves, while they are well, a crisis plan such as the one that follows. This plan allows us to maintain some degree of control over our lives even when it feels like everything is out of control. Developing such a plan takes time—don't expect to do it in one sitting. Work on it with family members or friends, your counselor, case manager – whoever feels comfortable to you. The hardest part for me was uncovering those signs that indicate I need others to take over for me. It brought up memories of very hard times in the past. I did it very slowly with lots of support[1].

　(筆者訳：クライシスプランは，これまでにメンタルヘルスに関しての困難さを経験した人なら誰もが，自分自身が「いい感じ」のときに，自分自身のためにクライシスプランをつくればよいのにと，私は強く感じています。このプランは，すべてのことが自分のコントロールの外にあると感じられるようなときにおいても，ある程度の自分の生活においてもちつづけることを許すようにしてくれます。このプランをつくるには，時間がかかります。1回の試みでできるとは，思わないでください。家族や，友だちや，カウンセラーや，ケースマネージャーや，あなたにとって心地よいと思える人なら誰でもよいのですが，その人たちと取り組んでください。私にとって，もっとも困難だったパートは，私にとって，自分の責任をいつ他の人が引き受けたらよいか，それを示すサインを明らかにする部分でした。それは，過去のとてもつらい記憶を思い出させるものでした。私は，多くのサポートを受けながら，ゆっくりとこの作業を行いました）。

　いい感じのときに，時間をかけてつくっていく。

　そして，自分の「クライシスのサインを明らかにして，サポーターにわかりやすいように伝えていく」これが，ポイントだと思います。以前，「OK，わかったよ」と言って受け取った〈クライシスプラン〉が使えなかったことがあります。それは，この「クライシスのサイン」が，僕が認識していたものと，その人が認識していたものとで違っていたからでした。でも，そうなると，「こっちはよかれと思ってやったのに。しかも書いてあるとおりに」という気持ちが湧いてきますし，相手は相手で「こっちが大変なときに，なんでそんなことするの？（なんでしてくれないの？）しかも，ちゃんと伝えてあるのに」となってしまいます。

　だからこそ，この「クライシスのサイン」を明らかにしていくこと。そして，それをサポーターに伝えることは，時間がかかるかもしれませんが，ていねいにやっていくのがいいと思っています。

【1 - B】私の場合②：クライシスプランを渡すとき

1）事前に，主体的に……

「助けてください」と，涙ながらに，切羽詰まって，言ったことがあります。そして，それを聞いてもらえなかったときには，悲しみと怒りとがないまぜになり，他人からみればとても衝動的で破壊的な言動をとったことがあります。

たとえば，当時僕は生活保護を受けながら，家事援助のためのホームヘルパーさんに家に来てもらっていたのですが，次に生活保護が出る10日前（だったと思います）に，お金（全財産）が700円ぐらいしか残っていなかったことがありました。当時，僕はまるで「金銭管理」ができていなかったのですが，ヘルパーさんが来たとき（ヘルパーさんには，買い物に行って，ご飯をつくってもらっていました。そのころは，人が怖かったし，よく倒れていたので，家の外に出ることは，できませんでした。薬がないと体が動かなくなっていた，薬物中毒だったころです）「すみません，いま，全財産が700円です。これで，10日間過ごさなければいけません。これで10日分の食事をお願いします」と伝えました。ヘルパーさんはとても困っていましたが，「そこは，プロでしょ」と，いまから思えば横暴なことを思っていました。ヘルパーさんは，「困った」と僕に伝えながらも，そのお金でなんとか食事をつくってくれました（とても，感謝しています）。

また，ヘルパーさんが来るようになる以前には，食べ物も飲み物もなくなると，市役所に「お腹空いたし，喉が渇く……。でも，食料と，飲み物がない。外には，怖くて，そして体が動かないので出られません。いますぐに，食料をもってきてください」と電話していたこともありました。

いずれにしても，それらは，そのときになって（on demandに），場当たり的（reactive）にやっていた，「助けて」でした。それは，Proactive advanced[1)2)]なものではなかったのです。そして，そのことで，とても大切な人や，本来なら僕をサポートしてくれるはずの人を傷つけたり，脅かしていました。そのことを，いまではとても後悔していますし，いまでは「違ったやり方を」と思っていますが，そのときは，本当に，それしか

できなかった……そういう経験がありました。

〈クライシスプラン〉は，切羽詰まった状態で相手に多くの負担をかけたり，相手の安全を脅かして手にするサポートではなく，"別のやり方"をもたらすものです。つまり，お互いの準備度を高めるように働き，お互いに「安心で，安全な状態」でのサポートを実現するものだと思います。

その後，状況に対して反応的（= reactive）になるのではなく，主体的（= proactive）に，場当たり的な要求（= on demandなもの）ではなく，事前（= advanced）につくって渡しておくプランがあること，それが役に立つことを知り，そうしたプランをつくるようになりました。そして，そのことで，サポートが必要なときに，まわりの人から適切なサポート（自分が望むようなサポート）を受けられるようになっていきました。

しかも，まわりの人にとっても負担の少ない形で……お互いに，すれ違うことも少なく。

事前（= advanced）に，主体的（= proactive）にということが，とても大切なのだと思います。

2)〈クライシスプラン〉の使い方

また，クライシスプランを使ってもらうときのこと……。

相手はよかれと思ってプランを使ってくれたにもかかわらず，僕は，「えっ，いま，それ？」という気持ちになったことがあります。クライシスの状況では，なかなか自分ではよい判断ができない（その状態を「クライシス」と呼んでいるのですが）ので，「えっ，いま，それ？」と思う場合もあれば，そもそもサインが伝わっていなかったこともありました。いずれにしても，〈クライシスプラン〉を使ってもらうときには，「えっ，いま，それか……」と思うことが多かったです。

「ああ，いまはクライシスだから，ちゃんと受け取れていないのだな」「サポーターのサポートを信じてみよう」と思うようになるまでに，僕には少し時間が必要でした。それにもかかわらず，〈クライシスプラン〉を

使いつづけてくれた人たちに感謝です。その時間を通して，僕は，"いい感じのときの自分"と，その自分がサポーターとして〈クライシスプラン〉を渡した人たちへの信頼をもつようになったと思います。"いい感じのときの自分が信頼したサポーター"を信じること。それが，僕が学んできた，「クライシスプランの使い方」です。

　〈クライシスプラン〉を使ってもらうことに慣れないうちは，〈クライシスプラン〉を使ってもらう，まさにそのときに"痛み"を感じることが多いです。これはまさに，"いい感じと離れた自分"の"違和感"にもとづくものだと思います。ですが，だからこそのクライシス。そして，だからこそのサポーターであり，サポーターに託した〈クライシスプラン〉なのだと，いまでは思っています。

【2】 読者からの質問「どうやってサインをものにしていくのか

1）明らかにすること，伝えること，共有することの大切さと大変さ

　ちょうど読者の方から，質問がきています。

　「クライシスの『サイン』とありますが，それはご自身で気づくことができるものなのでしょうか。前章に『自分がクライシスにあることに気づかず，サポーターの指摘によって気づくことができた』という記述がありましたが，そもそも自分の『クライシス』の状態やその『サイン』はどのように自覚されるのでしょうか」。

　そして，これは，先にご紹介した，メアリーエレンさんの記述。

The hardest part for me was uncovering those signs that indicate I need others to takeover for me. It brought up memories of very hardtimes in the past. I did it very slowly with lots of support.

　この記述にも対応していると思います。つまり，ここでは「クライシス

のサイン」を明らかにしていくこと，そしてそのサインを〈クライシスプラン〉をあずかってくれるサポーターにきちんと伝え，"共有する"ことの大切さと，大変さを物語っていると思います。

　そして，メアリーエレンさんと同じように，僕も苦労しました。ですから，どうすればそれらのことができるのかということに関して，一般的な，そして誰にも共通する方法があるとは思えないのですが，僕は自分の体験から，

　"いい感じの自分"と"離れている"かどうか？という観点で，みていくことにしています。その"いい感じの自分"と離れたときに感じる「違和感」に着目する。しかし，それは自分では気づきにくかったりもする……。だからこそ，前章でお話したように，まわりの人からのフィードバックを参考にする……そんなふうにしています。

2) まわりのフィードバックによって

　たとえば，僕は，"いい感じのとき"には，「夢がある」「寛容でも，はっきりしている」「繊細でドラマチック，ロマンチスト」であるのですが，そこから"離れていて"，しかも"自分でそのことに気がついていない"という状態にあるとき，それは「クライシスな状態」にあるということなのだと思うのです。そうしたときには，僕ではなく，僕の友人がそのことに"気づいてくれ"ます。実際にあったことですが，対人関係において，とても理不尽な出来事があり，「その人は，自分の欲のために，とても自分勝手な理屈で，こちらを責めながら，自己正当化をしている。僕はもういい加減，耐えられない」という気持ちに，僕が飲み込まれて，現実をその色でみるようになっていたとき。僕が周囲の刺激に反応的になって，友人に話をしていたところ，「ねてるさんは，ねてるさんのPersonal Responsibilityを働かせたらいいんだよ。ねてるさんのGood for your characterでね」と言われました。そして，ハッとするわけです。自分はいま，自分の"いい感じ"から離れていたと。しかも，自分でそのことに気づけていなかったと。

　すぐに，「ごめん，また，そういうようなことがあったら教えてほしい。

このことを〈クライシスプラン〉としてあずかってほしい」と伝えました。それは，2人の間に長い間で培われた信頼関係があり，"いい感じの自分"がしっかりと共有されているなかで起きたことだと思います。

　また，医療的に僕がとても苦労した「薬物依存」「薬物中毒」のころの，それらに対する〈クライシスプラン〉のエピソードは前々回お話したのでここでは割愛しますが，あのときも，僕の「薬物中毒」に気づいたのは，当事者である僕ではなく，主治医でした。

　こうした経験をしているので，僕の場合，自分で気づくというよりは，まわりからのフィードバックによって「クライシスのサイン」に気づくことが多いように思います。もちろん，それが自分の「クライシスのサイン」になるには，自分自身で「それが〈自分のクライシスのサインだ〉」と認め，自覚（accept）することが必要になります。

3）それを「クライシスのサイン」と認めるには……

　しかし，フィードバックされたそのときは，それが「クライシスのサイン」であるとすぐに認めることが難しい場合もたくさんあります。先述の2つの例では，僕はすぐにはそれを認めることはできず（「薬物」の問題は，それはもう数か月間「僕は中毒なんかじゃない」と言っていました），「でも……」と言っていました。ですが，そうしたなかでも，〈クライシスプラン〉という考えを学ぶにしたがって，まわりが感じる違和感からの，僕へのフィードバックに対する受容度が，僕自身上がってきたように思います。そのため，このところは，周囲が「ねてるさん，○○○と感じたのだけど……」と違和感をフィードバックしてくれると，それを聞いて自分を検証することが，以前のように時間をおかずにできるようになってきました。そしてそれは，まわりの人に，僕の"いい感じの自分"を共有できているからこそだと思います。これが，僕の"いい感じの自分"を知らない人に言われたことだとしたならば，「何を勝手なことを……」と感じると思います。でも，僕の"いい感じ"を知っている人からのフィードバックですので，その人たちは，"いい感じの僕"をサポートしようと思って言ってくれていることがわかっているので，聴けるのだと思うのです。その人た

第8章 クライシスプラン―Crisis Plan③

ちは,

◆「問題のあるねてる」をなんとか「まともな人」に変えていこう
という考えではなく,

◆「いい感じのねてる」を「ちがう人」になってしまわないようにサポートしよう,
という考えで接してくれている。

　"サポートする側の論理で,サポートする人の「モデル」に,問題のある僕をあてはめ,矯正しよう"とするのではなく(それだとやはり,その人は僕をみているとは感じられないので,受け取れないだろうなと思います),「ねてるの考えで,ねてるの描く"いい感じの自分"から離れてしまったのだとしたなら,僕がサポートするよ。"いい感じのねてる"でいてよ」,そういう想いでフィードバックをしてくれるので,その気持ちが,すごく伝わってきて,僕もあたたかい気持ちになるのです。頑なになろうとしている気持ちも,あたたかくなって,弛んでいきます……。

　「クライシスプランというものがある。まわりの力を借りて,"いい感じ"をリカバリーできるのだ」ということを(時間はかかりましたが)学んでいくと,世界が違ってみえてきたように思います。そういうふうにしていくと,「疲れがでているように感じたら,『もろみ酢を飲んだ?』と聞いてほしい」と依頼するようになったり,ダイエットをはじめたときには,たまたまメールでその話題になったWRAPの仲間に定期的に「体重計に乗った?」って聞いてほしいと依頼して,「毎日体重計に乗る」ということを習慣化させていったりと,そんな感じになっていきました。

　あらためて,僕がどうやって,自分の「クライシスのサイン」を見つけているかというと,周囲が感じる違和感("いい感じの自分"から離れている)をヒントにしている,となります。そして,くり返しになりますが,そのためには,僕の"いい感じの自分"をまわりが知っていてくれていることが前提になります。まわりの人が,「"いい感じのねてる"をサポートしよ

う」と思ってくれているということが，大切なのだと，いまの僕は，思っています。

【3 - A】かつて僕は……

　かつて，僕は，「自分のことなのに，僕の専門家は，まわりの人たち」という状況がとても長く続いていました。僕のこれからを決める会議に，僕が出席することもできず，その会議の日程もまわりの人たちの都合で決められていく。「僕のことだから，会議に出させてください」と言っても，うやむやになり……。

　僕は，自分のことが話しあわれる会議に出席したことがありません。決まったことを聞いたうえで，それからどうするかを話しあう余地はありましたが……。結果，自分がバラバラでした。

　そして，役所に行くと，僕が言っても聞いてもらえないことでも，ソーシャルワーカーさんが話をすると聞いてもらえる。交渉のときも，僕の気持ちや考えではなく，「医師の意見書」が強い効力をもつ。そのなかで，

「自分はダメな人間だな」
「自分は，他者に対してなんの影響力もない人間なのだな。自分の生活のこと，自分の体のこと……自分の人生のことなのに，それらに対する影響力を僕はもっていない」

　そんなふうに，僕はだんだんとなっていきました。
　自分のことなのに，僕の人生なのに，

「僕の専門家は，僕じゃない」
「僕の専門家は，学校を出て，試験に受かって，仕事をしている"専門職"さんたちでした」

　それが，WRAPに出会って，自分の扱い方を学んで，"いい感じの自分"

をもう一度自分で，その手触りを想い出す。そして，そのなかにある〈クライシスプラン〉というものを学び，"他の人の力を借りて「いい感じの自分」につながる"ことができるという体験を積むなかで，もう一度，自分を取り戻すことができたように思います。

【3‐B】いま，僕は……

　自分の人生を生きていると思います。誰かが，その専門知識において僕を評価し，計画を立て，導いていく（その支援に乗らなければ，うまく支援に乗らない僕がおかしい）のではなく，僕は，自分が〈希望〉を感じるところへ，自分の〈責任〉で歩いて行っている。そんな感覚が，いま，あります。

　生活保護を抜けた生活になって，もう数年が経ちました。僕のまわりの人たちは，いまは"いい感じの僕"を知っていて，僕が"いい感じの僕"でいられるように，僕から主導権を奪うことなく，僕をサポートしてくれています[*1]。自分が"いい感じ"から離れてしまったときには，まわりが僕を戻してくれる環境を，人生を生きています。

　もちろん，自分の内側の問題として，変なものが見えたり聞こえたり，夢が現実に混ざり込んだりということは起きますし，自分の外側でもいろいろなことが起きてきます。しかし，それでも，「これは自分の人生だ」と思えるのは，自分がもっているものを，自分で選んで使っているからだと思うのです。さらに，〈クライシスプラン〉があることで，自分で自分がわからなくなり，"いい感じの自分"から離れていったとしても，（サポーターがいることで）僕のリカバリーの〈道具〉が使えるようになっている。つまり，自分のコントロールがクライシスのときでも，リカバリーの〈道具〉をもつことができる。"いい感じの僕"が，クライシスのときであっても，力をもっている。いろいろなことが，他人ごとではなく，自分ごとになっていく。いま，僕は，自分の人生を生きていると思います。

　「僕の専門家は，僕自身」

「この人生を,この体で生きている僕が,"自分の専門家"」

　たくさんのことを試行錯誤しながら,僕は,自分自身の人生を生きています。そして,そのことを,まわりの人たちが尊重してくれて,サポートしてくれる。とても,ありがたく,幸せに思います。
　WRAPは,どんなときであっても,人を,自分の人生を生きていく"当事者"にしてくれる力をもっていると思います。自分が当事者だからこそ,人のせいにしないで,自分の人生を,自分で〈責任〉を引き受けて,生きることが可能になるのだと思います。

【4】"いい感じの自分"をサポートしてもらう

　"いい感じの僕"を認めて,それを支えてくれる人がいるということ。
　思い込みで,絵を描いて,そちらに誘導するのではなく(そうならなければ,マイナスの評価を受けるのではなく),自分の「○○○というように生きていきたい」を周囲が支えてくれているということ。
　クライシスプランは「愛と信頼のプラン」だと,強く,僕はこころから思っています。よかったら,みなさんも,自分の〈クライシスプラン〉をまわりの人たちに渡してみてください。そして,大切な人たちの,〈クライシスプラン〉をあずかってみてください。そこにはきっと,あたたかい「愛と信頼」の関係性が築かれていくと思います。

　「悪いところをなんとかする」という支援と,"いい感じの自分"であるためにあるサポート。同じようで,それはまるで違うもの。

　「わたし,普段は○○○だけど,□□□というふうになるかもしれない。そうなっていたら,△△△をしてほしい。それで,私は○○○に戻れるから」

　このプランによって人は,それぞれの"いい感じ"でつながりあうこと

ができると思います。さて,3章にわたってお話してきた「クライシスプランの体験談」も今回で最終回。

おしまいに,ここであらためて,考えてみてください。"いい感じのとき"にあなたは,"どんな人"ですか?

そして,どんな〈道具箱〉をもっていて,そんなあなたの,「呼ばれたい名前」はなんですか?

そして,〈だれに〉そう呼んでほしいです?また,次回お会いしましょう。

〈引用・参考文献〉
1) メアリー・エレン・コープランド:メンタルヘルスのリカバリーとWRAP® (英語版ホームページ). http://www.mentalhealthrecovery.com/
2) 増川ねてる:WRAPをはじめる!⑯. 精神科看護, 43(4), p.64, 2016.

＊ used with permission of Advocates for Human Potential, Inc.

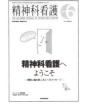

2016年6月号掲載
『WRAPを始める!』
クライシスプラン③—"いい感じの自分"と"サポーター"

Dialogue 8
クライシスプラン
—Crisis Plan ③

増川ねてる×藤田茂治×安保寛明

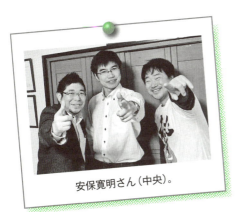
安保寛明さん(中央)。

プロローグ的に

安保 後でもう1回言うことになるけど，この間沖縄に行ったときに，ある人に沖縄土産を郵便で送ったの。

増川 へー。

安保 その話をもしかしたらするかもと思って。彼，入院してたのよ。

増川 あ，そうなんだ。

安保 その人は自分から，クライシスになったということをあんまり言わない人だからさ，だから最初わからなくて。でも，入院中の窓の写真をブログにアップしていたの。そこでは，入院中とは書いていないんだけど，自宅じゃないっぽい窓の写真でさ。あれって思って。

で，それからどう最近，みたいな話をしたんだけど，彼に対してはさ，クライシスのときは言葉じゃないほうがいいと思って。彼の家族が沖縄にゆかりがあるんだ。それで石垣からちょっとしたものとハイビスカスの切手を貼って。

増川 あ，素敵だね！

安保 手紙を送ったの。なんかそういうサポートって，今日，クライシスの話をする時には，クライシスプランを渡す側と受け取る側の両方の話になる可能性があると思っていてね。

増川 そうそうそう！ まさにその話。クライシスプランって，サポーターに渡しておいて，いざっていうときに使ってもらうプランだからさ。作っただけじゃ意味がない。サポーターに渡しておかなきゃ……だからね。

安保 そうなのよ。そして，ね，受け取る側から言えば，彼は僕にはっきり「クライシスプラン」を渡しているわけではなかったのね。当時もいまも。でも，「自動的

第8章　クライシスプラン―Crisis Plan ③

に」っていうのがあるからね。本人が「自分の思うように心が動かないぞ」っていうときに，まわりの人がどう動くと，そのクライシスがちょっと小さくなったり，早めにリカバリーしたりするかっていうことだと思うので，その人の普段というか，その人のことを知っていて，動ける人が１人でも多いと楽だし……。

増川　普段を知っているのは大事だよね。

安保　そうそう。で，それはもちろん明文化された約束であったほうがいいとも思うんだ。よかれと思ってやってしまうことでも逆に出るっていうのは，避けたいからさ。だから「これは嫌だな」っていうのがわかっているという点で，クライシスプランっていうのは僕のなかですごく意味がある。それとね，僕がWRAPを学びはじめた頃に，「クライシスプランは，実際にクライシスになるとそのプラン通りにいかないことが多い」っていう話になったことがあるの。

増川　へー，それはどういうこと？

安保　勉強会にいた人の何人かが，平時に「私，クライシスになるとこうなると思うから，こうしてちょうだいって」というプランを作ったことがあるんだって。でも，実際にクライシスのとき，クライシスプランにしたがってまわりが動いてくれたんだけど，意外といい感じにはならなかったんだって。「こんなときには必ずこれをやってほしい」というのが，実際にヒットするかどうかわからないというね。

増川　あ，なるほどね。サインを見つけることは難しいということは英語の文献でも書かれていてさ，本当に僕もそうだと思うんだよね。道具の話がっていうよりはさ，サインが共有されているかがかなり重要。それに加えて，ここのプランってさ，Proactive advancedプロアクティブアドバンスなんだよね。つまりReactiveリアクティブじゃなくてさ，「前もって」という意味のProactiveプロアクティブだからさ，サインが間違っちゃうとズレちゃうという……。

安保　そうだよね。ズレるよね。

増川　うん。だから，ポイントはそこだと思うんだよね。サインを合わせておく。で，体験としてはさ，クライシスプランを実行してもらったときに，ありがとうというのと，この野郎……というのと（笑）。両方あって（笑）。そこのせめぎあいという感じがするんだよね。だから，「サイン」。それを，今度はどうやって共有するかっていうのが結構難しくてさ，ドンピシャであてなきゃいけないからね。これが，ぴったりとしたものが見つかったときには，もう，やったーってなる。お互いの関係性もあるしさ。ここは。

安保　あるある。

増川　ここが難しくてさ……のびぞーが言ったように，受け取る，渡す両方あるからね。そこのところがちょっとズレてたっていうエピソードはある？

安保　あるある。そういうのは何回かある。

増川　あるんだね（笑）。僕もたくさんあるよ。「あなたがそうしてほしいって言ってたんじゃん」とかね（笑）。そんなときにはさ，こっちがまたプランに立ち続けら

れるかどうかが求められるんだよね。「違う」ってなって手を引いたことで、それからぐちゃぐちゃになっていくとかさ、あったからね。

やっぱり、ポイントはProactive advancedプロアクティブアドバンスということなんだと思う。よね。ちなみにスティーブン・R・コヴィーの『7つの習慣』では、第1の習慣は、Be Proactiveから始まっていて……日本語版では「主体性を発揮する」と訳されているけれども、じゃあどうしたらBe Proactiveになれるかというと、Responsibilityを使うことなんだと書いてあるのね。つまりReactiveリアクティブな状態ではさ、Responsibilityが働いてないっていうんだよね。Responsibilityを働かせることで、Proactiveプロアクティブな状態に入れる。そのことによって、自分の人生を生きられますよ……と。

クライシスプランについて

藤田 なんだか自然に本題に入っていったね。

増川 そうだね。あらためてこのセッションのテーマを説明すると、クライシスプランは自分が使うものじゃなくて人に預けるもの。そして、そのことを踏まえたうえでの実際の活用の仕方を話せたらいいな。WRAPは自分で作って自分で使う、基本的に、「人に預ける」っていうものではないじゃん。

安保 ないね。

増川 ね。「自分で作る、自分のトリセツ」。でもさ、このクライシスプランは、そうじゃない。サポーターに渡しておいて、サポーターに使ってもらうプラン。「人に預ける」前提。だから、他のパートに比べるとさ、使用や、活用の体験が絶対量として少ないって思うの。……あまり体験がないものだからこそ、それぞれのリアルな体験について話せたら、これを読んでいる人たちにとって、役に立つと思うんだ。体験談が絶対量としてとても少ないものだと思うから……ということで、では本題に……。こんばんはっ！！（笑）。

藤田 あ、いまがスタート（笑）。

増川 （笑）。そう、いまから、ね（笑）。では、始まりました。「クライシスプラン③」、クライシスプランの最終章。先ほども触れたけど、クライシスプランは自分が使う自分のプランではなくて、他の人に渡して使って自分のプラン。ということは渡すこともあるし、受け取るっていうこともある。で、コモンくん、のびぞう、クライシスプランを渡した経験ってある？

安保 ある。

藤田 僕もある。

増川 そこからいこう！ 渡す側って、あれドキドキするものだよね（笑）。

藤田 うん、ドキドキする。受け取ってもらえるかどうかっていうのがまず心配だよね。それで、渡してみたけど、ほぼ機能しなかった。僕の場合、たぶん間違ってたのは、いい感じのときに渡せなかったこと。「これは何とかしないと」と思って"とにかく"渡しちゃったの。

増川 あー、なるほど。そうなんだね。「他人が使う」っていう認識ではなくて。

第8章 クライシスプラン─Crisis Plan ③

藤田 うん,で,機能しなかったので数週間経って,回収した。

安保 それは紙に書いているやつを,「ごめんちょっと1回返して」って?

藤田 そう(笑)。

安保 ちなみに,改訂版は?

藤田 改訂版は渡してない。渡せなかった。なんか負荷をかけてしまったという感覚があって。

安保 あー,申し訳なさみたいなのもあるんだね。

増川 のびぞうは? 渡すときの心境というか。

安保 妻にはクライシスプランの数種類を渡している。健康関係のものとか,可能性は低いけど事件・事故系ものとか。もし自分に何かあったらこれでお願い,というか。はじめは勇気がいったんだけど,「縁起でもない」って言われたんだよね。いまでも「縁起でもない」って思われてそうだけど,ときどき改訂していて渡しているんだ。

増川 へー,のびぞーが,渡すときってどんな気持ちなの?

安保 んーと,申し訳なさみたいな感覚があって,ちょっと演技がかってたと思う。最初はね,WRAPをきちんと扱う前だったから,歴史物の小説やドラマに出てくる,置き手紙みたいな感覚に近かったかな。

たとえば,三国志の諸葛孔明がこれをもって遠征に行きなさいって3種類作戦を授けるんだけど,それに近い感じ。自分がいないときも,とりあえずこの3種類があると,当面乗り切れるはずだよ,みたいな。だから僕と妻とのやり取りの中で作り上げたクライシスプランは,自分を助けるものということもあるけど,「自分がいることで成立していた世界のクライシスに対応するためのプラン」みたいな感じで作った。夫として親として,みたいな。それは自分の危機のときのためのプランじゃないけど,いまの自分の希望の大部分が妻子にあるから,自分のクライシスっていうか,家族のクライシスかもって感じなんだよね。ねてるさんは?

増川 僕の場合は……,自分のクライシスプランを渡そうとしたときは,肩ひじ張っていて結構ぎこちなかった感じがあるんだよね。相手からしたら何かから切り取られたものを渡されちゃう感じかな。「いつもの僕はこうです。でも,こうなることがあります!」って。生活から乖離しちゃっている感じがするというか。でもWRAPを使って,WRAPの会話をするようになって,時間が経っていくとさ,クライシスプランが結構身近になってきたんだ。そうすると渡しやすくてさ。たとえばコモンくんと会話してて,僕がすごい落ち込むような状況だったんだけれどもさ,そのときは。もうダメだって思って,相談したんだけれどもね,そしたら,すっごく助けになることを言ってくれてさ。で,お願いしたんだ。「いまのサポートはすごく助けになったからさ」って。でも,僕にはまた同じようなことが起きるかもしれない。そのときには,また同じように言ってほしい。それできっと僕は,元に戻れるからさ。そんなふうにコモンくんに伝えて。そして,コモンくんも,「この言葉でいいの?」「サイン

は，これね？」って確認してくれて。そんな感じで，僕のクライシスプランに組み込んでもらった。そんなふうに，いまは，ごく普通に生活の中に，入っている。

安保 なるほどね。

藤田 生活だよね。

増川 うん。

だから言葉として確認しておくっていうのが，たぶんクライシスプランなんだけどさ，クライシスプランが最初にあるというよりは，生活が先にあるわけで。クライシスプランありきではなくって，生活ありき。いい感じの生活をしていきたいっていう願いというか，想いというか。そして，その生活をうまく機能させるためにプランを使うっていう話だと思うんだよね。のびぞうがうまく渡せたのって生活ありきだったからだと思う。それに対してコモンくんはWRAPを使おう。クライシスプランを渡そうっていう感じに思えた

藤田 うん。そんな感じ。「この『クライシスプラン』でなんとかして！」って（笑）

増川 それはしんどいよね……相手は（笑）。

藤田 勇気を振り絞って渡したのにね。

安保 勇気いるよね。本当に勇気いる，あれは。

藤田 それが機能しないから，逆にフラストレーションが溜まる。

増川 あ，コモンくんのフラストレーションが溜まったの？

藤田 うん。

増川 受け取った側がフラストレーション溜まるんじゃなくてさ，渡した側が溜まるっておもしろいね。

安保 お互いフラストレーションが溜まるという……。

増川 本来はフラストレーションを溜めなくするのがクライシスプランなんだけどさ（笑），逆に溜まっちゃうっていう……。

渡すのには勇気がいる

藤田 渡すのに勇気がいるとすれば，メンタルにかかわるクライシスプランだったりすると，より勇気がいるだろうね。

安保 勇気がいると思う。

増川 それはどうして？

藤田 たとえば，「メンタルにダメージが来ると人格が変わっちゃうよ，破壊的になるよ，口を利かなくなるよ」とかさ，そういうモノだと渡すのに勇気いるよね（笑）。

増川 コモンくんはクライシスプランにそんなこと書いたの？

藤田 書いた（笑）。

増川 おお！

藤田 すごいでしょ！

安保 たしかに，WRAPで扱うクライシスプランは，本当はそうではありたくない自分のことを扱わなきゃいけないから，ハードルが高いと思う。自分が元気であるにもかかわらず，ありたくない自分の「たら・れば」を伝えないといけないじゃん。そうすると，「え，そうなることがあるの！？」っていうふうに思われるかもしれないっていう怖さがあるよ。

藤田 あるある。

増川 なるほど……。僕がWRAPに出会ったときはさ，生活保護を受けながらさ，

第8章 クライシスプラン―Crisis Plan③

福祉の施設に通っていた。で,「あなたは精神病だから攻撃的なことをやるかもしれない」ってまわりの看護師も医者も福祉の人もそこばっかり見てくると言うのが僕の世界だったからさ。むしろ,それを人に知られることが怖いって2人がいうのがすごい新鮮。つまり僕には全然抵抗なかったんだ。むしろ自分でそれを支援者に「これが私です」っていうことを言える機会だと思ったの。そうして最初に作ったプランは,各専門職の姿を思い浮かべて,たとえば,ワーカーだったらこれ,医者にはこれ,と自分の中で整理していけたから,かなり作りやすかったね。

　で,2人の話を聞いていて思ったんだけど。コモンくんものびぞうも,「本当はそうではありたくない自分」のことを言いづらかったということ。「でも医療者は日常的に患者に病気のことを聞いているじゃん」って思っちゃった……。自分は聴いているけれども,聴かれることは,本当は嫌なんだって。だから医療者たちがその人の病気について聞き出そうとするのは,人権を傷つけているかもしれないという認識をもつべきかもしれないって,いま聞いていて思った。僕はさ,「本当はそうではありたくない自分」について聴かれる側にずっといたからさ,「聴かれたから答える」ではなくて,「聴かれてないけど,自分から伝えてもいいんだ。伝えたら,支援者はそこを支援してくれるんだ」となったのが,よかったんだよね。だから,渡す勇気は,「本当はそうではありたくない自分」を知られるところにはなかった。むしろ,こっちから言うことで,煙たがられるんではないかっ

ていうところにあったんだ。だから,渡すときの勇気ということに戻るけど,単純に慣れてる,慣れてないという話だと思ったところ。

　安保　そうだね。普段のやり取りのなかでそれをイメージするような経験が共有されていると渡しやすいと思う。僕にも個人的に長い付き合いの友人が何人かいてさ,「何かあったときにはこうしよう」っていうのが,口約束なんだけど,あるんだよね。知っている関係って大事でさ,僕が以前にピアサポーターと一緒に働いていたとき,自分は援助職でもあり,同僚でもあり,上司でもあるという相手との関係性の中で,「この人のここに触れても昔からのつながりがあるから大丈夫だ」みたいな安心感があったよ。

受け取り方

　増川　とはいえ僕もさ,「めんどうなことをまた増川は言い始めた」って思われるのが嫌で渡さなかったこともあった。それは,やっぱり,あった。だから渡せなかったっていうのが最初だよね。でもさ,何度かクライシスプランを渡す経験があって,ある時にピンチになって作業所仲間の友だちの家に行って,本当に助けてほしくて,そのときに提案したのが,お互いにクライシスプランを交換しあおうっていうことだった。お互いに知りあうために,という意味あいで,お互いがお互いのクライシスプランを渡しあったんだ。その次は,自分のパートナーに渡したものだけれども,それはクライシスプランを書いたタンブラ

ーだったの。懇親会の最後にそのタンブラーをパートナーに渡して帰ったんだ。まあ, 恥ずかしいからさ, パートナーのカバンに入れてね,「ごめん, 俺先に帰んなきゃなんないから」って, ね。それがパートナーの家に行ったときに, 冷蔵庫の上にちゃんと置かれているのを見て, すごくほっとした。こうしてだんだんと「生活の中のもの」っていうふうに変化していったんだ。いまはけっこう作りやすいし, 渡しやすい。

安保 クライシスプランを渡すことの気恥ずかしさとか, 申し訳なさというハードルを下げられるかっていうことが課題だと思うんだけど, WRAPクラスでやったとか, 同じ言葉を知っているという状態だと, 少なくともその相手には言いやすいよね。

藤田 そうだね。共通言語があるとね。

安保 まったくWRAPを知らない看護師にさ,「これ私のクライシスプランです」って言っても,「何それ?」って言われて, もうどうしようもなくなるから (笑)。やっぱり言語の共通性はすごく大事だと思う。何かを乗り越えるときに。

藤田 でも, 僕が渡したのはWRAPのファシリテーターに, だよ。でも機能しなかった。

安保 それはさっき言っていたように, もうちょっといい感じのときに渡すっていうのがよかったのかも……。

藤田 そうだね……。

クライシスプランを受け取る

増川 あとはさ, 相手が受け取りやすいっていうのが大事だよね。ということで, 受け取った経験としてはどう? 僕の経験で言うとさ, 最初はさっき言ったように僕がもちかけてお互いに交換しようっていうのが, 最初に誰かのクライシスプランを渡してもらった経験なんだけど, それは僕が誘ったものだから抵抗なくお互いにフィフティフィフティ, じゃないけど, お互いさまっていう感じがしていて, よかったんだよ。受け取るのもそんなにたいへんじゃなかった。でもね, 実際には「これクライシスプランだから受け取って」と言われて何回かそれを断った経験があるんだよね。受け取れなかったのは, その人がけっこう切羽詰まっている感じで……。

安保 それこそいい感じじゃないときに作ったんだね。

増川 そうそう。受け取れない, でもなんとかサポートをしたいっていう思いはあるからさ, 1人じゃ無理だけど, だから何人かでこれを分担させてくれないかという提案をしたんだよね。それでこのことに関してはこの人, これは別の人, この時間帯だったらこの人, これは僕が引き受けるというようにした。

安保 その方法もいいね。

実はさ, 僕は, 自分1人で誰かの命綱になるのは難しいんじゃないかなと思っているんだ。だからチームで仕事をしていた。ので, さっきねてるさんが言ったように, 複数の人の組み合わせでクライシスに対応するっていうのはいいと思った。あるいはそのクライシスに応じて自分が何かすることで他のネットワークが自動的に動き出す——, ピタゴラスイッチのピタゴラ装置

第8章 クライシスプラン―Crisis Plan③

みたいに――のがいいと思っていて。たとえば，一斉メールみたいな。

増川 「僕は最初のスイッチになるよ」っていうことね。それでさ，のびぞーは，「クライシスプランを受け取って」って，言われてうれしかった？

安保 うれしいよ。だって，さっき言った通り，誰かにクライシスプランを渡すっていうのは，ちょっとしたハードルを乗り越えることだよね。自分をさらけ出す感があるから。そのハードルを越えて，まだ生き続けよう，希望を捨てないでいようとその人が思っていることがわかるのって，うれしいよね。スラムダンクで，三井くんが先生に「バスケがしたいです」って言うでしょ。希望に向けてコトバを出すあの感じに近いっていうか(笑)。

増川 コモンくんはどう？

藤田 僕ね，ねてるさん以外からもらったことないのよ。

増川 あー，そうなんだ。じゃあ僕が渡したときの感覚は？

藤田 単純にうれしいよね。

増川 あ，それは僕もうれしい(笑)。よかった。

藤田 自然な会話の中で僕がねてるさんに投げかけて，ねてるさんが「あ！ それだ！」ってなって「じゃあ今度もお願い」っていう感じだったから，自然だったね。

増川 そうだね。だから，その道具はさ，僕が自分でつかまえたっていうよりは，コモンくんが僕のためにつかまえて，「これどう？」って提案してくれた道具を，「それ，ばっちりだったから，コモンくん，次もお願い」と渡しているわけで。そこには，ほんと，感謝と信頼しかなくって。そして，またお願いって。だからさ，

藤田 自然なの。

安保 それってすごくいいよね。

藤田 これがさ，会話なしで「これお願いします！」ということだったら……。

安保 で，できません，となる(笑)。

増川 (笑)。でも，僕らの場合，そもそもが，コモンくんが見つけて使ってくれたものだから。そもそもとしては，コモンくんの道具というか。サポーターが使える道具かどうかは，結構大きいよね。

安保 そうそう。その人にお願いする以上，渡す側が想定した動きを本当にその人がするかはわかんないんだよね。だから普段の関係があると，その読みがぴたりとはまるんだよ，お互いに。

増川 うんうん。クライシスプランはやっぱりサポーターが使えるプランっていうのが大事だよね……そこにくるんだよなぁ。

Proactive
プロアクティブなサポート

安保 「いざというときに『他の人が』『自動的に』やってくれること」というときの，この「自動的に」っていうところの意味あいの話になってくると思うんだよね。自動的にっていうのは，相手が自発的に動く側面が強いと楽だと思う。そこはResponsibilityレスポンシビリティの感覚があって，相手のサインを受け取って，それに応答する形で，Proactiveプロアクティブにサポートできるから機能するんだと思

うんだ。

増川 あ，それおもしろいね。クライシスプランを預かった側の話として……なんだけど，「いまいい感じじゃないと思うんだけど」と言ったら，ガーッと反発を受けたことがあって。それって，いまから思うとなんだけれども，……そうなったのは，その人が悪いとかじゃなく，僕がその状況に対して，Reactiveリアクティブにかかわったからなんだって思った。つまりさ，僕が主体的にこの人をサポートしたいっていうところから動いていたら，また別の反応になっていたと思ったよ。だから「この人に起こっている問題をいま私が解決します」みたいなモードでいくとさ，うまくいかないよね。

藤田 そうね。

増川 つまりさ，クライシスプランってたぶん問題解決のための何かじゃなくて，シンプルにその人のいい感じをサポートするためのものなんだよね。問題を解決をするためのクライシスプランだと「問題のあるあなた」「解決する私」になっちゃう。そうじゃなくて「いい感じのあなたを知っている私」っていうところでかかわれば……。

安保 相手も受け取りやすいよね。

増川 ね。ほんとそうだ。

じゃあさ，具体的に，受け取ったクライシスプランを，どんなタイミングを発動しているだろう？

安保 サインが明確になっているときは，そのサインに沿って動くのがいい気がするよね。仕事に来れなくなっていたらこうする，とかさ。僕が岩手で働いていたときには，普段の近い関係の人たちとの間でのやり取りだったから，サインがわかりやすかったの。でも，遠い，物理的に遠い人の場合にはちょっと推測が入るので，動くには勇気がいる。

あのね，実はさっき，長いつきあいの友だちがいるって言ったでしょ。その中の1人でね，その彼は首都圏に住んでいるんだけど，仕事で大きい失敗しちゃったことがあったの。すごいふさぎこんじゃってさ，後から知ったんだけれど会社も辞めちゃってたの。その頃，メールしても返ってこないっていうのが3回続いてさ。1回だと忙しいのかなって思うだけだけど，3回になるとさすがに。その段階では仕事を辞めたこと知らないからさ，こっちはさ，「あれ？」って感じだったの。それで今度は電話をしたのさ。でも出ない。「ん……？」となって。

でね，以前にその友だちに精神的に助けてもらった経験があって。僕がちょっとまいっているときに「いまからいくよ」って言ってくれたのね。「いやいや，仕事あるでしょ！？」「いいんだよ，さぼれば」みたいなやりとりがあって，その日じゃないけど近い日に会いに来てくれて，救われたんだよね。そのときのことが頭に浮かんだんだ。「待てよ，これは僕が行く番じゃないか」と思ったのさ。でも，その時は子どもが小さかったりして，ちょっとすぐに動けない。しかしタイミング的に今日か明日じゃないと，彼がかつて僕に言ってくれたこととは別のことになる。

増川 うん。

安保 「いまから」というのが彼にとっ

ては大事だと思って。でも今日は動けない。だから僕はもう1人の信頼できる友人に電話したの。「あのさ，いまから彼の家に行ってくれない？」って電話したの。事情を説明したら，「わかった，行ってみる」って言ってくれて。

　その彼の家に着いてノックしてくれたんだけど，返事はない。でも電気メーターも回っているし，部屋にいる雰囲気がする……。で，どうするかを電話で作戦会議ですよ。結局大家に開けてもらったら，彼，中にいてさ。それで全部打ち明けてもらったわけ。普通に，見るからにやばい状態ということではなかったんだけど，でも全然元気なくて。

　増川　会えてよかったね……。心配した大家さんが来ましたとか，警察が来た，あるいは病院から誰か来ました，とかだと，その後が違うもんね。

　安保　もし行かなかったらどうなるかなんて誰にもわからないよ。そのままでも彼が自然にリカバリーしたかもしれない。でも，あのときの自分のアクションはあれで間違っていなかったと思っている。

　増川　よかったよ。ほんと。そして，いまののびぞうのエピソードから考えるとさ，WRAPのプランがすべてが自己完結するものだけではなくて，6つのプランのうち，1つは他者の力を想定しているってのがいいと思う。基本は，自分で使う道具箱……プランなの。でも，1つはさ，他者というかサポーターが登場する……。サポーターに使ってもらうプランがある。5：1で，自分で使う：サポーターが使う。その1/6ってものさ，いいバランスだと思うんだよね。

　安保　本当にそう思う。

ドンピシャなタイミング

　増川　僕は最近クライシスプランは病状が悪いというだけじゃなくてさ，たとえば，身だしなみのクライシスプランっていうのもあるって考えていて。つまりほかの人のサポートが必要なことは日常生活の中で結構あってさ。鼻毛が出てたら鼻毛出てるって言ってもらうとかさ（笑）。そういう意味で，クライシスプランというのは命にかかわる深刻な状況だけではなくて，いい感じの自分から離れてしまったときに，いい感じのときの僕を知っている人がサポートしてくれるというものだと思うんだ。ま，そもそもがWRAPをどんな目的で使うかは，その人の自由なわけで。でも精神科領域で使われると，「病状悪化」に限定されて捉えられてしまう気がする。でも，病気の深刻度合いじゃない気がするんだよね。深刻って，その人本人の価値観だったり，世界観で違うものだしね。医療的な「数値」だけでは測れない。特に，メンタルヘルスではそうなはずなんだけどもね。

　安保　そう思う。

　増川　だからさ，このWRAPのクライシスプランでは，「人には信頼できる"他者"が必要だ」，……そういうことを扱っていると思うんだよね。だから，「関係性」の話になるし，「双方向」の話になる。「時間」というか「タイミング」の話にもなっていく。で，さっきののびぞうのエピソード

でも出てきたけど，クライシスプランを使ってもらうときのベストタイミングについて掘り下げたいんだけど，どんな感じなんだろうか。ドンピシャなタイミングってどんなふうに起こるんだろう。

安保 その相手との時間の共有ということがあると思うんだ。たとえばいまやっている会話の中で，「そうそう！　わかる！」というように「タイミングが合って楽しい」という経験が増えれば，その相手とのタイミングの取り方が見えてくるんじゃないかな。

増川 あー，なるほど。そうだよね。それあるね。

藤田 たしかに，このセッションは，「楽しい」ね。

安保 うん。逆に言うと，タイミングが合って楽しいという経験の少ない相手とは，タイミングをはかるのは難しいよね。たとえば，学校の授業などでは最初，あまりタイミングをはかろうとしないの。15回なら15回の単元の間で，いいタイミングでうなずく学生がいると，「あ，この人のこのうなずきのタイミングで次の話にいけばいいんだな」っていうのが見えてくるの。そうすると，場の作り方全体が見えてくるみたいな。それって結局場面を共有していく間に，「あ，これがカギになっているタイミングなんだ」とか，「あの人のこの行動がこのサインなんだ」みたいな，言語化されてない部分がわかってくるので，おもしろいんだと思う。

増川 ワークショップもまさにそう。ワークショップの参加者の反応のタイミングを見て，「よし，このタイミングなんだ」ってなるからね。人がいてこそのワークショップだからね。クライシスプランもサポーターがいてこそのものだと考えると，同じだね。そして，クライシスプランが機能するのってタイミングが合うっていうことだから……。

安保 本当に嬉しいからね。「このタイミングでキタ！」みたいな(笑)。

増川 あ，ほんとだ。そうだね。それおっきい。だから多少，働きかけがすっとんきょうなものでもさ，タイミングがよければ「ありがとう」ってなるかもしれない(笑)。恋に落ちるときとかさ，タイミングがあって恋に落ちるみたいな(笑)。そのくらい，「タイミングが合う」って，人との関係性ですっごい大事。おっきなことが起こるから。そう思うと，究極的にはさ，クライシスプランっていうのは，お互いの息あわせっていうかさ，タイミングあわせのプランであり，ツールであるかもしれないという気がしてきた。内容もさることながら，タイミングなんだよね。

安保 タイミングは本当に大事なことだよ。

あと，クライシスプランのやり方で好きなのは，「してほしくないことを書く」というもの。つまり，「してほしくないこと以外だったらよい」とも言えるから，楽なんだよね。だからProactiveプロアクティブになりやすいし，タイミングも合いやすい。クライシスプランの中で好きなのはその感覚。だから僕が受け取ったクライシスプランは，そこだけ整理したの。これは嫌なんだね，これ以外だったら僕らしくアクセスしていいってことだよねって。

藤田 なるほどね。これ以外だったら，全部お任せって言われたらさ，自分らしくいけるよね。

増川 それ，いいね。Proactiveプロアクティブになれるよね。僕もそれを書こう。セロリ以外の食べ物を差し入れて（笑）。この間ひどいのはね。夜遅く那覇空港に着いたら知り合いの酔っぱらっている人がいて，「やっほー」っとか言っているの。楽しんでるな，よかったと思ったら，僕は「お腹すいたー」ってことでスーパーに行って，まぁ，買い物つきあってくれたんだけどさ，その酔っぱらって，上機嫌の人もさ，で，スーパーのかごを持って歩いているとね，「ねてるさん，お腹空いた？　セロリあるよ」って（笑）。のびぞーのことだけど（笑）。

安保 本当のクライシスのときはやらないからね（笑）。

増川 うん。お願いします。でもさ，嬉しかったわけよ。僕のこと知ってくれてるなーってさ。笑えたし。

藤田 クライシスプランという呼び名だと，医療の中で取り扱われる場合，症状だったり問題に焦点があたりやすいのはあると思う。この本の読者は看護師さんが多いと思うんだけど，その点について整理したほうがいいと思うんだけど，どうだろう。

増川 うん。そうだね。コモンくん，ありがとう。そもそもキーコンセプトが働いていて，それに対する道具が使えている状態が「ウェルネス」なのだとしたら，僕が思うのは，自分で自分の道具を使えていない状態は，すべからく「クライシス」だと思っているのね。WRAPはさ，ウェルネスに焦点をあてているものだと思うんだけれども，そしてウェルネスであるには，自分で自分の道具を扱えているってことが大事ということだからさ，自分の道具を自分で扱えない状態はすべてクライシス。僕はそんなふうに観ている。で，一方，医療って観点から見るとさ，医療は，病気ってところに焦点をあてている感じがして，健康と病気っていうので区別していて，病気をクライシスって名づけている。けど，WRAPはまた違うパラダイムなんだっていう認識は，けっこう大事なんだと思う。扱っている領域の違いというか，パラダイムの違い。あるからさ。その前置きをして，僕の場合は，クライシス＝自分の道具を自分で使えていない状態。なんで使えていないのか，その原因や条件は問わず，って感じ。

安保 なるほどね。そうだね。たしかにね。……えっと，そしたら………僕の場合は「クライシス」を「1人で乗り越えるのは難しい場面」と捉えている。

増川 あー，それいいね。

安保 少し具体的に言うとさ「1人で乗り越えるのは難しいって自分で認識したほうがいい場面」ということになるの。普段から，1人でできる仕事なんてほとんどないよね。そもそも普段1人で乗り越えられない場面だらけなんだけど。でも，自分にそういうふうに言い聞かせたほうがいい場面のことを扱うようにしてる。

増川 WRAPで考えるとそれはクライシスだよね。僕はかなり同意。

安保 クライシスという言葉を医療寄りに捉えると，倒れた人をストレッチャーで

運ぶというような状況がイメージされるよね。もちろんそういう使い方をしても間違いではないと僕も思っているんだけど，それに対応するプランは渡しづらくなるよね。今日の話で出たように「申しわけない」って。

だからどうやってそのハードルを下げていくかっていうのがあるんだけど，クライシスは日常生活の中にたくさんあるよねって考えて，普段から扱いやすくしておくといいかなって思う。それはすごく大事なパラダイムの転換だと思う。

増川　そうだよね本当，そう！。

クライシスプランがなかったら

増川　これはいろんな人に聞いているんだけど，たとえば，もしもWRAPの中にこのクライシスプランだけがなかったとしたら，どんな世界になるんだろうか。のびぞうは，どう？

安保　僕の中では寂しいね。

増川　寂しさの世界か。

安保　つながりを信じるのが難しい状態になってしまうというか……なんていえばいいんだろう。すべて自分の行動だけっていうのは，やはり寂しさに近いね。

増川　コモンくんはどう？

藤田　僕は長い間クライシスプランがなかったので，孤独な感じなんだよね。

増川　あ，やっぱり寂しさに近いね。僕の場合はかなり傲慢な何かが出てきそうな気がする。自分で自分をメンテナンスできるわけでしょ。しかも，「完璧」に。

安保　あ，そっか。自分で全部できますよってことになるのね。

増川　そうそう。他者がいらないっていう世界だからね。全部「自分色」で埋めつくしたくなる感じがするかな。

安保　聞いていて思い出したけど，クライシスプランには「弱さを受け入れる」という意味があると思うんだ。実は，今日ね，このセッションの途中くらいから，「吾唯足るを知る」がね，ちらちら浮かんでるの。クライシスプランの肝は，弱い自分のときもあるということを知る，つまりウェルネスのときだけを自分とするんじゃなくて，「弱っているときの自分も自分と思っていいんだ」ということを含んでいるという気がする。

藤田　それはすごくある。それはすごくわかる。

増川　……それを受けてなんだけど，僕の場合，自分の弱さは自分の強さでカバーしようと思っていたことがあってさ。自分の弱さは，自分の強さで補うのだって，さ。でもクライシスプランがあることで，いまは，「他者が現れる」って感じが入って来てるんだよね。世界に対して私とあなたがいるという感覚。クライシスプランがないときは，すべてが「私」と「モノ」だったのが，クライシスプランの出現はさ，「私」と「他者」の関係を世界に現した感じなの。しかも，他者が現れて，ともに血の通う関係として歩んでいけるという感覚を，僕に連れてきてくれた。これは，本当に世界観を変えてくれたよ。

じゃあさ，反対に，2人はクライシスプランが入ってくるとどんな世界に変化する

第8章 クライシスプラン—Crisis Plan ③

んだろう？

安保 クライシスプランがあるってことは，つまりクライシスを想定してもいいってことでしょ。倒れても，へこたれても，「もう嫌だって」投げ出してもいい。

増川 つまり肯定される感じ？

安保 そう。そう思ってしまう自分も受け入れやすくなるっていうかね。

増川 なるほど……。僕はそもそも患者歴が長いから，そういう「ネガティブなことを言ってもいい」ということを言われ続けてきたからさ……。むしろそれを言わないと「病識がない」って言われちゃうから(笑)。逆に難しいのはさ，なんていうの，子どもがほしいとかさ，お金がほしいとか，結婚したいっていう社会一般で言われているポジティブな願いを言うことのほうが，難しくなっていた。「言っちゃいけない」っていう"教育"を受けているんだよね。「精神病のあなたが子どもを作っちゃいけませんよ」「精神病でしかも生活保護のあなたはお金ほしいなんて言っちゃいけませんよ」「いい服を着たいなんて言っちゃいけませんよ」っていう。だから，むしろ，「クライシスがある」ことは受け入れやすかった……。というか，それを受け入れないと，医療も，福祉も使えなかったというか。でもさ，そのときはさ，すっごく悔しかったな，「ほんとは嫌だったんだ」。悔しかったんだ。でも，それがあたりまえになっていき，そして，今度は逆に，ウェルネスを口に出せなくなっていった……。

安保 なるほど。……そうすると本当にウェルネスが大事なんだね。

増川 だから，僕がかなりウェルネスにこだわっているのは，僕もそれこそ「家がほしい」とか「好きな服が着たい」とか，言いたかったけど言えなかったことが大きかったんかな。ありがとう。すごい整理ができたよ。

安保 いやー……言える日々になってよかったね。

藤田 言いすぎって，くらい言っていますけどね(笑)。いまは。

増川 (笑)。言いすぎなら……それはそれで，クライシスだね(笑)。まぁ，でもさ，WRAPに出会ってよかったのは，ポジティブなことであったり，自分の強さも表現していいんだとわかったことだよね。読者の方に伝えたいのは，「自分のウェルネスについて言えなくなっている人たちのことを想像してください」っていうこと。もちろん僕自身への自戒も込めてなんだけれども。

安保 僕が岩手県で相談支援専門研修で話していることがあってさ，利用者さんの紹介をするときに手短に紹介を済ませようと思って，「この人は○○障害で，診断名は○○で，こういう困り事をもっています」と言いがちだけど，その前に一呼吸おいて，「その人の魅力は○○で○○をしたいと考えています」と紹介してみましょうと言っているの。僕はそれがとても大事で，援助職の人たちはそれを何回も肝に銘じたほうがいいと思っているんだよね。「この人は○○障害で，診断名は○○で……」っていうところから関係がつながりあうっていうのは基本的に難しいからね。

増川 本当に人と人とがつながりあって，サポートしあう世界を知ることができ

たらさ，世界の見方って，変わるんだよね。

最後に

安保 プロローグで話した彼の話でさ，僕が沖縄に出張したときに，僕が主体的に，「これを送ることでたぶん何かいいことが起きるだろうな」と思いながら，彼にとってゆかりのある沖縄のお土産を郵便で送ることができたのは理由があるんだよね。以前に，彼がクライシスに近いときに，「お互いに委ねられている部分は，とにかく尊重する」って伝えるようなやりとりがあったんだ。そういうふうにして，ちょっとずつ時間と経験を共有してお互いの関係を作ってきたから，僕がそれこそ「自動的に」沖縄からお土産を送るところにつながるんだよね。だからクライシスプランって本当に"信頼のプラン"なんだなって思うよ。

増川 信頼，それと愛。"愛と信頼のプラン"だよね。そして，今回のダイアログでの発見は，それに加えて，やっぱり「タイミング」っていうのがかなりあるっていうこと。愛と信頼をベースにしながら，関係が進む中でタイミングがあって，クライシスプランを使っていくとさ，それこそ，前の本でのびぞーとのダイアログで出てきた「コヒーレントな状態」になっていく……コヒーレントな状態に入りやすくなっていく，という。

安保 そう！　ピューーーっと(笑)。
増川 うん！　ピューーーっと(笑)。
藤田 出た，コヒーレント。
増川 ピューーーっと(笑)。

Dialogue8　クライシスプラン─Crisis Plan③　了

WRAPと私　column 5

仲間がいるから
私が変わる

福井里江（東京学芸大学教育心理学講座）

出会い

　私とWRAPとの出会いについて記憶をたどると，増川ねてるさんとはじめて出会ったときのことが心に浮かびます。それは日本心理教育・家族教室ネットワーク第11回研究集会市川大会（2008年）の実行委員会の場でした。ねてるさんと私は，同じ実行委員として，大会を成功させるという共通の目標に向かって助け合う同士として出会いました。当時の私は病の経験をもつ方と「支援－被支援」の関係の中でしか出会ったことがなかったので，それはとても新鮮な体験でした。笑顔の素敵なねてるさん，その場をぱっと明るくしてくれるようなねてるさん，私にはそんなねてるさんと一緒に活動することが，ただ心地よくて楽しかったのです。

　同時に，私の心には疼きがありました。いままでの「支援－被支援」の関係は何だったんだろう。支援者という役割を脱いだことがなかった自分，「ただその人と」出会ってこなかった自分に気づき，愕然としました。このときの私はまだWRAPについてあまりよく知りませんでしたが，私にとってのWRAPは，このときの出会いが原点であると思っています。

はじめてのWRAP

　その後，WRAPについて少しずつ学び始めた私は，「これは病を経験している・していないにかかわらず，誰にとっても大切で役に立つことではないだろうか」と感じるようになりました。そこでまずは自分自身がきちんと体験して学びたいと思い，ねてるさんにファシリテーターをお願いして，福井研究室の学生たちとともに12セ

ッションのWRAPクラスを行うことにしました。2010年のことでした。

　このとき，私はとても大切な2つの体験をしました。1つは，私と学生たちとの関係性が変わったことです。WRAPクラスにおいていろいろな道具を交換してみる中で，学生たちが実に多彩な道具を使って生活していることを知りました。はじめて見る学生たちの姿，はじめて知るいろいろな道具がそこにありました。私は，「学生も私も，同じように生活の道具を使って生きている人間なんだ」「いまの時代を生きていくために効果的な道具は，むしろ学生たちの方がたくさんもっているのではないか」としみじみ思うようになりました。それまで教える立場だった私が，WRAPでは，たくさんのことを学生たちから教わっていました。それまでの私がいかに教員視点で学生を見ていたかに気づかされ，学生たちの素の姿に触れるようになり，私の授業のやり方までもが大きく変化していきました。

　もう1つは，道具の交換についての視野が開けたことです。当時の私は，WRAPの魅力に引き寄せられながらも，病気の苦しみから立ち上がる経験もそのための道具ももっていない者がWRAPクラスの場にいることにどんな意味があるのかとたびたび考え込んでいました。そんなとき，ねてるさんがこう言ってくれたのです。「確かに病気の経験をしている人しかもっていない道具もいろいろあるかもしれない。でも，病気の経験がない人は，もっといい感じの自分になるための道具をいろいろもっているかもしれない。両方の人が同じ場で道具を交換することで，つらいときの道具と，もっと元気になるための道具を，お互いが手に入れることができる。それって素敵なことだと思わない？」と。その言葉が心に沁みて，学び合いの世界の価値が胸に温かく広がっていくような感じがしました。

　ねてるさんと出会ってから2年，ようやく私の硬い心が少しずつ動き始めたようでした。

キャンパスWRAPの立ち上げ

　私は，もっといろいろな学生が年間を通して参加できるWRAPクラスを学内に立ち上げたいと考えるようになりました。ファシリテーターは引き続きねてるさんにお願いし，同じ大学の保健センターの精神科医の大森美湖さんにも声をかけて仲間になってもらい，2011年，キャンパスWRAPが始まりました。キャンパスWRAPには本当にさまざまな学生が参加してくれました。リカバリーのキーコンセプトについて，「5つの言葉を見た瞬間，どれもすごく大事なことだけど，いまの自分にはないものばかりだと直感的にわかって動けなくなった」と，その切実な重みを教えてくれた女子学生。就職面接を前に不安を語る仲間に，「大丈夫，わしらがおるから」

と模造紙に黙って力強く書いてくれた男子学生。「WRAPは自分のトリセツ（取り扱い説明書）」という言葉が生まれたのも，キャンパスWRAPからでした。いつしか学生たちからはこんな言葉が聞かれるようになりました。「何度も転ぶうちに転ぶパターンを学習して，転びそうになるシグナルに気づけるようになった。転ぶことは恥ずかしいことじゃない」「プランなんて，もってること自体が病んでる証拠だと思っていたけど，いまは，元気な人がもっていてもいいもの，調子が落ちたときに立ち上がる手がかりになるものだと思える」「1人だと難しいけど，みんなとならやれる」「自分はこれでいいんだと思えたら，否定される怖さを超えて人に相談できるようになった」……。学生たちとの語り合いの中で，私にとっての「元気」「プラン」「キーコンセプト」「WRAP」などの意味がどんどん豊かに変わっていきました。

「WRAPと私」の現在と未来

　その後は，WRAPのファシリテーター養成研修を主催させていただいたり，自分も受講したりし，支援者やご家族の方々とのWRAPワークショップをする機会をいただくようにもなりました。そんなときは，ピアとして活動されているWRAPファシリテーターの仲間となるべく一緒に行うようにしています。その方が「信頼しあう関係性」から場を始めることができるし，何よりその方々の存在そのものがリカバリーの証になって，参加者の方々とともに新しい世界が開けていくからです。

　また，私はいま，WRAPを参考にした新しい学び合いの場を，WRAP仲間や学校の先生方とともに中学校や高校に広める活動に取り組んでいます。大切にしたいのは，先生と生徒がお互いに学び合う関係性を築くことです。何が正しいとか間違っているとか何かの指導とかではなく，同じ人間として出会える場が教育現場にあったなら，それはその後も子どもたちを支える力になっていくのではないかと思うのです。

　そして，支援者としての私は，WRAPの価値や倫理がWRAPの場だけでなく，精神保健福祉医療のあらゆるかかわりの場において守られるには，どうしたらよいだろうかと考え続けています。人として感じる痛みや内なる違和感に蓋をせず，「本当にこれでいいのだろうか？」と問い続け，支援の場でも外でも，何かを変えるアクションを起こしつづけることが，WRAPやWRAP仲間からたくさんのことを学ばせていただいた自分として重要だと感じています。

第9章 クライシスを脱したときのプラン
―Post Crisis Plan

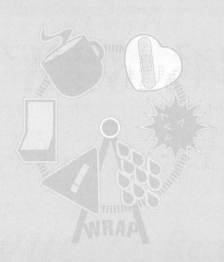

第9章　クライシスを脱したときのプラン―Post Crisis Plan

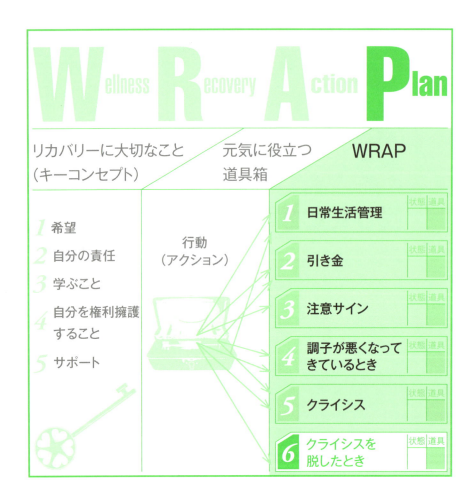

クライシスを脱したときのプラン
移行期のプラン

「自分のコントロールをもてないようなつらい時期を抜け出して，自分で自分を扱えるようになってきたとき」，あなたはどのようなところにいるでしょう？
「すぐにもとの生活に戻りたい」という場合も，「もう少し休んでから戻りたい」と思う場合もあるでしょう。状況もそして気持ちも，人それぞれの……「クライシスを脱したとき」。そのときに……「あなたが自分にしてあげたいことはなんですか？」「あなたが，まわりの人たちにしたいと思うことはなんですか？」。そして，あなたは……どこに向かっていきますか？

あるとないとで,大違い

　　　最初はよくわからなかったのだけれども,経験してみたら「これは大事だ!」と思うようになったことってないでしょうか?

　　　あるいは,1度使ってみたらその大切さに気がついて,それからは……「これがね,ほんと重要で,ここを飛ばすのはちょっとありえないのだけれども」と,まわりに言いたくなるような……そんなもの。みなさんは,もっていませんか?
　　　僕にとっては,今回の〈クライシスを脱したときのプラン〉がまさにそのようなもの。最初に抱いた感想は,「それはそうなのかもしれないけど……ていねいすぎるなぁ」「あったらよいだろうけれど,オプションな感じ……」「普段はあんまり関係ないから,ここより,何より,他のパートを厚くしよう」。これが正直なところ。

　　　しかし,実際にこのプランを使うときがやってくると……,「あ!いまが,そうだ……救われる」「どうなるかはわからないけれども,知っていてよかった,このプラン!!」。
　　　そんなふうに思いました。それでうまくいくかどうかはわからないけれど,いまはこれを希望に取り組んで……手探りで……それでうまくいった。そしてその後は,この時期をとても意識的に過ごして,プランを使うようにしていくと,とても多くの変化が起こるようになってきました。
　　　「あるとないとで,大違い」。それが今回の〈クライシスを脱したときのプラン〉です。

クライシスを脱したときのプラン

　　　前回で〈クライシスプラン〉が終了し,今回は「WRAP」最後のプランである〈クライシスを脱したときのプラン〉です。このプランは,たくさんいるWRAPユーザーでも,それぞれのつくり方,使い方があるのでは

第9章　クライシスを脱したときのプラン—Post Crisis Plan

クライシスの脱したときのプラン	
	【予定表】
◆クライシスを脱したときのサイン	○責任をもってやっていた事柄
◆自分にすること	○誰か代わりにやってくれていたか
◆サポーターにすること	○徐々に責任を取り戻していくための手順（具体的に）

図1　僕が使っている〈クライシスを脱したときのプラン〉の形

ないかと思うので，これまでのWRAPのプランのように「サイン」と「道具箱」といったように，シンプルな形を示すことができません。ですから，ここでは，僕の自身の体験からくる形を掲載させていただきます(図1)。構成としては，この時期のサインを決めて，そのときに考えること，使う〈道具箱〉を入れておくということが基本になります(図1の左側)。そして，他のプランとの特徴的な違いとして，ここでは「責任を取り戻していくための予定表」があります(図1の右側)。こんなふうにシンプルにして，〈クライシスを脱したときのプラン〉には「クライシスを脱したときのサインと道具箱」と「責任を取り戻していくための予定表」がある，というところから，僕はこのプランを理解していきました。そしてそれが，実際の「クライシスを脱したとき」には，とても役に立ちました。

では，「クライシスを脱したとき」とは，どのようなときなのか？「クライシス」が「自分で自分の〈元気に役立つ道具箱〉をうまく使えないとき」「自分で自分のコントロールがうまくもてないとき」だとすると，「クライシスを脱したとき」とは「少しずつ，自分で自分のコントロールを取り戻したとき」となるでしょう。具体的にいうと，僕なら「精神の症状がとても強くなって，自分で自分のコントロールが効かなくなった後，再び自分の感覚が自分の手のなかに戻ってきたあたり」だったり，「誰かにクライシスプランを使ってもらい，自分をリカバリーさせた後」だったり，あるいは，

「インフルエンザや胃腸炎になって，仕事はもちろん，外出さえも控えた後，回復できたとき（病み上がりのとき）」だったりします。いずれにせよ，自分のコントロールをうまくもてなくなった後，少しずつ自分を取り戻して（リカバリーして）きたあたりの時期です。

　すぐに，もとの自分に，もとの生活に戻れる感じがしているかもしれませんし，反対にもう少ししてからでないと，もとの自分，もとの生活には戻れないと思うかもしれません。その人の性格にもよるでしょうし，そのときの状況や，そのクライシスの事柄にもよっても，感じることは違うでしょう。傷ついた気持ちや，クライシスのときに負った傷などから，変化した自分や環境があるかもしれません。普段よりも感性が敏感になっていたり，気持ちが焦ったり，あるいは自分に自信がなくなっていたりするのではないかと思います。

　ですので，この時期に考えておくこととして，本当にたくさんの項目が思い浮かびます。たとえば，コープランドセンターが作成した『WRAPファシリテーターマニュアル』においても，「考えておくとよいこと」としてあげられている項目には，「クライシスを脱したときはどのような感じか？」「この時期にサポートしてくれるのは誰か？」「自分のために毎日しなければならないこと」「避けたほうがよい事柄や人たち」「気分が悪くなりはじめていることを示すサイン」「気分が悪くなりはじめているときに使う，〈元気に役立つ道具〉」「〈日常生活管理プラン〉を使うことができるようになっていることを示すサイン」「クライシスプランで変更すること」「生活習慣や生活のゴールで変えたいこと」「お礼をしなければならない人」「謝らなければいけない人」など，25個以上あります。考えることがたくさんあるので，僕はこの項目をざっと振り返って，自分を立て直すことを行っています。また，他のプランにはない特徴として，「責任を取り戻すための予定表」があるのですが，これがあることで，「自分を見失わずに」この時期を前進できると思います（後述の体験談を参照）。

　いずれにしてもこのプランは，「クライシス」の後，再び自分で自分のコントロールを取り戻していくためのプランです。このときの自分が使いやすいのが，いちばんだと思っています。

第9章　クライシスを脱したときのプラン―Post Crisis Plan

　そんな〈クライシスを脱したときのプラン〉。メアリーエレンさんは，このように言っています。

Post Crisis Plan You may want to think about this part of the plan in advance and write some things to do post crisis. However, you may want to write most of it as you are beginning to recover from the crisiswhen you have a clearer picture of what you need to do for yourself to get well. If you have just been through a crisis, let your Post Crisis Plan guide you as you heal.

　（筆者訳：クライシスを脱したときのプラン……前もって，このパートを考えておきたいって思うかもしれません，クライシスを脱したときにすることを書いておきたいと思うかもしれません。しかしながら，このプランの多くはあなたが（実際の）クライシスからのリカバリーがはじまるときに書きたくなるかもしれないものです。（リカバリーがはじまるまさに）そのときに，あなたは，自分がよくなるために自分自身に何が必要なのかが明確に見えているでしょう。そして，クライシスを抜け出したそのときに，あなたの〈クライシスを脱したときのプラン〉を，あなたを癒していくためのガイドにするとよいでしょう）。

　〈クライシスを脱したときのプラン〉は，他のプランとは違い，前もってつくることが難しいプランかもしれません。前もってつくるというよりは，そのときになってつくることになるかもしれない……そんなプランだと思います。そして，使ってみた結果，現在の僕にとってこのプランは，「新しいところ」「次の地点」に行くための，もっとも大きな力をもったプランとなっています。僕が勝手に名づけられるならば，「Transforming Plan」，あるいは「a Plan to Transform」などと呼びたいプランです。このプランがあるから，「人生を，前に進めることができる」と僕は感じる。そんなプラン。とても，大事なこのプラン。

　さて，WRAP。6つのプランの6つ目のプラン……いよいよ最後のプランです。

　〈クライシスを脱したときのプラン〉。今月も，『WRAPをはじめる！』，はじまりです。

手探りのなかの希望

1) かつての大きな「クライシス」

　僕が，初めてこのプランと真剣に向きあったのは，体調を崩して，入院したときのこと。いまから，8年ぐらい前のことかと思います。
　（このあたり，記憶があいまいで……なんだか頭がぼんやりしています。思い出して，数えていけば正確な時期は思い出せると思いますが，思い出そうとすると靄がかかって頭がぼんやりしてきます。そして，いつも，あいまいになってしまいます）。この時期は，僕にとって何度目かのひどい時期でした。自分が信じられず，他人がいるということはわかるのですが……そのころは引きこもりから抜け出し，新しい友だちができて，「自分も新たな人生を進んでいこう」と思っていた時期。そのころは，「当事者活動」にも，「ピアサポート」にも，「WRAP」にもすでに出会っていましたし，僕は自分のWRAPももっていました。WRAPファシリテーターでもあった。しかし，そこに，またしてもやってきた「自分が信じられない」という感覚。「この先の未来も，これからの物語も，もうすべてがダメ……」，そんな想いに囚われて，そこから抜け出せなくなっていきました。
　そして，僕がとった行動は……首を吊ることでした。部屋の，敷きっぱなしの布団の上の電気についた紐，寝たままでも電気が消せるように長くして，布団のところまでもってきていたのですが，その紐で輪っかをつくり……そこに首を入れました。布団の上，上半身を起こして，足を前に投げ出して座り，少しずつ体を前に倒していく。徐々に，紐が首に食い込んで，輪は段々と小さく締まっていき……正気に戻っても，締まった輪はそのままで，僕は体をまた前に倒していく……。
　時間が結構経ったのだと思います。気がつくと，人の声がしました。「おはようございます」，そんな声だったと思います。あるいは，玄関を叩く音だったのかもしれません。そのころ，僕の家には家事援助のために週に2回ヘルパーさんが来てくれていたのですが，声の主はそのヘルパーさんでした。そして，ヘルパーさんに紐を切られたのか，ヘルパーさんが救急車を呼んで，駆けつけた救急隊の人が紐を切ったのか……僕

第9章 クライシスを脱したときのプラン―Post Crisis Plan

は未だにわからないでいますが……紐を切られてそのまま病院に運ばれ，入院となりました。首にはしばらく紐の跡が残っていて，それを鏡で見た記憶があります。お見舞いに来てくれた，当時通っていた施設の人にも，「跡がついているね」と言われたような気がします。命は助かりました。そしてしばらくは，頭もぼーっとしていました。ぼーっとした思考のまま，寝たり起きたり，ご飯を食べて，お風呂に入って，ゆっくりと精神科の病棟で時間を過ごしました。そして，2，3日経つと，僕は幾分冷静になっていきました。「自分が信じられない」という気持ちも消えて，「確かに僕はここにいる」と思えるようになり，何人かの人がお見舞いに来てくれて，「この僕でも，一緒にいてくれる人はいる。僕は僕として生きているんだ。生きていけばいいんだ」と思えるようになっていました。自分で自分のコントロールをもてない「クライシス」という時期を抜けて，「クライシスを脱したとき」に入っていました。

2）「クライシスを脱したとき」の実際

しかし，時間が経つと，また「この自分でもいいんだ。いいのかもしれない」という気持ちと，「やっぱりこの僕ではダメなんだ……」という気持ちが同時に起こるようになってきました。そして，僕にとって「困ったこと」は，「そろそろ退院の手続きを進めましょう」と言われたときにやってきました。

病院では，「この僕でも，一緒にいてくれる人はいる。僕は僕として生きているんだ。生きていけばいいんだ」と，揺れはありながらも思えていたのですが，ひとたび退院，病院の外に出るとなると……まるで自信がありません。

とても困りました。自分を取り戻し，冷静になっているからといって，僕の生活環境はまるで変っていないのですから。仕事もなければ，社会のなかにも役割はなく，これから社会復帰できる見通しもない。「障害者手帳」を取得する前の人間関係も，それまでの30年間のつながりも，もうなくなっている……。そして，未来に向かって，僕は……，僕自身は……，またどんどんどん壊れていく……。病院のなかでは，「時が止まっ

ている」感じがして，そのことで回復していったのですが，退院すれば「また，時間が流れはじめる」。そんなふうに感じていたのです。

　そして，退院の調整をしていくと，「現実的に困ったこと」が現れました。それは，「自傷他害の恐れのある人には，ヘルパーを付けられない」というもの。つまり，入院前よりも苦しい生活環境のなかに，戻らなければならない。そして，病院には，「次に入院する方が決まっているので，これ以上あなたを入院させておくことはできません」と言われ，僕は「約束が違うじゃないか，せめて次のヘルパーさんが決まって，入院前の環境が整うまではここで療養できるっていうことだったじゃないか」と言いました。しかし，そう言えば言うほど，支援者との関係性は悪くなっていきました。そして，退院の日は迫ってきて……。

3) プランをつくる

　怖かったです。また，あの場所に戻ることが。首を吊った場所に戻ることが……あの日，あの朝，担架に乗せられて出たそのままの部屋に戻ることが……とても怖かった。でも，そこに戻らなければならない……。そんなときにつくったのが，〈クライシスを脱したときのプラン〉でした(図3)。必死になってつくりました。僕は，どうなったときに「もう自分は大丈夫だと思えて」「そのときに何をやったらいいのだろう」「僕が入院をしている間に，僕がこれまでやっていたことを，僕の代わりにやってくれていたのは誰で，どんなふうにしてそれをまた戻していこう」，そして「家に帰ったら，僕はどんなことをしていこう……」，そんなことを考えながら，ひたすらプランをつくっていきました。

　もちろんこの時期は，とても疲れやすくなっていたので，休み休みつくっていきました。少しずつ，少しずつ，トンネルを掘っていく感じ。ちょっと先が見えたけれども，また固い岩にぶちあたって，また少しスコップを入れて，また掘って……そんなふうにくり返しながらプランをつくっていったような感じでした。

　そして，退院したときには，とにかく自分を見失わないように，そのプランにそって行動していくことにしていました。帰りたくなかった部屋。

第9章 クライシスを脱したときのプラン―Post Crisis Plan

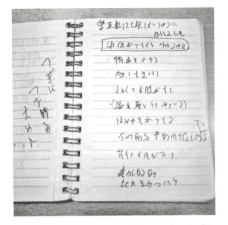

図3 退院が決まったときにつくった〈クライシスを脱したときのプラン〉：準備ができたとわかるのは

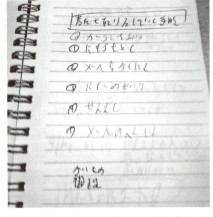

図4 〈クライシスを脱したときのプラン〉：責任を取り戻していく手順

部屋に入るとすぐに，プランを取り出しました（図4）。そのプランには，カーテンをあける，①荷物をとく，②メールを確認，③荷物の整理，④洗濯，⑤メールの返信，といったように，何をするのかを順番に，箇条書きにして書いておきました。そして，部屋を見て，いろいろ思い出しそうになったときには，プランを見てそちらに意識を向けるようにして……とにかく退院前につくったプランにそって，時間を過ごすようにしていきました。

　ゆっくりゆっくり，壊れてしまわないように……。冷静な自分がつくったプランを命綱のように，それをたぐって生活していきました。そして，しばらく時間が経ったころ，以前からかかわってくれていたワーカーさんが新しいヘルパー事業所を探してくれて，そこからまた生活の立て直しがはじまりました。

もし，このプランがなかったら……

　いま，そのころを振り返って，あらためて思い浮かんだのは，「もし，

〈クライシスを脱したときのプラン〉がなかったら，どうなっていただろう？」という問いです。この「クライシスを脱したとき」という時期がある，ということを知らなかったとしたならば……。

　まず，あの家に，あの部屋に，戻れなかっただろうと思います。そして，次に思ったのは，すべてを支援者に頼りたくなっただろう，ということ。もともと「自分には力がない……自分を信じられない……悪いことしか起きてこない……これからもっと，だんだんと悪くなるんだ」と思っていので，支援者がいなければどうにもならないと思い，すべてを頼りたくなっていっただろうと思うのです。そして，それが叶わなかったならば，また「自殺への誘惑」に駆られていったと思います。「何も変わらないんだ」という信念を，どんどん強めていったと思います。しかし，このプランがあったお陰で，「クライシスを脱する時期がある」ことを知っており（情報として知っているというレベルではありましたが），プランをつくって退院し，その後はそのプランに従って行動することで，「クライシスを脱したとき」を抜けました。そして，そのプランのお陰で僕は，少しだけ「"自分の見通しで"足元を少しずつ確認しながら進んでいける」体験をすることができました。

　いま思い返すと，少し誇らしい気持ちがそこにはあります。そのときは必死だったのでそんなことを感じてはいなかったのですが，いまの僕がそのころの自分を思い起こすと，少し誇らしい気持ちになります。なぜなら，1人で工夫して，自分で乗り越えた困難だと思うから。もちろん，支援者の方にも助けてもらっていましたが，「自分でやることを，自分で考えて遂行していく」，そのことで「前進した」。このときの体験が，もしかすると，僕にとっては自分自身の力で，「クライシス後」の道を創っていった最初の体験だったのかもしれないので。

クライシスを「学び」と「成長」の機会に転換していく魔法のような時期

1）分岐点としてのクライシス

　そうした経験をしているので，僕はこの時期を，「クライシス」を，「《失敗》や《挫折》の体験」にするのか，「《学び》や《成長》の機会」にしてい

くのか，その大切な分岐点であるととらえています。この〈クライシスを脱したときのプラン〉をつくり，実行していくことで，「クライシス」は「《失敗》や《挫折》の体験」ではなく，「《学び》や《成長》の機会」になっていくのだと思うのです。

そして，僕にとってはそれは，本当に「自分で自分をコントロールできない」という，人として苦しいときを越えたときに一瞬現れる「未来への可能性の扉」という感じがするのです。

ちょっと，想像してみてください。もしあなたが，1度失った自分のコントロールを，再び自分に取り戻したとき……そこで感じる，自分の「新しいものの観方」や「自分の力」。まわりを感じる「新鮮な感性」。そして，もしそのクライシスの時期に，誰かにサポートしてもらっていたとするならば，その人との関係性を。きっと，ありがたいという気持ちや，あるいは，ちょっと気恥ずしさを感じるかもしれません。

そして，このときに，いま，自分は「《学び》と《成長》の機会」のなかにいるととらえて，いまの自分の感じ方，ものの観方で「クライシス」を振り返り，自分のWRAPを書き換えていく……。「いい感じのときは○○○で」「こんな〈引き金〉や〈注意サイン〉が自分にはあって」「調子が悪くなってきているときの〈サイン〉は，そしてそのサインに対応する〈道具箱〉は……」，そして「クライシスのサインは○○○で……」。こうした作業は，僕に，より自分の真に迫った「WRAP」をつくることを可能にしてくれています。

また，この時期に，サポートしてくれた人に，一言でも「ありがとう，助かった」「本当によかったから，次またそれをお願い」，あるいは「今度は，○○○がいいな，託すからよろしくね」と言うのか，何も言わないでいるのか。それもまた，その人との関係性を次に進めるか，進めないかの大きな分岐点になると思います。サポートした側の立場で考えてみても，クライシスのときにサポートした人が，クライシスを脱したときに，一言「ありがとうね」と言ってくれるかどうかで，その人への印象も変わり，関係性も変わっていくと思うのです。

2) 未来に開く

　このように,「クライシスを脱したとき」という時期を認識して行動するかどうかが,「クライシス」という困難な経験を,「《失敗》や《挫折》の体験」にするのか,「《学び》や《成長》の機会」にするのか,実に大きな人生の岐路をつくると思うのです。僕は,身を切り,引き裂かれるような苦しい経験ならば,「転んでもタダでは起きない!」という気持ちで,その「クライシス」を「《学び》と《成長》の機会」にしていきたいと思うのです。

　「クライシスを脱したとき」があるということを教えてくれたWRAPに,僕はとても感謝していますし,この時期があるとわかって本当によかったです。それまでは,「クライシス前」までが自分のてっぺんだと思い,自分の人生にそれ以上はないから,せめてクライシス前の自分で生きられたらいいなと思っていました。「クライシス」とは,自分の限界を知る機会であると観て,その限界の内側にいようとしていたのです。しかし,そうではなかった。「クライシス」は"古い自分"ではうまくいかなくなったことを告げてくれるものであり,それを契機に過去の自分を見直して,いまの自分を未来の自分に開いていくように活用できるもの……クライシスは「〈学び〉と〈成長〉の機会」であり,そしてその後にプランをつくり,運用していくことで,過去の自分から抜け出して,「自分」を未来の可能性へと開いていくことができるようになっていくのだということがわかりました。そして,新しい世界がはじまっていきました。

　本当に,この「クライシスを脱したとき」があるということを,見つけてくれて,ありがとう……。

　あらためて,あるとないとでは,大違い。

　そんなこんなで,本当に「クライシスを脱したとき」は,「一瞬開く,可能性の扉」だと僕は思っています。あるとないのとでは大違い。

　以前の僕は,クライシスの後には,すぐに「日常生活管理プラン」がく

第9章　クライシスを脱したときのプラン─Post Crisis Plan

ると思っていました。でも，いまは，「クライシスを脱したとき」は「一瞬開く，可能性の扉」だと思っているので，ていねいに，扱いたいところ。

　先述の経験から少し経ち，この「時期」に，WRAPを使うことに未来を創る可能性を感じてからは，自分にとってのクライシスが通り過ぎた後には，（そのクライシスがどのようなものであったとしても）「クライシスを脱したときのプランだ！」と意識してきました。「自分ではどうにもならない」状態を，友人の力で乗り越えたとき，僕では気づかない観点で仲間が僕を違った世界に導いてくれたとき，インフルエンザになった僕を友人がサポートしてくれたとき。そうしたときに，「クライシスを脱したとき」を意識することで，僕はあらためて自分を知り，その自分を新しくしていくことができました。また，そこにかかわった人たちとの関係性も，次の段階へと進めることができたと思っています。「クライシス」を「学び」と「成長」の機会に転換していくこと。それはこの時期をきちんととらえ，WRAPをつくり，実行していくことで可能になったことでした。

　古い自分から，新しい自分へ。いまある関係性が，未来に活きる関係性へ。「クライシスを脱したとき」は，未来に開かれる，「クライシスの後に現れる可能性の扉」です。「自分を」「未来に」つなげることのできる魔法の時期……大事にしたいと思うのです。

　ちなみに，〈クライシスを脱したときのプラン〉は，当初5つのプランで構成されていた「WRAP」に，最後に加わったプランだと聞きます。当初，5つのプランだったWRAPが，ある方の「もう1つの時期がありそうだぞ」という発見から，加わったプランとのこと。そこには，クライシスを抜けた後に，すぐに「日常生活管理プラン」を使おうとしてもなかなかうまくいかなかった体験があったようです。

　このように，WRAPは，常にその使用の体験によって学ばれ，形を変えていくものだと思います。実際に使っているから言えること，見えることがあり，そのなかでつくられてきたWRAPの，まさにWRAPらしい進化の過程。その最後に付け加えられた〈クライシスを脱したときのプラン〉をもって，現在のWRAP，すべての項目の，僕の物語は終了です。約1

年半にわたっての，WRAPを使ってみての体験談，"増川ねてるの"リカバリーストーリー，今回ですべての項目が修了です。

　みなさん，長い間，本当にありがとう。次回は「WRAPを使う！」というテーマで，
　ついに最終回です。

　が，その前に……

　「あなたにとってのクライシス」を1つ思い起こしてみてください。

　そして，あなたが，「そのクライシスから学んだことは，なんだったでしょうか？」
　そのときに，まわりにしてもらってありがたかったことは，なんですか？

　……そのときに，もし，WRAPを知っていたならば，

　あなたは，どこへ向かっていったでしょうか？

〈引用・参考文献〉
1) メアリー・エレン・コープランド：メンタルヘルスのリカバリーと WRAP®（英語版ホームページ）．http://www.mentalhealthrecovery.com/

＊ used with permission of Advocates for Human Potential, Inc.

2016年7月号掲載
『WRAPを始める！』
クライシスを脱したときのプラン―移行期のプラン

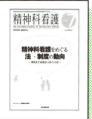

第9章　クライシスを脱したときのプラン―Post Crisis Plan

Dialogue 9
クライシスを脱したときのプラン
―Post Crisis Plan

増川ねてる×藤田茂治×松井洋子

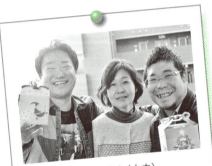

松井洋子さん（中央）。

増川　メリークリスマス！　今日は2016年の12月25日です。いよいよ6個目のWRAPのセクション,「クライシスを脱したときのプラン－移行期のプラン」です。そして,ここにようこちゃんが来てくれています。ありがとうございます。

藤田　ありがとうございます。

松井　こちらこそ,ありがとうございます。

増川　で,ようこちゃんと話してみたいなって思ったのは,僕がクライシスを脱するときに,かなりようこちゃんにサポートをしてもらっていた経験があったから。そ

の体験からね,話してみたいなって思ったのね。つまり,僕の自分ではどうにもできない事柄があったときに,サポートしてもらっただけではなく,それから不安定な時期（クライシスを脱したとき）のサポートもようこちゃんにしてもらって,それは2年,1年くらい前？　朝に電話して……。

松井　1年半くらい前かな。

増川　そういう経験があったりするから,話してみたいなって思ったんだけど,その前にコモンくんはどう？　ここのプランは？

藤田　あまり手をつけたことがない。

増川　と,いう状況で,ようこちゃんの場合はどう？

松井　まず,クライシスを脱するときって「新しい自分になっていく」という感覚があるのね。「自分だけの力では,どうしようもないな」とか,「いままでのやり方ではちょっと難しいな」って思ったときに,「クライシス」が訪れて,それを脱したときに,次のステージに行ける,そういう自己成長のプロセスを意識する時期なのかな。私の場合は,人とかかわりすぎて疲れちゃう時もあるので,人から少し離れて

自分を調整することを意識している。そうやって、ていねいに自分を労わっていく感じ。そのためには、日頃からのメンテナンスが大事だと思っています。

増川 なるほどね。そうなると、このクライシスを脱したときは？　つまり、このポストクライシスプランって、前もって用意することがとても難しいって言われているけど、ようこちゃんの場合はどう？

松井 前もって用意するのは難しいと思うけど、自分の人生を振り返ってみると、ポストクライシスプランに近いようなことをやっていたことに気づきます。たとえば、私はカトリック信者だから、何かあれば、教会に行ってお祈りをする。「祈る」ということは、神さまと対話すること。ありのままの自分でいられる、何でも話せる場所で、自分の感情を吐き出し、らくになれる。そういう「安全基地」がある。

安全基地を求めて

増川 ここでいったんWRAPを置いて、聞きたいことがあるんだ。僕には抱えている人生の課題があって、それについてようこちゃんから学びたいんだよね。なので、ちょっとこの時間を使って学ばせてもらいたいと思って。

どんな感じなんだろう？　クライシスを脱したときって。できればエピソードを聞かせてほしいな。

松井 さっき言った「自分だけの力では、どうしようもないな」ってことでいえば、両親の離婚。私が小さい頃から、父は母を虐げていて、母は何回も実家にSOSを出すけど、なかなか離婚に踏み切れなかった。私が中学3年生のとき、母に「好きなようにすればいい」と言ったの。そうしたら、祖父母が迎えに来て、母だけ連れて帰っちゃった。中学2年生だった弟と残されて、父が「新しいお母さん」を連れてきて、安心して生活することができなくなって、母に「ここでは暮らせないから、どうにかしてほしい」って言ったら、「実家にいらっしゃい」と言ってくれて、中学卒業した春休みに愛犬を連れて、3人で夜逃げをしたんですよ。

増川 ようこちゃんと中2の弟さんと、犬で……。

松井 父に気づかれないように大脱走。横浜から九州まで、寝台列車に乗ったんだけど、夜中、犬が鳴くのでしかたなくデッキで、すごしていた。いろんな家の灯りが目に飛び込んできて、「あの、おうちの人は幸せなんだろうな……」って、すごく心寂しかったのを覚えている。ふり返ると私は、幼少時期から、いい子でいないと両親に見捨てられそうで不安だった。がんばること、我慢することがあたりまえで、家庭は「安全基地」ではなかったから。母の実家に弟と一緒に身を寄せることになり、高校はいまから受け入れてもらえるところなら、どこでも構わない状況のなかで、カトリックの修道会が経営するミッションスクールに入学した。自分にとっては、行きたくもない学校だったから、入学式で校長のシスターに「あなたがたは、神さまに選ばれたんですよ」との言葉にとても驚いた……。神さまに愛されて、ここにいる、ただ、それだけでいいと言われている。「本

当にいいの？」って思った。そのあと，弟は新しい中学校に適応できず，母は弟を連れて横浜に戻っちゃった。「本当は私も連れて行って」って言いたかったけど，言えなかった。孤独だった私を受け入れてくれたのは，もう，ここしかなかったから，シスターには3年間，本当にお世話になりました。

増川 そこからの転換ってどんなものだったの。

松井 転換はね，ものすごく時間かかった……。当時は父も母も許せなかったしね。「なんで，自分ばっかり，苦労するんだろう」って，シスターには，つらい思いをいっぱい吐き出しながら，いつか神さまの子どもになりたいと願うようになった。拠り所がないと，不安で生きていけないような，弱さも感じていたから。それで高校卒業と同時に洗礼を受けたんです。母は大反対して「勝手にしなさい」って言って，洗礼式にも来なかったけど，3年後に回心して，自分も洗礼を受けたんですけどね（笑）。

リカバリーに向けて

松井 その後，弟が28歳のとき交通事故で亡くなり，母の喪失感は並大抵のことではなかった。うつ状態を引きずって，アルツハイマー病を発症したのね。私はそんな母との葛藤から，無理をしてでも期待に応えられないと，見捨てられてしまいそうな不安が高まって，ストレスから心身のバランスを崩していた時期がありました。当時は教会につながりながら，カウンセリングにも通っていました。カウンセラーの先生に，母のことを相談すると，まずは，自分自身に「♪ありがとう♪」と「♪感謝♪」を伝えることを教えてくださったんです。最初は，そんなことを自分に伝えたこともないと思って，半信半疑だったけど，自分に「♪ありがとう♪」をくり返していくと「がんばらなければ……」と張りつめていた気持ちがほぐれ，なんだか「ほっ」とした。涙がこぼれて，身体のなかから，溜め込んでいた感情が一気に流れ出ていくような感覚だった。「母がわかってくれない」と思っていたことは，自分の期待であり，相手を変えようとせず，自分が変わればよいということに気づいて，「らく」になりましたね……。私がWRAPで呼ばれたい名前を「ようこちゃん」にしているのは，母から呼んでもらいたかったから。母はいつも私のことを「お姉ちゃん」と呼んでいたので，ずっと寂しかったんだと思います。「ようこちゃん」と呼んでもらえると，自分自身のことを本当に大切にしてもらっているという感覚になれる。母との関係では叶わなかったけれど，いまはそういう場があることが嬉しいと思う。そういえば，私，ずっと母の手をつなぐことができなかったの。

母はそのときの感情で，私に接する人だったので，小さいころから，無意識で母の顔色をうかがっている感じだった。機嫌の悪い母に会うときはね，緊張して，手足が冷たくなっちゃって，胸がぎゅーって，締めつけられる感じ。そんな母に対して距離を置いている時期がありました。本当はこうしてほしかったという自分の気持ち

を置き去りにして，母と向き合うことをずっと避けていたんだと思う。「ありがとう」の一言がなかなか，言えなかった……。病気が進行して，母が私のことをだんだん認識できなくなって，ようやく，ただ，なにもしない自分でも，母のそばにいられるようになった。「ようこちゃんが本当に優しくなったから，お母さんが安心したんだね」と，カウンセラーの先生に言われて，やっと，心から母に「ありがとう」って言えた。母との関係は，いまが一番，幸せと思っている。言葉ではなく，手を握りあって，温もりだけで，お互いを感じあえる母子にやっとなれたから。

増川 ……話してくれてありがとう。コモンくん，あまり手をつけたことがないって言ってたけど……。コモンくんにも困難があって，そこから抜け出るときの不安定な時期ってあったと思うの。

藤田 あったね。

増川 その不安定な時期をコモンくんはどうやってリカバリーしてきたのかな。そういう話が聞きたい。

と，その前にさ，僕がこの時期を名づけるとしたら，「トランスフォーメーション」っていう言葉を使いたい。イメージとしては，蝶が孵化するとき。青虫が蛹をつくるじゃん。あのなかで，1回細胞はどろどろになるらしいの。で，完璧に形が変わる。蛹のなかに入った蝶は，ある意味，クライシスって呼んでもいいのかもしれない……。

（と，ここで増川さんの実家の父親からの電話）

増川 ああ，ごめん，おまたせ……。いまのは父親が餅を送ってくれるっていう電話でした……。うちの実家は代々続く菓子店（増川和菓子店）っていう菓子屋だからさ，クリスマスの時期はさ，クリスマスケーキ焼いたりというのが，父の仕事になっているんだよね。父親がクリスマスケーキを焼いているのが子どもの頃の記憶でね。クリスマスケーキもさ，スポンジをいっぱいオーブンの中で焼いて，それを今度はデコレーションして，23日から24日にかけてがいちばん忙しい時期でさ。子どもの頃のクリスマスの記憶は父親と母親がケーキ作りをやっていて僕は「プレゼント買って」とか，せがんでいるというもの。すごい忙しいのにね。

……僕には家というのが，かなりの価値としてあるんだよね。家だからさ，人じゃないんだよね。実はさっきのようこちゃんの話に出てきたお母さんやおばあちゃんの気持ちも，実は僕はわかるんだよね。たとえば，出戻りは全然悪くないっていう価値観がある一方で，それが悪いっていう価値観も間違いなくあるっていう感じが僕のなかにはある。僕だったらさ，やっぱり実家を出て，東京に行くっていうのはかなり罪を犯している感じがあったの。中島みゆきの「ファイト」みたいな感じね。そして，思春期のころはさ，女の子を好きになるっていうこともさ，僕にとっては，罪だったんだよね。男女っていうのは，家と家だからさ，個人的な感情で誰かを好きになるというのはさ，僕にとっては「罪の感覚」だったの。

だから，僕が薬物中毒になって，離婚

第9章　クライシスを脱したときのプラン—Post Crisis Plan

となったときはさ，大事に育ててもらったにもかかわらず，自分で自分の人生をだめにして，自分で増川家をダメにした，大事に育ててもらったのに自分でダメにしたって思っていた。家に戻れない，のうのうと生きてられないってすごくなったよ。

離婚して生活保護になるときって，自分の三親等の財産を調べられるんだよね。親の財産なんて調べないでよって思ったしさ，でね，それで生活保護がおりました。でも，「親がいる家に帰れ」っていう行政指導が入り始めるんだよね。あるとき，歯医者行こうと思ったときに，「親に出てきてもらってこの書類にサインしてもらえないと，医療券出せませんよ」って言われ，親がしょうがないからって（東京に）出てきて，役所に行ったら，「これにサインしてくれ」って言われたと言うんだよね。「私が身元引受人になります」っていう文章だったんだよね，その文書は。「これサインしちゃったら実家に戻らなきゃならなくなる」とわかって。その頃，厚労省から，生活保護に関して実家から対象者の親が呼び出されて，身元引受人のサインをさせられて，親元に帰される事例が多発しているという文章が回っていたんだよね。もう怒りが湧くし，傷つくわでさ……。あれ，何が言いたいかわからなくなってきたけど……，とにかく暴れる僕に会いに来た父親に「帰れ！」って返したり，悪いメールをいっぱい出すようになったり，とにかくもう無理だって思った。そして，生活保護になると，「親が米を送ってきても，それが収入になる」からさ。申請しないといけなくなるの。ほんと，キツくなる。行政

にはさ，「あなたのご両親には，仕送りの力もないということを言われましたよね」って言われるわけでさ。これは，本当にキツい。最近どこかで話したら，「そんな厳しいの？」って言われたことがあったけれども，僕の場合はそうだった。収入申告の紙，表がお金で，裏が送ってもらったものを書くってやつだったからね。だから，生活保護抜けてからだよ。もう一度，実家のお菓子とか，お餅とか，受け取ることができるようになったの。でも，ほんと，その頃の傷ってまだまだあって。どうしても，取り返しのつかないことって，あるし。時間も流れたからさ，その間を埋めることは叶わないし。最近はまた少しずつ自分を戻ってきている感じがしていて……，なんなんだろうね。本当に「ありがとうございます」っていう感じはあるんだけれどもね。でも，戻らないものもおっきくて。そんなこともあって，さっきの父親からの電話も，1人だったらとれなかった。でも，今日はみんなに支えられているからね。電話とれたよ。ほんと，ありがとね。

松井　よかったね。クリスマスのプレゼントだよね。

増川　ありがとー（笑）。

藤田　よかったね。ほんと，よかったね。

増川　ありがとね。

松井　クライシスを脱すると，相手との関係性が変わるんだよね。

増川　うん，変わる変わる。たぶんそこが大事。それで，次にまた日常生活管理プランを作るわけじゃん。トランスフォーメーションのたとえだと，青虫の日常生

活管理プランがさ，蝶の日常生活管理プランになるじゃない？　その変化があることで青虫だった自分にも感謝できるしさ，いろんなモノに感謝ができるようになるんだよね。トランスフォーメーションがないと，過去に戻っちゃうというか，そんな気がする。

だってさ，昔は父親から餅が送られてきても，なんか嫌だったよね。昔はね，「ありがとう」というよりは，「1人暮らしじゃそんなに餅はたべないよ」って感覚があってね。最中も店の自信作みたいなところがあって，ことあるごとに送られてきたけど，「また最中か」って言ってた時期があるんだよね。でもいまはこれが実家で作っている，自慢の「父の最中」ですよって，いろんなところに配れるようになった。最近では，注文が入ったり，実家に買いにいってくれる人もいる！！

松井　すごいトランスフォーメンション！

藤田　……。

増川　したんだよね，トランスフォーメンション。で，それがいまでは自分の（新しい）日常生活管理プランになっている。だからいま，感謝ができる。

松井　人生の長いプロセスの中で，あのとき，お父さんの餅の意味はわからなかったけど，いまは「わかる自分」に変わっている。その感覚が大事かなって。

増川　たぶん父も僕にどうやって接していいかわからなかったんじゃないかな。当時はお互いに精一杯だったし。

松井　その時には精一杯で，本当の意味は後から気づくんだろうね。

増川　そうだね。意味あいが変わった，というのはその通りの気がする。いまだから見える。それがこのポストクライシスプランの時期が「ある」っていうことを知らなかったら，たぶんその意味はわからないままで同じことをくり返すよね。

松井　そう，そうだね。また，同じ失敗がやってきたりする。

藤田　……。

増川　ね，この時期を実にしていかないとさ，次の次元に入らないよね。

松井　WRAPがおもしろいのは，クライシス終わった後，螺旋状に次元が上がっていく感じがあるでしょ。私は「自分で自分に『♪ありがとう♪』を言う」っていう道具箱をもっているけど，やっぱりこの「ポストクライシスの時期」は自分で自分に「♪ありがとう♪」を言って，自分を労って，「よし！　これでいいんだ」と確認しないと，次に行けない。ずっと，自分で自分を大事にすることが苦手だったという自覚もあるし，だからこそ，「ていねいに，自分を大事にしてあげていいんだ」って思っている。

藤田　……。

増川　ん？　コモン君。

藤田　……僕，ついていけていない。

松井　あら（笑）。

増川　え！　その感覚，すごくいいと思う。

藤田　いいの？

増川　聴きたいな。

第9章 クライシスを脱したときのプラン—Post Crisis Plan

言ってよ，コモン君

藤田 ようこちゃんやねてるさんのエピソードを聞きながら思っていたのは，僕ね，結局，常にクライシスを脱していない状態にある……ような気がするんだよね。

増川 え！ どういうこと？

藤田 ねてるさんの言うトランスフォーメーションは済ませて蝶になっているんだけど，青虫の気分で地面歩いている感じ。いや，トランスフォーメーションしてないのか……。

増川 脱した感ってわからない？

藤田 わからない。

増川 僕はわかるんだよね。注意サインに対する道具箱があったし（p.94），引き金に対する道具箱もある。同じように，クライシスを脱したときのサインがあって，そこにはやっぱり道具がある。具体的には「自分がクライシスを脱したのはこういう状態です」っていうのをちゃんとセットしておく。

松井 私もそれに近いんだけど，「自然と自分の世話ができるようになる感覚」っていうのをセットしているのね。なぜかといえば，義務で家事をやるんじゃなくて，内発的に洗濯して外に干すとかっていう気持ちが動く感覚を，自分を取り戻せるかどうかのバロメーターにしているのね。

増川 僕も「さわやかな気持ちになる」「朝起きられる」「鏡を見られる」なんかが指標があるね。

松井 自分の感じだから，人からはわかりづらいかもしれない。でも自分にとっては「今日の洗濯はもう全然違う！」って思う。いっぱい干しちゃうみたいなね（笑）。そんなことが起きているときは，そうとう新しい自分になっていますね。それってやっぱり「いい感じの自分」なんだと思う。あるがままでいられるから。

増川 詰まりがスポッてとれる感じ。クライシスのときは詰まっている。詰まっているから，自分で自分をコントロールできないんだよね。だから他者の力が必要になる。

藤田 まだわからないな……。

増川 へぇー（なぜか楽しそうに）。

松井 何かコモンくんが「わからない」って，言ってるのは，新鮮な感じ。

藤田 たぶんね，僕，クライシスプランを誰にも渡してないからだと思うだよね。

松井 家族にも？ あ，でも私もはっきりとは渡してないかもしれないけど……。あっくん（息子）には伝わっているとは思うんですよね（笑）。あ，いま母親は労っている時間だなと思って，さりげなく見守ってくれているから。

増川 コモン君さ，病み上がりの時期っていう経験はあるでしょ？

藤田 熱が下がって，動けるようになって，食べられるようになる……。

増川 それじゃない？ 単純に。

藤田 身体的反応だからね，わかるけど……。精神的，人生的な反応は，わかりにくいな。つまりさ，ようこちゃんが言ってくれたような「シスターのような存在」が自分に染み込んでいったという感覚がないよね。近しいものは経験をしているけども……。

増川 体のことはわかるけど，メンタル

ヘルスになると途端にわからなくなるっていうことかな？

藤田　どうだろう，絶対的な安全基地っていうのを見つけられなかったんだよね。隔絶されたところから社会に戻ったという経験もあるけど，そこでも独りだったという感覚がすごくあるのね。感覚的にね，ずっと独りだったという感覚。

松井　ずっと独りなのか……。

増川　WRAPでいえばさ，安全基地が道具の人もいれば，僕みたいに安全基地よりも「次の1歩」が大事だったりする人もいるし，コモンくんも安全基地にこだわる必要は……。

藤田　でも安全基地は求めているのよ，ずっと。でも，体感というか，染み入った感じがないんだよね。

増川　あー，そうなの！　すると求めているものが手に入らない感じだもんね。僕はそんな安全基地への願望はないからね。それがね，安全基地を探すことはまったくしてない。「それは完璧にある」ってところから始まっているから。

松井　大事にされて育てられたんだよね，ねてるさん。6代目だもん。それってとっても幸せなこと。安全基地が「ある」ってことから始まっているから。お父さんとの関係は必ず戻ると思う。それはどうしてかっていうと，「ある」ってことがわかっているから。

増川　だからその「ある」が崩れかけたときはしんどかったけどね。しかも，それを社会が奪っていく感じだからね。親の財産を見るなんてね（泣）。そして，「うちには息子を支える力はありません」を言ってもらわないといけない。そして，僕は何もできず，それを，役所の人と親との電話の会話をみていないといけなかったの……。しかも，その電話は，僕がかけているのね。僕が電話かけて，役所の人に代わって……。

さて，コモン君のわからなさに戻ると……。

藤田　戻るの！？

増川　戻るでしょ（笑）

藤田　でもさ，こうやって話をしていると，自分の，個人的な「くり返し感」の要因とも関連するような気がしてくるんだよね。ポストクライシスの実感がないから，ずっとくり返す。サポートを受けた感覚もないし。

増川　サポートを受けた感覚がない！？　それはまわりが寂しいぞ！　少なくとも，僕は，寂しいよ……。

藤田　あ，いまは……あ，いや……。

松井　責めてるわけじゃなくて，正直でいいよ。うん，大丈夫。

藤田　……。

増川　とはいえ，全部のプランをもっている人が偉いわけでもない。それは自由だしさ……。

藤田　でもさ，ずっと聞いていてそのプラン，僕もほしいなって思った（笑）。

増川・松井　（笑）。

増川　ほしいとしたら，このプランは「ある」んだから，やるだけだけどね。作って，使う……。使えそうな道具って，コモンくん，どうなの？

藤田　ないの。

増川　……

第9章　クライシスを脱したときのプラン—Post Crisis Plan

松井　たとえば，自分を労ったりとか……。

藤田　自分を労うのはとても苦手。自分を労うのは申し訳なく感じてしまう。

松井　罪悪感？

藤田　罪悪。労わろうって思ってにんにく注射を打ったら，すごい罪悪感を感じるの。申し訳ないっていう感じ（笑）。本当は，それはサポートと捉えるべきなんだと思う。集中クラスの参加者の旦那さんがクリニックをやっていて，で，僕があまりにもしんどそうだからって連絡をしてくれて，旦那さんが午前中の診療が終わったら往診してくれて。事務局に元気がなくて心配させてしまったことが申し訳なくて。

松井　サポートが機能していると思うんだけど。

増川　たとえばさ，僕の観点からで言うと，コモンくんが「しんどいからできない，休む」って言ってくれたらさ，僕は嬉しく思うよ。権利擁護しくれたんだなって。こっちのことも，信頼してくれているって，さ。

藤田　「休む」っていうのは言えないな，自分には。

増川　「自分には」っていうよりは，「僕は」というか，「僕が」というか，僕に言ってほしいな，って思ったよ。コモンくんが無理することでさ，僕は，なんか……これは，友人としてね，僕は傷つくよ。そんな僕がいるということをちょっと知っていてほしい。

　　　もっと……言ってよ……（笑）。

編集部　何だか新たな局面ですね（笑）。

藤田　ちょっとこの回，キツかったな（笑）。

増川　今日のゲストはコモンくんです（笑）。

藤田　違うよ，ようこちゃんだよ。

松井　（笑）。私は「ポストクライシスプラン」があってよかったと思っている（笑）。これがあるから，いま，私は「らく」に生きられるし，感謝もしている。そういうわけで，私はコモン君に「あったほうがいいよ」って言える。

藤田　ありがとう。

増川　じゃあ，最後にコモン君に聞きたいんだけど，6つのプランの中に，このポストクライシスのプランがなかったら，どんな世界になると思う？

藤田　難しいな，いままさにないんだから。でも……，やっぱり，同じことをくり返すようになると思うな。現にくり返しているし。

増川　くり返している感じなんだね。

藤田　ステージが変わってない感じもする。

増川　あのさ，今日，2人の話を聞かせてもらったおかげで，特にコモン君の「このプランがわからない」っていう話のおかげで，もしかしたら，このプランは全員に必要じゃないのかもしれないって思うようになったよ。僕は6つのプランをあたりまえのように「ある」って思っているけど，それが「ない」って思っている人がいて。それはさ，悪いわけでも，WRAPを使えてないわけでもないんだよね，きっと。僕なんか，このセッションの途中で父親から電話がかかってきて，そして，それがまさに

僕にとっては冒頭に「抱えている人生の課題」というヤツでさ，それで熱が入っちゃったけど，その熱く語っている時間は，コモン君にとってすごいキツかったんじゃないかな……と思ったし。その認識は，僕らには必要だって思った。どうしても，「これはいい！」って思っていると，それよくわからないって人を，置いてきぼりってことはないんだろうけれども，そんな感じにさせちゃうことってあるはずで。意図してなくても，悪気はなくても……現実として。

松井 私も今回，コモン君から教えてもらってよかった。

藤田 キツかった。キツいけど，ここのプランはあったほうがいいよ。それは正直に思う。

松井 今回のセッションはとてもリアルな感じだったね。

増川 だったね。

藤田 今回のセッションで，自分のWRAPの弱点みたいなのが見えた気がしたよ。WRAPは作ってるし日常でも使ってる。そしてそれがとてもいいものだってのもわかるから，こうやって精神科の看護師さんにも知ってほしいなと思って本も出してる。でも，自分自身に対しては何だかイマイチな感じがあったんだ。WRAPは紙に書いてるし，持ち歩いてもいる。でも，今回のようこちゃんのエピソードとか，ねてるさんのエピソードを聞いていて，僕には確かにそんなエピソードがあるのに，まだまだ開ききっていなかったというか距離を取り続けてたというか。そんな感じがあるのがよくわかったよ。

今回のセッションは僕にとってはある意味トランスフォーメーションをするセッションだったのかも（笑）。

ようこちゃん，ねてるさん，素敵なクリスマスプレゼントをありがとう！

Dialogue9 クライシスを脱したときのプラン―Post Crisis Plan　了

column 6
WRAPと私

私が
WRAPから教わったこと

坂本明子（久留米大学文学部社会福祉学科）

WRAPとの出会い

　WRAPのことを知ったのは2005年，アメリカに10日ほどリカバリーの研修を受けに行ったときでした。プライベートも仕事においても「何とかしたい」という思いがあったように思います。

　当時のアメリカでは，すでにリカバリー志向のプログラムが技法として確立されていたこと，しかも疾病管理ではなくウエルネスに焦点があたっていたことに感銘を受けました。

　しかし，もっとも驚いたことは，精神疾患の経験をもつ人たちが自分の経験からリカバリーのツールを作っているということです。それがWRAPでした。「自分の元気は自分で作る！」ということにとても惹かれました。

　そして，「WRAPを日本でやりたい！」という情熱だけで，2005年からWRAPの翻訳の手伝いを含め，普及のための準備をし，2007年，日本初のWRAPファシリテーター養成研修を行うことができました。精神保健福祉士であった私は，いわゆる当事者ではないという遠慮もあり，サポーターとしてかかわりました。ですが，その研修で，参加者1人1人がありのままに尊重しあって，活き活きとしていく姿を見て，「私もみんなのようになりたい」「仲間になりたい」と思いました。

　支援者である私がファシリテーターになってもよいのかと，研修の講師であったファシリテーターに尋ねたところ，WRAPに病気の経験や職業や立場は関係ない，自分がWRAPはいいと思ったらやったらいいと教えてくださったのです。経験や役割などという固定観念に囚われていた自分に気がつきました。いまでも，これが

WRAPの神髄だと思っています。そして，ありのままの自分でいること，自分を活かすことが大切なのだと感じて，とても自由になっていく気がしました。

　同時に，自分を労わることに意識が向かい始めました。役割遂行や目的達成には熱心であったけれど，そうやってなんとかがんばっている自分自身をていねいにケアしていなかった事実にはじめて気がついたのです。そうして，わくわくする気持ちだけで，2007年5月に研修を受け，念願のWRAPファシリテーターになりました。

私にとってのWRAPの魅力

　これまで長くWRAPをやってきましたが，いまでもWRAPクラスでお互いの経験を分かちあうことで，自分を知ることがあります。怯えていたことも悲しかったことも，人のせいにしていた嫌なことも意識化されますが，安心と居心地のよさが保障されている場では，柔らかく受け止めることができています。また，1人1人が自分の専門家であるので，相手のことに責任を負わないでよいことを学び，多様性を歓迎できるようにもなりました。多様性が尊重される場は豊かで可能性が広がることも，WRAPから教わったことです。そうして，よりいい感じの自分を取り戻すことができたように思います。ですが，多忙で閉鎖的な状況に身を置きすぎると，許容範囲が狭くなり攻撃性が増し，いい感じの自分でなくなります。やはり定期的にWRAPクラスの場にいることや，日常で自分のWRAPプランを使って心と体を整えることが欠かせず，いくつになってもWRAPとともに生きていきたいと思っています。

WRAPファシリテーターであること

　さて，話は変わりますが，2014年，WRAPファシリテーターとしてWRAPの著作権をもつコープランドセンターは，WRAPのフィデリティを提案しています。WRAPが本人の選択なしに治療として強制されること，治療関係のもとで，治療介入や治療プランとして用いられる問題を解決するためです。フィデリティには，WRAPクラスなどは本人が自主的に参加するものであること，WRAPファシリテーターは1，2年に1回はリフレッシャー研修を受けること，ファシリテーターは価値と倫理をもって行うことなどがあげられています。そのうちの2つを原文のままご紹介したいと思います。私の訳よりも，それぞれで訳していただき，自分の経験の言葉でじっくりと味わっていただきたいからです。

Individuals are trained to use WRAP® through a peer group process
　Individuals should learn how to use WRAP® as a wellness and recovery

tool in a peer-based support group that is co-facilitated by welltrained peers. WRAP® is not simply another kind of treatment plan. The power of WRAP® is relational and rooted in human connectedness. The knowledge and skills essential to practicing WRAP® are best learned through the experience of participation in a well-facilitated peer group. Every participant in a WRAP® Group is a teacher as well as a student. Recovery knowledge and skills are gained through peer sharing and support. The evidence-based practice of WRAP® is predicated on teaching individuals through peer-group methodology, not through a one-on-one therapeutic intervention.

WRAP® groups are facilitated by peers

  WRAP® groups should always be led by two trained facilitators who can illustrate application of WRAP® from experiential knowledge,not as advice or as a program that applies to others but not to the facilitator. The Merriam-Webster dictionary defines "a peer as a person who is of equal standing with another. " In the case of WRAP® facilitation, a peer is defined as a person who has used WRAP® to manage and overcome life challenges.　The peer relationship is essential to upholding the ethic of equality and mutual learning and to the value of avoiding medical and clinical language.　It is not appropriate for WRAP® groups to be facilitated from the perspective of a professional who cannot or will not relate to the participants as equal beneficiaries of the subject matter and application of WRAP®.
  (The Way WRAP® Works　STRENGTHENING　CORE VALUES & PRACTICES.Copeland Center for Wellness & Recovery©, 2014)

最後に
　私にとってWRAPはいただいた大きな贈り物です。自分や自分の大切なものを大切にすること，出会うこと，人とつながることで可能性の扉がどれだけ開かれたことでしょう。
　私にもそうであったように，WRAPが温かい贈り物として，多くの必要な人に届くことを願っています。

第10章
WRAPを使う

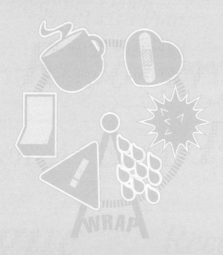

第10章 WRAPを使う

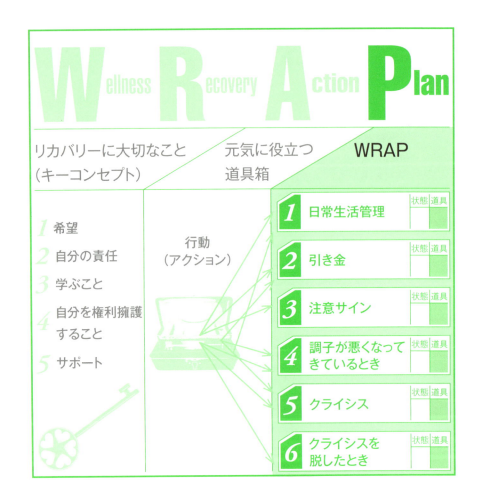

WRAPを使う
「私のWRAP」のある暮らし

WRAPは、自分でデザインする"リカバリーのための仕組み"です。「自分の人生を生きていきたい」と望み、努力を積んできた人たちが開発しました。最初は精神的な困難を経験する人たちの間で広まっていきましたが、現在では障害の有無にかかわらずいろいろな人が使っています。WRAPは、人生のさまざまな場面で使えます。WRAPがあると、自分のもっている〈元気に役立つ道具〉が自在に使えるようになっていきます。自分をうまく扱えるとしたならば……「あなたは自分の人生に何を望みますか？」「あなたは、どんなふうに生きたいですか……生きますか？」

【Ⅰ】いま，僕は……

1）いまのいま（6月20日，月曜日，16時34分）

　いまのいま，まさにいま。僕は，いま，電車に乗って，いつものようにおっきなスーツケースと，肩かけのビジネスバッグ，そして僕のWRAPや〈道具箱〉が詰め込まれているオレンジのリュックをどっさりと電車に乗っけて，一息ついてパソコンを開いたところ。時刻は，16時34分になりました。

　今回が，リカバリーストーリーの最終章。大阪に入る前に，この奈良で，起きていること，起こったことを，しっかりと，この空気のなかで，リアルなうちに書き記したくて。急いでパソコンを開きました。
　さっきまで頭の中で反芻していた文章を，忘れてしまわないように，それをつくったこの空気のなかで記そうと，電車の中で打ち込もうと思います。

2）6月20日……**数時間前**

　僕は，泣き出しそうでした。
　人が行き交う往来で。泣きじゃくりたくなっていたのです。
　ああ，僕は，かつてもここにいたんだな。迷って，迷って，迷いながらも出口がなくて，それでも前に進みたかったあのころ……。
　20代の後半……やみくもに，でもとにかく前に進みたくて。数年前から入り込んでいた袋小路が，何をやっても出口が見つからないで。生きていくことがとても難しく，手探りで。それでもなんとか出口，入り口を探していた。
　……あのときも，確かに僕は，ここにいた。

　涙が浮かんでくるそのなかで，僕はかつての自分に出会っていました。かつての自分と，その僕を支えていた人に。

「あれからいろいろあったよ。あの後，家に帰ってからした《決断》は，途中まではよかったけれども，僕はいつの間にかコントロールを失って，そして僕をどん底にまで落としていったけど，その後に通うことになった福祉施設で「WRAP」というものに出会ってさ，リカバリーの仕組みがあるって僕は知ることになってね。いまは，《自分で自分を扱うことが少しはできる》ようになっていて，いま僕は，『これが自分の人生だ！』って言える人生に戻ってきたよ。手元には《自分のトリセツ》が確かにあってね，いまはがむしゃらになるのではなくて，いくぶん落ち着いて，自分の人生を創れているよ。自分の扱いがわかったからね」

とても不思議な時間のなかに，気づくと僕は入っていました。思いっきり，「じゃみたい」。子どものころ，自分の殻が破れて，自分の世界が外に出て，現実にある《ホントのこと》に遭遇したときのよう……，もうすべてを手放して，手放して，手放して……思いっきり泣き叫びたいと思っていました。

興福寺，宝物殿へ向かう途中の往来に，僕はいました。奈良，興福寺。かつて僕が"おっきな決断"をするその直前にいた場所です。それは，20代の僕の生活がたどり着いたところの象徴。僕のリカバリーの旅の，はじまりと，そしていま現在の到着点。仲間も，住んでいる。ここで，最終章をはじめます。

20代だった僕は，10数年の年月を経て，42歳になっていました。

【Ⅱ】WRAPを使う……生活のなかで……

1）WRAPとは？

WRAPは「概念」ではなく，「論理」でもなく，「日常」です。WRAPは，自分でつくって，使ってこその「自分の取り扱い説明書」。WRAPは，日常生活で使ってなんぼの仕組みです。多くの人の努力のもとに開発された，

自分でつくって，自分で使う，リカバリーのためのシステムです。
メアリーエレン・コープランドさんは，言います。

WRAP is for anyone, any time. It will support you in being the way you want to be and doing the things you want to do.

"When the group developed WRAP, I was so impressed that I went home and wrote one for myself. As I began to live WRAP, my life changed dramatically. Over time I felt better and better and better. WRAP is a way of life for mea great life."[1]（Mary Ellen Copeland）

（筆者訳：WRAPは，誰にも開かれています。いつでも使うことができます。WRAPは，あなたがそうありたいと望むような道で，あなたをサポートしてくれます。また，あなたがそうしたいと望むような事柄で，あなたを支えてくれるでしょう。

私たちのグループがWRAPを開発したとき，私は，家に帰って，自分のためにWRAPを書いていることに，とても感動していました。WRAPとともに生活していくと，私の人生は，ドラマチックに変化しました。年月を過ごしていくと，私はだんだんとよくなっていきました。どんどんよくなっていくと感じました。WRAPは，私にとっては生き方です。大いなる人生の歩み方です）

今回は，「WRAPのある暮らし」というテーマで，WRAPに出会う前と後のことを並べてみて，WRAPによって僕に起きたこと，そして現在どんなふうにWRAPを使っているのかを，みなさんにお伝えしたいと思います。

まずは，いまの暮らしのお話から。では，どうぞ。

2）WRAPのある暮らし：2016年6月20日

今回奈良県に来たのは，旅行ではなく仕事でした。日本精神科看護協会奈良県支部に支部研修会の講師として呼んでいただき，6月18日，19日の2日間，研修を仲間たちと行い，今日は研修明けの月曜日。お昼までゆっくりとホテルで過ごして，その後は飛行機までの時間を自由に過ごしていたのです。かつて行った興福寺を訪ね，それから奈良町（こちら

は初めてでした）に1人で行ってきました。興福寺は，かつて訪れたときとは「宝物殿」がまったく違っていました。聞いてみると「数年前に新しくした」そうで，まるで違う空間でした。また，僕は最近ご朱印帖を始めたので行ってみると，なんと期間限定のものがあったのでほしいと思ったのですが，すでに売り切れ。次回入荷はしばらく先とのことでしたので，今回は諦めて次回来たときにまだあったら……ということにしました（でも，どうしてもほしいと思ったら，奈良に住む友人にお願いして買ってもらうのもいいかな，そんなことも考えました……）。でも，今日，何かをお納めしたくて瓦に願いを書いてきました。そして，係りの方と「ねてるさんですか？変わった名前ですね……」「いや，あの……」なんて会話をしました。「いや，私，WRAPというのをやっていましてね」という話をしました。

それから奈良町に向かって，本当はこの奈良町で，この原稿を書きたかったのですが，道が，町がとっても素敵で，ふらりと入った手ぬぐい屋さんがまたよくて。気がついたら……時間がまずい。手ぬぐい屋さんでのお会計の際，「すみません，駅へはどう行ったらいいですか？」と，歩いて行く道と，タクシー乗り場の両方を聞き，急いでお店を出ました。

しかし，どう考えても歩いていたら電車に間に合わない！ということで，近鉄奈良駅に向かいました。近鉄奈良駅に行くと，ここは，かつて僕が来ていて……そして……とても懐かしくて，胸が締めつけられる感じになりました。

忘れていた景色と，感覚が，突然やってきて。

でも，時間がない。すぐにタクシーに乗り，ホテルに寄って急いで荷物を受け取り，駅に向かって，改札を潜り，ホームに上がって，目的の電車に乗りました。

3) そのときの「WRAP」

さて，このときですが，僕はやっぱりWRAPを使っていました。この連載のおしまいの日に，リアルなWRAPを記しておこうと思います。僕は意識を「図1：キーコンセプト」のように流して，実際の〈元気に役立つ道具箱〉を，「図2：WRAP」のように使っていました。

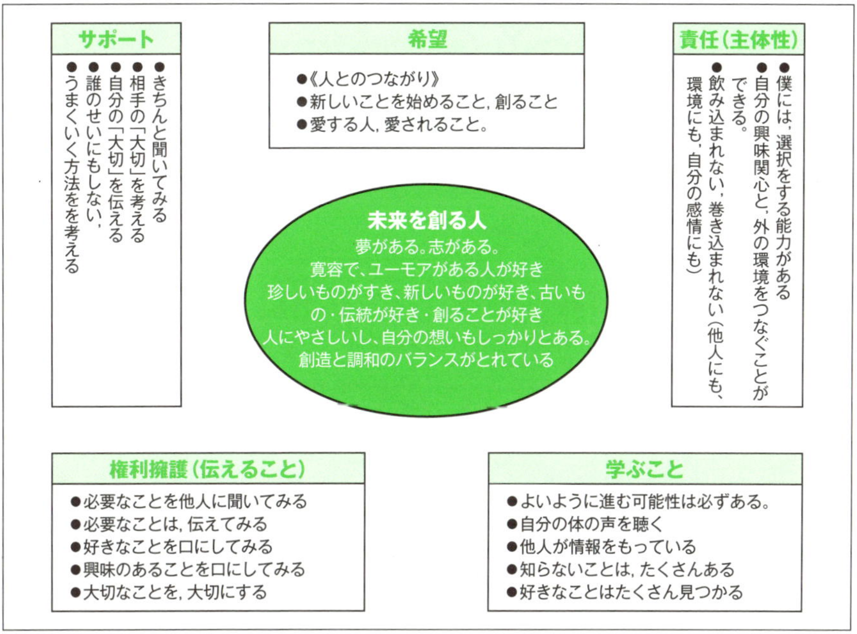

Recovery Story 10 ●リカバリーストーリー

サポート
- きちんと聞いてみる
- 相手の「大切」を考える
- 自分の「大切」を伝える
- 誰のせいにもしない
- うまくいく方法をを考える

希望
- 《人とのつながり》
- 新しいことを始めること,創ること
- 愛する人,愛されること。

責任(主体性)
- 僕には,選択をする能力がある
- 自分の興味関心と,外の環境をつなぐことができる。
- 飲み込まれない,巻き込まれない(他人にも,環境にも,自分の感情にも)

未来を創る人
夢がある。志がある。
寛容で,ユーモアがある人が好き
珍しいものがすき,新しいものが好き,古いもの・伝統が好き・創ることが好き
人にやさしいし,自分の想いもしっかりとある。
創造と調和のバランスがとれている

権利擁護(伝えること)
- 必要なことを他人に聞いてみる
- 必要なことは,伝えてみる
- 好きなことを口にしてみる
- 興味のあることを口にしてみる
- 大切なことを,大切にする

学ぶこと
- よいように進む可能性は必ずある。
- 自分の体の声を聴く
- 他人が情報をもっている
- 知らないことは,たくさんある
- 好きなことはたくさん見つかる

図1　キーコンセプト

【Ⅲ】WRAPの「前」:〜2006年

1) 決断の前

　場所は同じ,奈良,興福寺。いまから約15年前,27歳ごろのこと。僕は旅行で来ていました。たしか,2月とか,3月だったと思います。何年かぶりの自由な時間。何年かぶりの旅行でした。いちばんの目当ては「阿修羅像」。しかし,僕の心をとらえたのは「十大弟子立像」でした。「これは,すごい!人ってすごいねー」と興奮したことを覚えています。そして,その前を何度も行き来したと思います。とても活き活きしていて,その躍動感に顔がほころんでいました。

　そのころ僕は,それまでしていたパン屋さんの仕事を辞めて,「日本語教師」になろうと,新しい道を歩こうとしていました。そして,仕事を辞めて,専門学校に通うその前に,京都・奈良に来たのでした。当時僕は

第10章　WRAPを使う

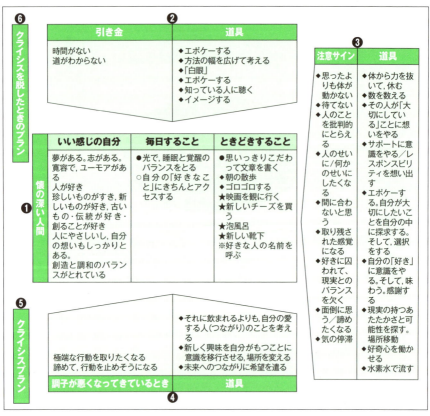

図2　WRAP

　結婚をしていて，そのときの妻と2人で来ていました。当時「詩人になりたい」と言っていた僕の，憧れの地は京都であり，京都に行くのなら奈良にもと，足を延ばしたのです。思えば彼女との最後の旅がここでした。

　僕は，19歳のころ精神病と診断されました。そして薬物療法がはじまりました。しかし，24, 25歳のころ，全然よくならないので，「こんな治療はもう意味がないから」と病院に行くことを止めました。それからいろいろな仕事をしてきたのですが，うまくいかなくって……。それで，もう1度病院に行くと，また薬を処方されて……僕は仕事を辞める決断をした

のです。当時の仕事はパン職人。仕事はとても過酷で，お店が休みでもお客さんから注文があれば工場は休みません（作り立てでないとパンは硬くなりますから）。パン職人なので工場に入るのは朝の5時。そして，1週間休みがないということが普通になっていて……。しかも僕は見習いで，給料も月に13万円ほど，15万円はなかったと記憶しています。もちろん，社会保険にも入っていませんでした。もともと手先が不器用なのに加えて，病気もあったので，パン職人はそもそも向いていなかった……でも，生活していくには，それしかそのころは道がなく。

そして，仕事を辞めるころには，もうその仕事が嫌で嫌で仕方がなくて，でも「食べるために」と思って，やっていました。大学は中退していたので，やってみたいと思った仕事も面接で「学歴がね」とすぐに落とされて。一生を賭けていこうとしていた，詩。しかし，文学では食べられなくて……。もうダメだと思い，仕事を辞めました。稼ぎがなくなることは怖かったけれども精神がもう限界で。まわりにも相談しました。そして……「次は，得意なことを活かして生きていこう。できるかどうかはわからないけれども，日本語教師になってみよう。しばらく，収入はなくなるけれども，次の道に進んでいこう。」

休みなく働いていた後のしばしの休み。

詩人になりたかった僕が憧れていた京都，そして奈良への旅。それは当時の妻が貯めていた貯金によって実現したものでした。それからの1年，僕にはほとんど収入がなくなるにもかかわらず，日本語教師になるべく専門学校に入る僕に，彼女が送ってくれたプレゼント。次の道へ進むための，扉でした

2) 決断の後

そして，京都・奈良の旅を終えて関東に，市川に帰ると，僕は再び精神科に通うようになりました。検査をしたらやはり治療が必要とのこと。薬は以前にも使っていたものでした。でも副作用が強かったので，僕はできるだけ使いたくないものでした。効いているときはよいのですが，切れたときが地獄だったので，抵抗しました。そして，日本語教師養成学

校に行くようになると……やはり症状が出てきて，僕は，授業どころではありませんでした。学費も，生活費も妻に出してもらうというのに，通った学校では授業が授業にならない……。悩んだ末に，薬を飲む決断をしました。

　薬を飲むようになると，僕の生活は変わりました。授業が頭に入ってくるのです。学校に通いはじめて2か月くらい経っての模擬試験では，全国何位というよい成績をとることができました。それまで，できなかったことができるようになる。そして，合格率が低いとされる『日本語教育能力検定試験』にも，その年の内に，一発で受かることができました。僕は，「自分の人生を取り戻した！」と思いました。そして「これが，発病前の僕の脳みそだ！」と言っていました。それまで，症状によってできなくなっていたことが，できるということは喜びでした。

　しかし，僕は幼かったのです。自分の扱い方を知りませんでした。学んでいませんでした。一緒に暮らす妻からは，「あなたは誰？」と言われるようになっていました。そのたびに「これが本当の僕だよ」と答えていました。でも，いまから思えば，僕は僕を扱えていませんでした。薬に引っ張られていたのです。それから，いろいろとあって，「もっと，脳を回復させよう，もっと薬を，もっと薬を……」と求めた結果，薬物中毒になっていきました。脳内物質を操作することで，脳機能が回復し，そうすれば僕は自分を取り戻せると思っていたのです。僕の主治医は，「もうそれ以上は，体に負担がかかりすぎる」と言いました。でも僕は，「今度は，この薬を試してみたい。お願いします。僕は大丈夫。もっと強い薬をお願いします」と言っていました。「どうしたら自分を取り戻せるのか」「自分の人生に戻ってこられるのか」とがむしゃらでした。

　もう1度，発病前の脳機能がほしいんだ，そのためならなんでもやりたい，と思っていました。このころはもう，「自分をコントロールするには『薬物』しかない」と，僕は考えるようになっていたのです。やがて，「もう医療では限界です。これからは，福祉を使って生活していくことをお勧めします」と医師に言われ，訳がわからなくなりました。「もう，あなたは薬物中毒になっています。薬を減らしていきましょう」。僕はもう，自

分には戻れない，と思いました（あれから10数年が経ち，僕はこのときの医師の判断をとてもよかったと思い，感謝しています。医療の適切な判断をもらったと思うから）。そして，薬を抜いていくことにしました。

そのころ，離婚して，生活保護を受けるようになっていました。「もう，自分で自分の人生を，生活を創っていくのは無理なのだ」と，降参した気分でした。

【Ⅳ】WRAPの「後」：2006年〜

その後，2006年の秋にWRAPに出会いました。

2005年，31歳のころ，僕は地元にできた福祉施設『クラブハウスForUs』というところに通うようになり，そこで同じような境遇の人と出会い，友だちになり，「誰だって，友だちができるんだ！」と言いながら，当事者活動をはじめるようになっていました。同じような境遇にある人の声が，僕に希望を運んでいました。そこに，アメリカから，WRAPファシリテーターのジーニー・ホワイトクラフトさんがやってきて……。リカバリーしている人からそのコツを聞き，そして前書(p.12)に書いたようなことがはじまっていきます。

その2006年からの10年間を一言で言うとしたら，それはもう，〈元気に役立つ道具箱〉探しと，「自分の〈道具箱〉の取り扱い方を学ぶ」10年間，だったと思います。それは，「自分探し」とは，少し違った……いえ，まったく違うものでした。自分を探求していくのではなくて，「自分の扱い方を学ぶ旅」だったというか，「自分の性能を知っていく時間」だったというか。自分探しをしていたころは，また具合が悪くなっていました。探すのではなく，あるものを使っていく感じ，確かにある「自分」を使っていくという感覚です。自分は，確かにあった……でも，僕が自分を見なくなっていたのだといまでは思います。自分を見ないで何を見ていたのかというと，「標準化された人間」，あるいは「理想化された人間」と言いますか。そして，「合理的に考えて，これだとうまくいくと考えられている方法」を身につけようとしたり，あるいは「誰もまだ知らない僕だけのオリ

ジナルの方法」を探したりしていました。そして，その結果，僕は実際にここにある「僕自身」から離れていったのだと思います。

　その「現実の僕」から離れてしまった自分を，この10年を使って，僕は僕に戻していった。あるときは，これがうまくいく。このときにはこの方法，このときにはこの方法というふうにやって，自分の「実際の体験」から自分自身を学んでいった。それが，この10年間だったと思います。そして，その10年を使って，僕は「自分の取り扱い説明書」をつくってきました。それが，僕のリカバリーの物語です。
　WRAPをつくり，使うことは，僕を"現実の"，"実際の"僕に戻してくれました。
　自分を知って，その自分を使って生きていく。自分の人生を生きていく。いろいろなことがあっても，"自分らしさ"をリカバリーしていける。僕にとってWRAPとは，「らしさ回復行動プラン」です。

【V】私の仕事：2016年6月現在

　現在の僕は，東京でグループホームの仕事にピアサポーターとしてかかわっており，またWRAPファシリテーターとして医療機関や福祉施設でWRAPクラスのファシリテーションをしています。そして週末には，WRAPクラスや講演の依頼を受けてのワークショップ。それがいまの，「私の仕事」。
　2016年，6月18日，19日。この日僕は，日精看奈良県支部の支部研修会で「WRAP集中クラス」のファシリテーターをしていました。参加者は，32名。奈良県在住のWRAPファシリテーターは，ともちゃん，ちはさん，こせっち，はーちゃん，あきらさんの5名（それぞれ，普段している仕事も，過ごしてきた環境も違っている人たちです！）。そして，事務局が3名。そこに，僕を入れると合計41名の人がかかわって，2日間の研修を行いました。
　今回のクラスで印象に残っているのは，たとえばこんな会話です。

◆

　「WRAPって，私の感覚ですけれども，なんか，問題が解決するというのとは違う感じがしたんです……」「なるほど。そうですね。WRAPで起きることって，問題解決とは違いますよね。問題は，解決しないかもしれませんし（笑）」「ですよね。でも，なんか，いい感じではあるんですよね。今回，体験してみて思ったのですが」「はい」「では，なんなのでしょうね。WRAPを使っていって，起きること，これって一体なんなのでしょうか？」

　「リカバリーです。リカバリーが起きるのだと思います」「あ！そうですね！！そうですね（笑）。リカバリーですね。わかりました」

◆

　「私，注意サインがたくさん出てくる。"イライラする"し，"誰かのことを悪く思う"ことがあるし，"いろいろなことが面倒くさいって思う"こともある。なんだか，嫌だな，こんな自分。他の人よりたくさんある……」「そうなんですね。でも，そんなに悪いことだとは思いませんよ。注意サインって，『自分では気づくのが難しいかもしれない』と言われていて。それをこんなにたくさん見つけられるって，いいことだと思うんです」「？」「だって，気づいたら，〈道具箱〉が使えるじゃないですか。そして，WRAPはそもそもが《道具箱を使うための仕組み》ですから，そのためにサインを設定するわけで。そして，サインがたくさんわかっているということは，より《道具箱が使える！》ということで。そして，人は，〈道具箱〉を使えているときに"いい感じ"なのだとすれば……○○さんは，〈道具箱〉を使うことの達人になれるわけで。注意サインにこれだけ気づけるってすごいですよ」「そんなものですかね」「はい。そう思います。そうしたら，この△△△のときに，対応する〈道具箱〉を使ったらどうなるのですか？」「落ち着きますね」「そうなんですよね。〈道具箱〉を使うと，"いい

感じ"に戻れるというのがポイントで。だから，注意サインは，あくまでもサインなのだと思うんです。《いま，この道具箱が必要だよ》ということを教えてくれているサイン……」「はい？」「僕は子どものころ，イライラしやすい人間だったんです。だから，イライラすると『これこそが僕の本性だ』と思っていました。そして，僕は，本当の僕は穏やかでも寛容でもない，嫌な奴だと思っていました。でも，WRAP，そして〈注意サイン〉というものに出会ってみたら，『イライラする』は，僕の本性でもなんでもなく，〈注意サイン〉だってわかったんです。

　だって，『イライラする』は対応する〈道具箱〉で消えるのですから。そして，"いい感じ"の僕が出てくるんです。なので，イライラするは，僕の本性ではなく，《いまこの道具箱を使いなよ》って僕に教えてくれる〈注意サイン〉なんだって思ったんです。

　そして，僕の本性……本当の僕は《道具箱を使っているとき》に出てくる『寛容で，視野が広くて，それでいて自分をしっかりともっている人間。夢と志があって，人にやさしい人』なんだって思ったんです」「〈道具箱〉を使っているときが，本来の自分。〈注意サイン〉は《そろそろこの道具箱を使いなよ》ということを教えてくれているサイン……」「はい。そうだと，僕は思っています」「なるほど。だったら，私はそんなに嫌な奴でなくて……〈道具箱〉を使うことに関して，もしかしたら敏感な人なのかもしれませんね」「はい，そう思います。"いい感じのとき"の◯◯さんは，どんな感じなんですか？」「はい。□□□□です。」「では，〈注意サイン〉のときに，その〈道具箱〉を使うと……？」「あ！たしかに，□□□□になりますね。」「（笑）」「ありがとうございます。〈注意サイン〉は，私の本性ではなくて，〈道具箱〉を使うタイミングを教えてくれるサイン。そこに敏感になれる私は，むしろ，WRAPに向いている（笑）」

◆

　「クライシスプラン，いいですね！いま，家庭で起きていることが解決するかもって思いました。帰ったら家族にクライシスプランを渡そうと思

います！本当に，いいことを知りました！帰ったら早速やってみます！！」

◆

　いま，僕は，こんな環境に身を置いて，生活をしています。そして，そんな……お互いの経験から学びあっていける……自分の経験も，まわりの人の経験もリソースとして活用していけるこの環境は，とても生きやすく，お互いがお互いのためになっていく関係性は，本当にありがたいものだと思っています。本当に，みなさんに感謝です。そして，このことをいろんな方と共有していくことが，いまの，「私の仕事」です。

【VI】 だんだんわかった

　「僕にもそれが……あったんだ」
　この10年，WRAPを使ってみた僕の感想です。WRAPに最初に取り組み始めたとき……何人かの仲間と「WRAPやってみよー」と言ってはじめたばかりのとき，「まずは，〈元気に役立つ道具箱〉！」と思ってはじめたときの僕の感想が，「僕にはそれがない」だったことから考えると，大きな変化です。
　僕はあまりにも極端で，がむしゃらで，いろいろなことがうまくいかなくなって，いつの間にか「僕は，僕が僕であるからダメなんだ。他の人にならなきゃいけない。もっといい方法，もっと効果的な方法を……それを見つけて身につけていかないと，僕は生きていけない」。そんなふうに思うようになっていました。20代も後半になり，昔の友だちが社会的にもうまくやっていることを耳にすると，「みんなはうまくやっている。でも，僕は，僕だからダメだった。僕は，誰かにならなきゃ，何かにならなきゃ……」と必死になっていました。そして，自分が自分でなくなるための方法を，自分の外に，探していました。外には，きっといい方法があるはずだって。
　しかし，外に求めたから，自分以外のところにそれを求めたものだか

第10章　WRAPを使う

ら，うまくいってもしっくりこないし，失敗しても何が起きているのかがわからない。そこから学ぶということもうまくできずに，時間を過ごしていました。

　その結果，僕は，自分と自分の人生とが「ズレた」人間になっていました。

　そして……WRAPに出会って，僕は，そのズレを元に戻すことができました。

　「自分のWRAPがある」ということは，自分で自分自身のコントロールをもって，"いい感じの私"としてその瞬間を生きていくことだと思います。そして，いろいろなことが……自分の内でも外でも起きてくるこの人生を，「自分が自分でしかありえない」のならば，自分のもっているものを使って生きていく。そのことを，つまり自分の人生を，「自分を使って」生きていくということを，僕はWRAPを使うことで学んだのです。自分の〈希望〉にアクセスして，自分の〈元気に役立つ道具箱〉を使い，人生を創っていけるということ……。

　180度の視座の転換が起きました。「僕は僕でしかありえない」のならば，その僕を治すのではなく，「その僕を，僕自身が，取り扱える」ようになること。自分を違うものにしていくのではなく，自分を使いながら自分を成熟させていくということ。「自分で自分を扱えるようになる」ということ，学ぶこと。それが，自分をリカバリーさせる道だったというわけでした。

　そして，自分の人生を生きられるということ，創造できるということは，人として幸福なことでした。そしてそれは，僕が心底望んでいたことでもありました。

　だんだんわかっていきました。

　《「自分」を扱うことができるのは，その当人である「僕」》でした。

さらに，「自分自身を扱う」ことを学んでいくと，自分のなかの「心地よさ」がわかるようになってきました。そして，これは誰か他人が調合することで可能になるようなものでなく，自分で創り出していかない限り手に入らないということがわかってきました。

　「僕は僕だからダメなんだ」ではなくて，「僕が僕だから，自分で自分を扱えるようになる可能性がある」。そこにアクセスするのがWRAPという仕組み。僕の場合，WRAPはそこのところによく効いてくれました。

　WRAPは，あなたが自分自身の健康と元気について主導権をにぎることができるように力を与えてくれます（メアリーエレン・コープランド）[1]。

【Ⅶ】おしまいに

「他人を扱うことはできないけれども，自分なら自分で扱える」
「他人でないから，自分自身だから希望をもてる」

　WRAPを学び，実際に使っていくなかで，僕が「わかった！」と思ったことです。このことが僕の世界を大きく変えました。この生きるための知恵を，WRAPという形で示してくれたメアリーエレン・コープランドさんをはじめ，WRAPをつくりつづけてきた先輩たちにとても深く感謝しています。WRAPができるまでたくさんの試行錯誤をしてきた人生の先輩たち，直接WRAPにかかわらずとも，「自分の人生を自分で扱う」ことに関して努力を積んできた方たちに，感謝します。その努力の上に，いまの僕の生活があると思うから。

　そしていま，あらためて，「自分ではダメだと思っていた僕」に「あなたはあなたでいいんだよ。それで生きていけるから」と言ってくれた人たちに感謝です。ほんと，あなたたちが，希望でした。自分をうまく扱えなくなっていた僕に，あなたたちが希望を灯してくれました。

　「それでも，生きていけばなんとかなるから。何があっても，生きいてほしい」。そう言ってくれた人の声が聞こえます。だんだんよくなるはず

第10章 WRAPを使う

だから。

　いま，願うことは，1人1人がその人らしくあれたらいいな，ということ。安心して，自分らしく，あれたらいいなと思います。強制ではなく，怯えからでなく，誰もが自分らしくいられること。そのことを尊重していける僕でありたいし，社会全体がそうなったらいいなと思います。

　いまから10年前の2006年の秋に，WRAPファシリテーターであるジーニーさんがやって来て，日本で初めて「"WRAPファシリテーターによる"WRAPに関する講演会」が開催されて以来，日本でもWRAPを使う人が増えてきています。それは，「自分のトリセツ」を自分でつくって，自分の人生を生きている人が増えてきているということだと思います。お互いの人生の経験から学んだことを共有し，知恵を交換している人たちが増えているということです。これは，本当にすごいことだと，思っています。そして，日本人だけで（アメリカからファシリテーターを呼ばずとも）「WRAPファシリテーター養成研修」を開催できるようになったいま，WRAPファシリテーターが増えることでWRAPクラスが増えていき，「WRAPユーザー」は爆発的に増えてきています。

　当初は，精神の当事者たちの間でその活用がはじまりましたが，現在では病気／障がいのあるなしにかかわらず多くの人によって活用されています。医療の分野だけでなくビジネスパーソンの間でも使われるようになってきています。強い精神的な不調を経験した人たちが，「それでも自分をリカバリーさせることができるはず」と取り組んできたことの成果。それが，いまを生きる「自分をきちんと扱って，自分の人生を生きたい」と願っているすべての人に貢献している。素晴らしいことだと思います。

　（WRAPは）長い間，困難な感情や行動に対処し，元気に生活を楽しむための努力を積んできた人たちのグループによって開発されました[2]。
　多くの人の願いと，努力に，その実体験，実生活のなかから生み出された，自分の人生を生きるための仕組み。WRAPに出会えたこと，この人

生のなかで出会うことができたことを，僕はとても幸福に思います。感謝とともに，幸せです。自分の人生が戻ってきたから。

　友だちができ，ずっと一緒にいたいと思う大切な人がまたできました。自分だけのものではない，大切な時間が増えました。生活保護を抜け，自分の仕事で生計を立てられるようにもなりました。社会に居場所があり，仕事があり，経済活動ができるということは，うれしいです。

　そして……，僕は再び，「おやすみ」「おはよう」を大切な人と取り交わす……そんな日々を過ごしています。たとえ遠く離れていても，「ただいま」「おかえり」「今日はこんなことがあってねぇ」と，お互いを思いやり，時には心を痛め，時にはともに喜びあう。「今度は何をしようか」って話をすることは，僕たちに強い希望を走らせます。

　元気でいるために，そして気分がすぐれないときに元気になるために，また自分で責任をもって生活の主導権を握り，みずから望むような人生を送るために，あなた自身でデザインするプランがWRAPです1)。

　自分でつくる自分のトリセツ。それは本当にシンプルで，簡単なこと。
　自分の経験を，感じ方や行動を，好きなことを，自分のやり方を，学んだ知恵を，リカバリーのキーコンセプトに意識を向けて，自分の言葉で記述する。そしてWRAPができあがる。自然とできていく感じがします。他の誰かのことでなく，自分自身のこと。自分自身のことを，自分の言葉で，方法で記していく。

　難しいことではなくて，誰にでもできることなのです。

　自分でつくる自分のトリセツ。

　さて，みなさんも……

　WRAPをはじめてみませんか？

増川ねてる

2016年7月3日21時40分，羽田空港，旅行者のなかで。RHAPSODY NAKEDを聴きながら。

〈引用・参考文献〉
1) メアリー・エレン・コープランド：メンタルヘルスのリカバリーとWRAP® （英語版ホームページ）. http://www.mentalhealthrecovery.com/
2) メアリー・エレン・コープランド：WRAPファシリテーターマニュアル. 2002.

＊ used with permission of Advocates for Human Potential, Inc.

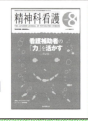

2016年8月号掲載
『WRAPを始める！』
WRAPを使う―私の「WRAP」のある暮らし

Dialogue 10
番外編
—Extra Edition

増川ねてる×藤田茂治×霜田 薫

自分自身をコントロールしたいという感覚

増川 はい,ついにきましたね。

藤田 ついにきましたよ。

増川 この3人でのダイアローグはこれまでなかったからね。じゃあ皆さんご紹介します。この本の編集担当者の霜田さんです。

霜田 はい,霜田です。どうぞよろしくお願いします。

藤田 霜田さんがWRAPを知ったのはいつ?

霜田 以前から名前は知っていましたが,本格的に調べたりするようになったのは,雑誌『精神科看護』で坂本明子先生に記事を書いていただいたのが最初かな。

そのぐらいの認識で名前は知っていたんだけど。2014年の日本精神科看護協会の大会が広島であって,そこではじめて「実物」を見た。これがWRAPなんだって。厳密にはWRAPのセミナーだったのだけど。

藤田 そのときからいままでで,WRAPへの認識って変わった?

霜田 うーん,どうだろう……。そもそもですね,前回や今回,みなさんのお話を間近で聞いていて思っていたことがあった。

藤田 うん。

霜田 WRAPはねてるさんの言葉で言えば,「自分自身を取り扱うための取り扱い説明書(トリセツ)」って言っていますよね?

増川 うん,僕はそう捉えている。ここが最後のダイアログなので,もう一度,僕がWRAPをどう考えているか話しておいていいかな。

藤田・霜田 どうぞどうぞ。

増川 WRAPは「自分自身を取り扱うためのトリセツ」というのは僕が最初で,ここで主張したかったことは,「自分」というものは解決すべき問題や課題,あるいは「困ったもの」じゃないんだということ。自分の経験に重ねていえば,医師や看護師,福祉職などが解決をめざすようなものでは「私はありません」ということ。そうではなくて,私は私の人生を,人は人の人生を自分自身で扱う方法があるんだ,とい

うことを提言したくて，そう言い切った自分がいる。僕は自分自身を生きるために，まわりの人にお伺いたてたりして生きるのは嫌だったから。

霜田　それはよくわかります。自分自身のことを振り返ってみると，「果たして自分は自分自身を取り扱いたいと考えているのか」という疑問が先に出てくるわけです。

藤田　ほう。

霜田　そんなこと言ったら元の子もない気がするけど。

増川　いいんじゃない？　聞いてみたいな。

霜田　言い方はすごく難しいんだけど，自分自身をコントロールしたいという感覚——自分を大切にしたい感覚といってもいいけど，そんな感覚をこれまであまりもったことがないのね。どちらかといえば，摩耗して，擦り切れていく感じで生きていこうという志向が強い。

藤田　その感じはわかるよ。尾崎豊的なね。かなり自己破壊的な。刹那的生き方。

霜田　そうかも。尾崎豊はあまり聴かなかったけども（笑）。そんなわけで，まだ自分にはWRAPは必要ないかなっていう思いがある。うーん，せっかくのダイアログなんだけど，それが実際のところなんだよね。

増川　まあいいと思うんだそれでも。さっき尾崎豊の話題が出たけど，僕の場合は中原中也（詩人：1907年—1937年）なんだよね。僕はある時期まですべてを表現しきって，役割が終わったから，いまの人生が燃え尽きてもいいと思っていたんだよ。そこは霜田さんとコモン君と共通だなって思っていて。でも，次に起きたことは，自分の生活のコントロールができない，という世界に入ってしまった。たとえば自分の月の収入も完全に福祉事務所のコントロールに入ったし，自分の使うサービスも行政のコントロール下に入った。僕はそこからリカバリーしたいと思ったんだよ。実はいまだってまた誰かの，何かの手にコントロールが渡ってしまうという不安もある。だからこそいま，WRAPがあってよかったと思うんだよね。WRAPは自分自身のトリセツだと僕が言うのは，僕自身のそんな経験が反映されているから。

霜田　そうなんですね。自分の場合，幸か不幸か（もちろん幸福なことなんでしょうけど）「自分の決定が誰かにコントロールされるという経験」がないから，のんきな感じでいられるのかな。

増川　のんきっていうか，それはそれで霜田さんのスタイルだ，という話でしょうね。

霜田　それに「WRAPをやっている人たちって楽しそうだな，でも自分はやらないかな」っていう感覚は，WRAPについてある程度知っていて，でも自分はやらないという人に，ある程度共通のものなんじゃなかろうかって思う。そんな言葉ないけど，「つながり感」があると僕なんか思う。

増川　共通言語をもっているから，知り合いやすくて，会話しやすくはなっているかな。

藤田　仲よくはなりやすいよね。相手がWRAPファシリテーターと聞いた瞬間に「おお！」ってなって，壁がなくなる。

増川　でもさ，思ったけど，逆に危ういよね。「実はそんなに知らないでしょ，お互い」って感じもあるけどね（笑）。

霜田　もし仮初にでも，何か共通のものをもっていることもいいじゃないかって思う。それには憧れのようなものがあるなあ。

どうして「いい感じ」でいたいのか
―人生終わった（?）

増川　このダイアログである意味で恒例となっている「もしWRAPが存在しないとしたら」という問いを考えていたんだけど，霜田さん，いまのところWRAPを使う予定はないわけね。

霜田　そしたら，使いますWRAP，今日から。

藤田　無理しなくていいよ（笑）。

増川　（笑）。そもそもWRAPは作ってもいいし，作らなくてもいい。あたりまえのことだけど。それに作ったけど，使わなくなってもその人の自由。それにWRAPをやっている人が集まらなくてもいい。自分が参加したWRAPクラスがとてもよかったとして，その後で，そのクラスやコミュニティなりに出続けなくてはならないことなんてない。自分のこととして考えてみても，影響を受けた研修はあるけど，その研修にはその後に参加しなかったりするし，そのコミュニティには積極的にかかわらなかったりする。WRAPを始めたらどこかのコミュニティに参加しなければいけないというふうに捉えられてしまうと，個人的には違うなと思うので，これは言っておきたいと思いました。

さて，これまでのダイアログではWRAPが「ある」ことを前提としているけど，今回は「ない」というところから話をしてみましょう。

僕なんかすっかりWRAPを使った生活が自然になっていて，キーコンセプトを通じて世界を見るようになっているので，自分自身と環境が調和している感覚がある。たとえば，今回のストーリー（p.260）のコピーを興福寺（奈良県）に行って渡してきたの。話に出てくる人にね。そうしたら，「コピーとらしてよ」って言ってくれて，僕のサインをするということがあったので。あれを書いたときには手に入れられなかった御朱印帳も買うことができた。そこには僕にとっての希望だったりパーソナル・レスポンシビリティがあって，御朱印帳も買うという行動を起こすことに役立っていたんだよね。

WRAPを使う以前の僕だったら，「こんなときに忌野清志郎だったらどうするか」「中原中也だったら……」「（自分の）おじいさんだったら……」と考えていたけど，いまはWRAPを鏡のようにして「自分はどう思っているか」と考えている。こうしたことはWRAPに限らずあるはずで，霜田さんの場合，どうしているのか知りたいな。

霜田　なんでしょうね。まがりなりにもこれまで生きてこれたので，何かを使っていたという感覚はあるんだけど，何だろうな？　あえて考えたことないかな。

増川　どんなふうに霜田さんが，人生を充実させているか……。

霜田　「人生の充実」ということをあんまり，意識していないんだと思います僕。もっと言えばWRAPでいうところの「いい感じの自分」にしても，「いい感じ」じゃなくても別にいいんじゃないか，「いい感じ」である必要あるのかなという思いもある。これはさっき言ったような，「自分自身をコントロールする」という感覚があまりないのと同じ感覚かな。全然，ねてるさんの問いへの答えになっていないと思うんだけど。

増川　これはWRAPを使っている人への霜田さんからの問いだね。どうしていい感じでいたいのか，自分をコントロールしたいのか。

僕の経験から言おうか。僕がいい感じでいたいのは，恨みとか憎しみの世界が……疲れたし，手放したいって感じがあった。20代の頃には詩を書いていて，憎しみ絶望の世界に浸っていた。何回も言ったり書いたりしているけど，そっちのほうが自分の本質だって思い込んでいたしね。でも社会に生きていけなくなったときに1つの限界がきた。そこで「自分はどんなふうにして生きていきたいのか」と考えてみたら，やっぱり「いい感じ」でいたいと思った。つまり自分自身とも調和し，まわりとも調和している自分。そういう，「いい感じ」でいたいと思ったんだよね。

藤田　その話を受けてだけど，僕は小さい頃から怒りと憎しみのマグマを抱えていて，しかもそれに振りまわされて，生きてきたのね。ねてるさんと同じで，そのことに疲れてしまった。詳しくは言えないんだけど，19歳の時に「人生終わったな」と思う出来事があったのね。

増川　人生終わった！

藤田　でもそのときには，「やっと終わったんだ」って気持ちがあったのね。

霜田　やっと終わった。やっと，だったんですね。

藤田　やっとだよ。でもね，自分の力で抗えないような「終わった感」だったから，恐怖だったよ。そこから自分に何が起きているかとても知りたくなって，引き寄せられるように精神科の世界に入ったんだけど。

霜田　何があったんですかね，すごく気になりますが。

藤田　言えない。言ってもいいけど，紙面には使えないと思うよ。いずれにしてもそのときの感じ——「人生終わった！」というところに辿りついたときに，明確に自分がやりたいことが見つかった。そしてそのやりたいことに着地するには，めちゃくちゃな自分では辿りつかない。どうすればいいかと引き算的に考えていくと，「いい感じ」の自分であるということが必要だとわかった。僕にとって，自分がなぜ「いい感じの自分」でいたいのかについては，それが理由なんだよね。

言葉とWRAP

増川　霜田さんみたいに，特にWRAPを使わなくてもいいと思えば，それでいい。その人がその人生を生きていればいい。これはあたりまえのことなんだよね。強引に人に勧めるものでもない。自分にできることをしていればいい。

そのうえで言うんだけど，一般的に

WRAPは元気回復行動プランと呼ばれているけど，僕が訳するとしたら「らしさ回復」プランとなるわけ。

藤田 僕もそちらのほうがしっくりくる。

増川 「自分らしさ」。自分らしく生きたいんだ，僕は。シンプルにそう思った。

霜田 「元気回復」と言われると，何だか「お……」と引いてしまうところはあります，自分の場合。健康食品系の広告みたいで（失礼）。押しつけられているようなね，個人的な感慨ですけども。

藤田 そうね。「らしさ」って，人からどうのこうのとかが問題ではなくて，「自分にとって」ということだからね。

増川 とはいえ，「元気回復」にしても，「らしさ」にしても，その言葉にのみ注目してもしかたないんだよね。

藤田 WRAPで使われている言葉が「どういう意味か」ということを言い出すと，なかなか難しくなる。

霜田 そうね。言葉ってある意味で「箱」みたいなもので，そこに何があるかが重要だと思う。

増川 うん，p.260の真ん中にあるもの，これも箱なんでしょうね。その中をのぞいた時に何を入れているか，ここに入っているものを使ってどう生活していくかというのが大切なんだと思うな。

WRAPは常にそこにある

増川 霜田さんがWRAPを使わないって言い切ったところから始まったダイアログだけど（笑），1つそこから思うところがあってね。

霜田 この本の編集としてそんなこと言っていいのかっていう不安はありますけど。

増川 いいですよ，それで。で，思ったことは清志郎のこと。清志郎の歌ってリスナーを追いかけてこないんだよね。「自分の歌を聴け！」とならない。でも，聴かなくなっても，また聴きたくなったときにそこにいてくれる。僕が思う理想のWRAPのあり方もそう。

そこにありつづける。何かあれば，そこに戻って力をもらえる。

霜田 ドラクエの宿屋みたいなね！

一同沈黙

霜田 ほら，一泊するといろいろ回復するやつ。お？　最後の最後に的外れなこと言いましたかね。

藤田 一瞬，わかんなかった。

増川 いずれにしても，追いかけないは大事にしたい価値観ですよね。

藤田 追いかけない，ということに関して，僕自身が考える理想の看護の姿はそんな感じなんだよね。僕は看護は杖でよい。持たないときもあれば，持つときもある。家に置いておく時もある。不安だったらまた取り出すかもしれない。

増川 あるいは傘。晴れている日は置いていく。

霜田 そうした生活実感の込められた表現はいいですね。

増川 怖いのはさ，一部の人だけのサークルで閉じられたものになってしまうと

第10章　WRAPを使う

いうことなんだよね。たとえば現代詩なんて難解で，一般の人は詩なんて読まなくなってしまった。オスカー・ワイルド（詩人，作家，劇作家：1854年—1900年）の生きていた時代とは違う。WRAPはマニアックな世界ではなくて，誰でも使えるものなんだからさ。

藤田　こっちのWRAPは正しい，あっちのWRAPは間違っているって，ありがちかもしれない。

増川　そうなるとどうしようもないよ。そうなると宗教みたいなもので，ドグマ（教義）を巡る争いになっちゃう。1人1人の具体的な話ではなくてさ。

霜田　WRAP○○派△△主義とかね。では，WRAPは使わないけど，WRAPはあるって認識しながら生きるのはありなのかな？

増川　ありじゃない？　霜田さん次第だよ。何かあったときにWRAPを使えばいいんだから。

霜田　それで安心しました。今日はぶっつけ本番だったので，事前に自分のWRAPへの印象についてお2人と共有することができなくて，唐突に（いまのところ）「WRAPを使うことはない」などと言ってしまってお2人を困らせてしまった感じがします。しかし，今日，心楽しくお2人とお話をする中で「WRAPを使わない」という自分の言葉の意味が少し変わってきたように思います。

　前書に続き本書を制作するにあたって継続した懸念がありました。それはWRAPを対象者（患者や利用者）に押しつけることを，結果として本書が推奨することになりはしないかということです。しかしその危惧はすぐに氷解しました。本書に参加いただいたみなさんは，ごく自然に，気負いもなく，一貫して私についてのWRAPを語られていたからです。「私」しか歩むことのできない「私」の人生と，WRAPの交わりを巡る語り。その語りからは，とかくままならぬ生を，それでも「らしく」あろうという，静かだけれども力強い意志を感じ，深い感銘を受けました。

　ままならぬ生とその影響としての心の揺れは，霜田にとっても見知らぬものではありません。それがいつか脅威となって我が身に迫ってくるという，かすかな不安感は確としてあります。しかしいざというときには，WRAPが自分を待っていてくれる。そう思えばこそ，心穏やかに，気ままに生活が送ることができるというものです（笑）。だから，「WRAPを使わない」に，いまはまだ，という言葉を追加したいと思います。今日はありがとうございました。

増川・藤田　ありがとうございました。

Dialogue10　番外編—Extra Edition 了

あとがき

　今回この書籍の総合プロデュースをしてきた私から，この書籍がどのような経緯で発刊されることになったのかを振り返ってみたいと思います。

　私がWRAPと初めて出会ったのは2013年のこと。その出会いのエピソードは前書の『リカバリーのキーコンセプトと元気に役立つ道具箱編』のあとがきに書きましたので省略しますが，書籍化へ向けての企画が動き始めたのは2014年6月8日の「日本精神科看護学術集会in広島」の企画セミナーでの，WRAP体験クラスの開催に始まります。

　当時はまだまだWRAPは精神科看護の領域で浸透しておらず，精神看護出版の編集担当者さんに「WRAPの特集をしてほしい」と伝えても，「WRAPって何ですか？」と言われる状況でした。

　そこで，「日精看の学会のWRAPの企画セミナーで100人集めたら，まずは『精神科看護』（精神看護出版）でWRAPの特集をやらせてほしい」とお願いしました。この本にも登場していただいている，私のWRAPファシリテーター養成研修の同期であり精神科認定看護師でもある小成祐介さんに企画の話をもちかけ，そしてメインファシリテーターにこの本の編著者でもある増川ねてるさんにお越しいただき，企画セミナーでWRAP体験クラスを行いました。用意していた80名の席はすべて埋まり，立ち見が出るほどの大盛況をいただいたWRAP体験クラスになりました。

　その様子を編集担当者さんに見てもらい，その場でWRAPの特集を2014年8月号に掲載することが決まりました。そこから増川ねてるさんに同誌にて「WRAPを始める！」を全20回に渡って連載していただき，増川ねてるさんの体験談を通してWRAPの全体像を詳しく見てきました。全20回の連載内容は，リカバリーストーリーとしてこの2冊の書籍にも収録しております。さらに，「WRAPを使う！　精神科看護師のWRAP実践記」を17名の精神科看護師でWRAPファシリテーター（うち1人は精神科医でWRAPファシリテーター）の方々にWRAPの実践記について全19回の連載を行い，読者の方々にはさまざまなご意見をいただき，連載はご好評をいただきました。

　そのような流れから，ついに2016年7月25日に「WRAPを始める！　精神科看護師とのWRAP入門〜リカバリーのキーコンセプトと元気に役立つ道具箱編〜」が丸ごと一冊WRAPだけの本として書籍化されました。これは増川ねてるさんのリカバリーストーリーと，11名の精神科看護師でWRAPファシリテーターとのダイアログを収録した本です。リカバリーのキーコンセプトを1冊の本にしたのは世界ではじめてであり，この本だけです。

　2冊目では〜WRAP（元気回復行動プラン編）〜として，WRAP本体である6つのプランについて収録しています。それが今回の本です。

　ここまで作り上げていくにはさまざまな苦労がありました。しかし，WRAPファシリテ

ーターの仲間たちの協力もあり，日本精神科看護学術集会では2014年の広島を皮切りに，札幌，福島，山梨，盛岡，新潟，岡山，石川と，8回にわたってWRAPの企画セミナーを行ってきました。いずれの企画セミナーでも大盛況をいただきました。その他にも，日本精神保健看護学会や日本アディクション看護学会などでもWRAPの企画を続けてきました。

　増川ねてるさんや小成祐介さん，そしてWRAPファシリテーターの仲間たちとともに「精神科看護の中にWRAPを！」「精神科看護にWRAPが広がれば，精神科医療は大きな変化をするんじゃないか」という思いを合言葉に，雑誌での特集，連載，学会でのWRAP企画などを続けてくることができました。

　ねてるさん，小成さん（プリティGさん），たくさんの仲間たち，とってもありがとう。

　そして，雑誌やこの本を購入し，読んでくれている読者のみなさま，本当にありがとうございます。多くの仲間たち，読者のみなさま，学会の企画に参加してくださる方々のおかげで2冊目を発刊することができました。とても感謝しております。

　私がWRAPと出会い，そしてどのように変化してきたのか，なぜそれほどまでに「WRAPを精神科看護の中に！」と思っているのかを書きたいところなのですが，それは雑誌の連載や前書のあとがきなどにも書いておりますので，文字数の関係もあり，省かせていただきます。

　でも，WRAPに出会ったことで，私自身は視野が広がり，自分自身にもとても変化が生じたと実感しております。この本を読んでくださったみなさまに少しでもお役に立てたならこんなに嬉しいことがございません。

　最後に，ねてるさん。

　2冊目できたね。「WRAPの本を出すんだ！」と意気投合したのはもう4年半くらい前だよ。あれからお互いいろんなことがあったね。

　でも，ついに2冊目。完！　だよ。

　こんな僕を「友だち」と言ってくれてありがとう。僕は「友だち」というのがイマイチよくわからなかった。でもねてるさんが「友だち」と言ってくれたのはとっても嬉しかった。僕は総合プロデューサーとして，この本ができるまでの企画のお話をしたから，残りはねてるさんが想いを書いてね。

　ここまで一緒に創ってこれたことに感謝します。本当にありがとう。

さいたま市北区の自宅にて　コモンくん（藤田茂治）

おしまいに〜次への一歩〜

コモンくん，
手紙を，読んだよ。ありがとう。
どんなことが書いてあるのかなぁ……と，ドキドキして，
わくわくしながらこっそりと，さっき読んだところだよ。

読んだらね……，
やっぱり僕はジーンときて，こころはほぐれてあったかくなっていた。ありがとう。
そして，
「友だち」っていいなって，思ったよ。

何だかんだいったって，あれやこれやがあってもさ，
やっぱり友たちっていいもんだ。

いま僕は，そうまさにいま僕は，ちょうどコモンくんの家の近くを通ってきたところ。
ガタンゴトン，ガタンゴトン，と電車でね。もしコモンくん，コモンくんが家の（あるいは会社の）近くにいて，ガタンゴトン，ガタンゴトンって，電車の音が，
　17:54 くらいに聞こえていたなら……，その電車は僕が乗っていた電車だった。

コモンくん（たち）はどうしているかな，
今日もがんばって，仕事をしているのかなー，

思いながら，その駅を通りすぎてきたんだよ。
僕は，自分の仕事を終えて，帰っていくところだった。

連絡しようかとも思ったけれども，やめにした。
連絡とっているだけが，友だちじゃないって思ってね。
　今日の仕事を僕は終えたんだし，僕はこれから家に帰るところでね，久しぶりの帰宅だったから，そっちに急いだ。

(僕たちには,それぞれの"夢"ってものがあるはずで,いま,向き合っていることがそれぞれにあるって知っているから,今日は会いに行かなくってもいいんだって思ったんだ)

そして,コモンくん,コモンくんにはいまはもう(僕以外にも)たくさんの友だちがいるはずで……。
ほんと,よかったね。こころから思っているよ。

★

そして,いま,
僕は1人,終着駅の大宮駅に到着し,
電車を乗り換え,
愛用のレッツノート(はじめて自分のお金で買ったパソコン! 相棒だ!!)を開いたところ。

そして,書く。
僕たちで作ってきたこの本を,
まだ見ぬ読者の方たちに届けるために,あと少し。

あと少しを,書くことにする。

★

読者の皆さまへ

ご無沙汰していました,
増川ねてるです。
僕はいま,大宮駅からの電車に乗ったところです。
帰って行くための電車です。

僕が前回,皆さまにお会いしたのは,2016年7月のことだったかと思います。あれか

ら，ほぼ2年の月日が流れたんですね。

びっくりです。

あの時は，僕は，山口県の湯田温泉で「みなさん」に手紙を書いていました……。
……湯田温泉，僕の10代，20代の頃のヒーロー《中原中也》の故郷。いまはなき「湯別当野原」で書きました。

「中也の次を行けるのは，《自分》以外いるわけがない」という強烈な自負をもち，詩作に励んだ20代。「中原中也賞」が新設された折り，受賞者の詩集を読み（それこそ毎年気になって読んでいて），「なーんだ，やっぱり，これなら僕のほうがずっといい詩を書いている」と言いながらも，賞にエントリーさえしない日々。《臆病な自尊心》と《尊大な羞恥心》。"向こうから求めてきたなら構わないけど，自分から投稿なんて素人みたいなことは，僕はしませんよ"って，斜に構えていた20代。

やがて，脳内物質をコントロールすれば，僕は「ちゃんと」自分になれるって思うようになっていき……，自分の人生を，自分が接している社会の中で作れなくなっていった30歳……。

そして，山口県を諦めた。
生活保護になって，たくさんのことを諦めた。

そんなんだったから，そんなんだから，憧れの地で，《僕の"最初の"単行本》の「まえがき」は，湯田温泉で書いたのです。
中也記念館のすぐ近く。「野原」の一室，畳の上で。

思えば，
僕は，その10年は，「取り戻したかった」んだと思います。いつか手に入れられるであろうものが，"病気のせいで"手に入れられなかったことが，悔しくて。でも，WRAPに出会って，自分の扱い方がわかったのだから，「いまならできる」って，取り戻したかった。「僕も手にして然るべきものを取り戻すんだ！」って思っていました。

……そういえば，僕は，「僕には失われた10年がある」ってよく言っていましたね。

いまの病気になったのは，15歳だったけど，
僕は，抗てんかん薬を飲んでいたから，1歳？　2歳？の頃からずっと薬を飲んでいました。「一生薬を飲み続けるんだ，僕は……」というのは，ものごころついたときからそうだったから。「定期的に病院に行く」のも子どもながらに，それが僕には必要だとわかっていました。それが僕の《人生》だって思ってた。

ところが，2005年の終わりのこと。薬物中毒になったのをきっかけに，クスリがゼロになりました。今から思うと，"けがの功名"ということになりますが，以来，(ものごころついてからこの方，はじめての) クスリのない人生が始まりました。

そして，クスリが使えなくなった僕に，WRAPはやってきたのです。最初はよくわからなかった。でも，10年。だんだんわかっていきました。いまでは，病院にも行ってません。WRAPを使って生きてます (より正確には，WRAPによって，「自分を」使って生きてます！)。

僕は，取り戻したって思いました，"本来の"自分の人生を，やっと今。
だからこその，湯田温泉。

……それが，いまから2年前。
いまが，それから2年後。僕は，移動の乗り物の中で書いています。「書くこと」は，「書くこと自体」が目的ではなくなりました。「書きたいから書くんだ」という《自分のための行為》ではなくなりました。
そうではなくて，
"いま"僕は，「みなさんに《伝えたくて》」書いています。

駆け抜ける乗り物の中で，読んでくれる人に向けて書いてます。

皆さんに，触れてみたいって思うのです。生身の僕が，生身のあなたに触れてみたい。できるなら，このまま本から抜け出して，あなたに触れたいって思います。でも，それはおそらくできないから，せめてキーを叩くのです。この本をきっかけに，いつか皆さんに会えたらいいなって思います（生きてる人に，会いたいです）。

★

　この2年の間で，僕が解放されたのは「いつか取り戻したいって思っていたもの」からだったんじゃないかなって思っています。そしていま，いまは，「いまここ」に僕はいるって思っています。

★

　ここでいったん，話は変わるようで変わらないのですが，
　……僕は，"いま生きている人"の中では，糸井重里と，谷川俊太郎，吉増剛造が好きです。そして，"いま"読んでいる糸井さん（いつかお会いしてみたいです！）の本の中，こんな言葉がありました。

　最初にナマコを食べた人間はえらいとか言われるけれど，
　僕が思うには，大昔，
　人間はナマコであろうがウニであろうが，
　食べられるものなら食べていたんじゃないか。
　あえて，この話をまっすぐに直すなら，
　いつごろから，人間はナマコだとかウニだとかを
　「きもちわるい」と感じるようになったのか，だ。
　「ふたつめのボールのようなことば。」
　糸井重里 2015 ほぼ日文庫

　WRAPに出会って，WRAPを使って12年で，僕が取り戻したのは（体験ではなくて，実は），こんな感覚。なんでも食べてみたいなって思ってた。

　世界がとっても安全で，可能性に満ちている，
　って（感じてた）頃の感覚。なんだよこれは，って思わない……。「きもちわるい」なんて

思ったりしなかった頃の純粋。あの幸せ。

★

　いま，僕は，ここにある44歳の「いまここ」に触れてます。
　そしてこの「いまここ」を支点とし，(いまここの)自分という命の存在を力点として，

「向かう」こと

を，学び始めたところ，です！（初心者ならではの，すがすがしい気分になってます）。

　いまいる僕が，いまここで，未来につながるいまあるものに，
「向かっていきたい」って思うのです。

★

　この本に，収められたストーリーテリング。
　あれは，2015〜16年。東京の，お気に入りのレストランで書いていました（みなさんも，機会があったら探してみてください。それは，東京駅の近くです。素敵なお店。僕には決まった席がありました。お店の人もよくしてくれた。しばらく行っていないけど，本の完成も報告してないから，いつかいつかと思っています）。

　そして，また，
　この本に収められたダイアログ。これは2017年の収録です。これは，もう，コモンくんの事務所だったり，精神看護出版，あるいは日精看の学会先……僕の故郷新潟でだったり，「みんなが集まりやすいとこ」で収録したんでした。

　そして，いま。
　そしていまは，2018年の4月。
　僕は，移動の途中で書いてます。

そして，もう少ししたら，おそらく皆さんがいま読み終えるこの本を，
　僕は，最初に戻って読むことになるでしょう（ゲラ直し！　それは，皆さんに読んでもらう形にするための）。

　何かを「取り戻す」ためではなくて，
　すべて，未来に「向かう」ため！

★

　閑話休題。……もう時間だ。
　今，この本のページは，293ページ。
　紙片が尽きてきています。
　そして，僕は，やっぱり……消えたくないって思っちゃう……。
　みなさんと，このまま会話を続けていたいです。消えてしまいたくないのです。
　……でも，もう時間。
　……あ！　いま，急に，僕の頭の中，この文章から目を離し，顔を上げたみなさんに，それぞれの生活と現実（リアル）があるということがやってきて，そのことがなんだか僕には救いに思われ，救われました。それはすなわち皆さんが，このいまに，僕とともに喜びも悲しみも，葛藤も，願いも寂しさ，格闘も，「それぞれの世界に」もって生きているということだと思ったから。……いまを生き，やがて立ち去るのは自分1人じゃないって思えたから。

　僕は，想いを手放しますね。

　ここまで読んでくれてありがとう。

　「WRAPを始める」，終わります。

　皆さんもあと，5行。

　顔を上げたその時に，何かいいことありますように。

　……ここから目を離すときがやって来ました。

あなたの時間の再開(はじまり)を。

では,

どうぞ!!

2018年4月(いくつかの移動時間,旅の空)　増川ねてる

WRAP®を始める！
──精神科看護師とのWRAP®入門【WRAP（元気回復行動プラン）編】

2018年6月15日　第1版第1刷発行
2024年2月15日　第1版第3刷発行

編著者　増川ねてる・藤田茂治
発行者　水野慶三
発行所　株式会社精神看護出版
　　　　〒140-0001　東京都品川区北品川 1-13-10
　　　　　　　　　　ストークビル北品川 5F
　　　　TEL 03-5715-3545　FAX 03-5715-3546
印　刷　株式会社スキルプリネット
表紙・本文デザイン　浅井　健

Printed in Japan　ISBN978-4-86294-060-5 C3047　©2018　精神看護出版

●落丁本／乱丁本はお取り替えいたします。
●本書内容の無断複写は著作権法上での例外を除き禁じられています。
●本書に掲載された著作物の複製・翻訳・上映・譲渡・公衆送信（データベースへの取込および送信可能化権を含む）に関する許諾権は、小社が保有しています。

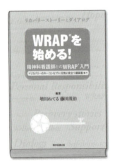

リカバリーストーリーとダイアログ
WRAP®を始める！
—精神科看護師とのWRAP®入門
● リカバリーのキーコンセプトと元気に役立つ道具箱編 ●

【編著】増川ねてる
(アドバンスレベルWRAPファシリテーター／特定非営利活動法人東京ソテリア ピアサポーター)

藤田　茂治
(訪問看護ステーションりすたーと所長／WRAPファシリテーター)

A5判　256頁　2色刷
2016年7月刊行
定価 (本体価格2,000円＋税)
ISBN978-4-86294-057-5

WRAP®は自分自身の「取説（取り扱い説明書）」です！

本書は「リカバリーストーリー」「ダイアログ」「コラム」の3つのパートによって構成されています。この本には「正解」が書いてあるのではありません。しかし「事実」が、語り手1人1人の紛れもない「真実」が、語られ、綴られています。この本は、みなさんがWRAPを知り、理解するということを目的にしたものというよりも、みなさんが読まれるこの本を通して、自分の感性や力や自分の気持ちにあらためて想いを向けて、そして、自分を自分で取り扱っていく"WRAP"というものに触れていただけたらいいな、そしてWRAPを通して、ご自身の「リカバリーの力」に触れていただけたらもっといいなぁ……そんな想いで、作りました（増川ねてる）。

● 本書の目次 ●

第1章 WRAPをつくり、使うようになるまで
オープニング
Recovery Story 1・Dialogue 1

第2章 元気に役立つ道具箱
Wellness Toolbox
Recovery Story 2
Dialogue 2　side-A・side-B・Column 1

第3章 リカバリーのキーコンセプト
Key Recovery Concepts
Recovery Story 3・Dialogue 3・Column 2

第4章 希望
Hope
Recovery Story 4・Dialogue 4

第5章 自分の責任（主体性）
Personal Responsibility
Recovery Story 5・Dialogue 5

第6章 学ぶこと
Education
Recovery Story 6・Dialogue 6・Column 3

第7章 自分を権利擁護すること
Self-Advocacy
Recovery Story 7・Dialogue 7・Column 4

第8章 サポート
Support
Recovery Story 8・Dialogue 8・Column 5

第9章 エンディング
Ending
Dialogue 9

Recovery

精神保健医療福祉の専門出版社
精神看護出版

〒140-0001　東京都品川区北品川1-13-10　ストークビル北品川5F
tel:03-5715-3545 ◆ fax: 03-5715-3546
http://www.seishinkango.co.jp/